U0276413

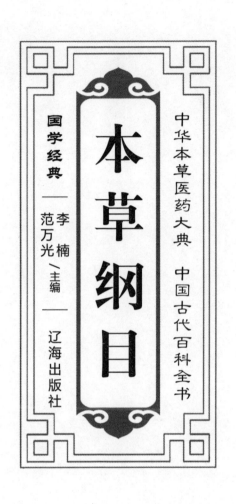

国学经典

中华本草医药大典 中国古代百科全书

本草纲目

李楠
范万光 主编

辽海出版社

【第二卷】

《本草纲目》编委会

目 录

第五卷 水部

第六卷　火部

第七卷　土部

第八卷　金石部一

第九卷　石部

第十一卷 石部

第十二卷　草部一

诸疮下

（头疮　软疖　秃疮　炼眉　月蚀　疳疮　蠹疮　阴疳　阴疮）

【头疮】菖蒲生涂。艾灰　蓼子同鸡子白、蜜。镜面草同轻粉、麻油。鸡肠草烧灰，同盐。蒺藜　苦参　木耳蜜和。小麦烧敷。红曲嚼涂。胡麻嚼涂。糯饭入轻粉。豆油　豆豉薄汁，和泥包烧，研涂。乌梅烧。杏仁烧。桃枭烧，入轻粉。槟榔磨粉。黄柏　枳实烧研，同醋。肥皂烧，同轻粉、麻油。木芙蓉油和。乌桕根同雄黄。鬼齿烧，同轻粉。百草霜同轻粉。灶下土同十字道上土，等分。燕窠土同麝香。轻粉葱汁调。白矾半生半枯，酒调。雄黄　皮鞋底煮烂涂。或烧灰，入轻粉。草鞋鼻灰尿桶上垢炒。蜂房灰脂和。蚕蜕纸灰入轻粉。蛇蜕灰同上。象肉灰。牛屎灰。五倍子同白芷。桑蛀屑同轻粉、麻油。地龙同轻粉。蜜蜂研涂。鲫鱼酿附子炙，和蒜研。或酿发炙。咸鱼油煎取滓。海螵蛸同轻粉、白胶香。鳖甲烧。甲香　甲煎　猪肾掺轻粉、五倍子，烧研。猪䏶髓入轻粉。熊脂并涂肥疮、烂疮。古松薄皮小儿胎风头疮，入豉少许烧，同轻粉，油涂。榆白皮晒研，醋和绵上，贴头面疮，引虫。菟丝苗　何首乌　马齿并煎汤洗。桃花头上肥疮，为末水服。

【软疖】苍耳叶同生姜杵。胡麻烧焦，热嚼。芸苔子阿狗头骨灰，醋和。白梅烧，同轻粉。松香同蓖麻、铜青。白胶香同蓖麻，入少油，煎膏。石灰鸡子白服。茄半个，合之。五倍子熬香油。蜂房烧，同巴豆熬香油。桑螵蛸炙研，油和。鸡子壳烧，入轻粉。猪鬐同猫颈毛烧，入鼠屎一粒，研。线香　益母草末。葛蔓灰。大芋研。鼠粘叶贴。天仙莲叶杵。赤小豆末。糯饭烧。桃奴烧。肥皂研。山黄杨子研。枯矾油和。木芙蓉末。白瓷末。水龙骨烧。蚯蚓泥油和。虾蟆灰。鳜鱼尾贴。雀屎水和。男子屎腊猪脂和。

【秃疮】皂荚　蓝　苦瓠藤　盐并煎汤洗。火炭淬水。酸泔　马肉煎汁。马屎绞汁。马尿并洗头。羊屎煎水洗，仍末涂。羊蹄根擦。蒜擦。桃皮汁日服，并涂。桑椹汁日服，治赤秃，先以桑灰汁洗。香薷汁，和胡粉。贯众烧研，或入白芷。黄葵花同黄芩、大黄末。鸡窠草同白头翁花、猪[1]脂和。麦面同豆豉、醋。豆豉同屋尘煅，入轻粉。桃花末，或同椹。桃奴同黑豆末。杏仁七个，青钱一个，捣烂，灯油调涂。甘蔗烧，同柏油。茱萸炒焦，同轻粉。楸叶捣，或入椿、桃叶。樟脑同花椒、脂麻涂，先以退猪汤洗。松脂同黄蜡、麻油、石绿，熬膏贴。燕窠土同蠼螋窠。百草霜入轻粉。烟胶同矾。胆矾同朱砂、猪脂，入硇砂少许。轻粉同黄蜡、鹅油涂，同烟胶，油调，同葱汁。

---

① 猪：原作"楮"，联系文义，据张本改。

绿矾同苦楝子烧敷，同轻粉、淡豉敷。**慈竹虫**同水泉研涂。**鲫鱼灰**酱汁和，或入雄黄末。**雄鸡屎**和酱汁、醋。**羊髓**入轻粉。**人髑髅**同大豆炒研。**人屎**灰。**赤马皮**灰。**马蹄**灰。**马骨**灰。**牛角**灰。**牛屎**灰。**猪屎**灰。**猪悬蹄**灰。**鼠屎**灰。**虎骨**末。**葶苈**末。**藜芦**末。**莽草** **芫花**末。**苇灰** **大豆**炒焦。**大麻子**炒焦。**芜菁叶**灰。**皂荚灰** **慈竹箨**灰。**苦竹叶**灰。**苦参**末。**蛇衔**末。**莨草**末。**蜀羊泉** **银朱** **雄黄** **雌黄** **鹅掌皮**灰。**鸽屎**并用猪脂或香油调涂。**胡荽子** **土细辛** **梁上尘**并用香油调涂。**山豆根**水调。**马齿苋**灰，或熬膏。**瓜蒂**熬膏。**葱** **蜜** **紫草**煎汁。**陈油滓** **鸡子黄**熬油。**榆白皮**醋和，引虫。**蕺菜**竹筒煨捣。**木绵子**烧油。**猪胆**筒盛香油煨沸，下胆涂。**猪肚** **猪脬** **羊脬** **羊脯** **熊脑** **猬脂** **牛脂** **羊脂白** **马脂** **小儿胎屎**并拓秃，引虫。**猫屎**烧灰，敷鬼舐头。**丝瓜叶**汁，涂头疮生蛆。

【**炼眉**】即炼银癣。**黄连**研末，油调涂。碗内艾烟熏过，入皂矾一粒、轻粉少许涂之。**菟丝子**炒研。**小麦**烧黑。**栀子**炒研。**百药煎**同生矾末。**穿山甲**炙焦研，入轻粉。**猪铜髓**入轻粉、白胶香。**黑驴屎**灰。**坩锅末**同轻粉，并油调涂。**麦麸**炒黑，酒调。

【**月蚀**】生于耳、鼻、面及下部窍侧，随月盛衰，久则成疳。小儿多在两耳。**黄连**末，或加轻粉、蛇床子。**青黛**末，或加黄柏。**蔷薇根**同地榆、轻粉。**土马鬃**同井苔。**马齿苋**同黄柏。**肥皂荚**灰，同枯矾。**苦竹叶**灰，同猪脂。**绿豆粉**同枯矾、黄丹。**东壁土**同胡粉。**轻粉**枣包，煅。**白矾同黄丹。曾青**同雄黄、黄芩。**流黄**同斑蝥，藺茹。**虾蟆**灰，同猪膏。同硫黄、枯矾。**兔屎**入虾蟆腹中，煅研。**虎骨**生研，同猪脂。**蛇蜕**灰。**鳔胶**灰。**龟甲**灰。**甲煎** **鸡屎**白炒。**马骨**灰。**败鼓皮**灰。**角蒿**灰。**救月杖**灰。**救月鼓椎**灰。**月桂子** **寡妇床头土** **蚯蚓泥** **胡粉** **屠几垢** **寒食**泔淀。**生白米**嚼。**薤**醋煮。**鸡子黄**炒油。**天鹅油**调草乌、龙脑。**醍醐** **羊脂** **熊胆** **猪胆** **鸡胆**并涂耳面月蚀疳疮。**醋**同油煎沸，敷之，二日一易。**羚羊须**小儿耳面香瓣疮，同白矾，荆芥、小枣，入轻粉敷之。**茱萸根**同蔷薇根、地榆煎水洗。**地骨皮**洗并掺。**蜡烛**照之，使热气相及。

【**疳疮**】**黄连**同芦荟、蟾灰，同款冬花。**桔梗**同茴香烧灰。**黄矾**同白矾、青黛烧。**马悬蹄**灰，入麝香。**蓝淀**并涂口鼻急疳。**甘松**同轻粉、芦荟掺猪肾，贴急疳。**雄黄**同铜绿，同葶苈，同天南星，同枣烧，并涂走马急疳。**铜青**同人中白，敷走马疳，同枯矾，同蜘蛛、麝香。并敷牙疳。**砒霜**同石绿。**绿矾**煅，入麝香。**五倍子**烧研，同枯矾、青黛。**百药煎**同五倍、青黛煅，入铜青。**人中白**煅，入麝。同铜青、枯矾，同壁钱烧，并涂走马疳。**鲫鱼**酿砒烧，敷急疳。酿当归烧，掺牙疳。胆，滴小儿鼻，治脑疳。**鸡内金**烧。**魁蛤**灰。**贝子** **海螵蛸** **猪铜髓** **海桐皮** **熊胆** **牛骨**灰。**牛耳垢** **轻粉** **白矾石硷**并主口鼻疳疮。**人屎**疳蚀口鼻，绵裹末贴，引虫。**罗勒**同轻粉、铜青，涂鼻䘌赤烂。同轻粉、密陀僧，主牙疳。**黄柏**同铜青。同大枣煅研。**柳华**烧，入麝。**橄榄**烧，入射。**橡斗**入盐烧。**大麻仁**嚼。**蒲公英** **鸡肠草** **繁缕** **蔷薇根** **胡桐泪** **樗根皮** **青黛** **杏仁**

油并涂口鼻疳䘌。飞廉烧，敷口疮、下疳。角蒿灰，涂口齿疳绝胜。鼠李根皮同蔷薇根熬膏，日含，治口疳，万不失一。疳蚀口鼻及脊骨，煮汁灌之。乌叠泥同雄黄、贝母。同蓬砂。铅白霜同铜青，入少矾。蓬砂　蚕茧同白矾。同矾、鸡内金、锅盖垢。蚺蛇胆入麝。鼍甲灰，并涂口齿疳。蚕蜕纸灰。同麝香，敷牙疳。同乳香、轻粉，敷一切疳疮。紫荆皮涂鼻疳。盐同面煅。芦荟并吹鼻疳。丁香吹鼻，杀脑疳。含汁，治齿疳。马屎汁。驴屎汁。马尿　驴尿并漱口鼻疳蚀。银屑　生地黄并煎水，入盐，洗口鼻疳蚀。胡粉葵根灰。蒸糯米气水并涂身面疳疮。白僵蚕炒研，和蜜。晚蚕蛾入麝。并敷风疳。地骨皮作捻，经年久疳瘘，自然生肉。羊羔骨灰，同雄黄、麝香，填疳疮成漏。羚羊脂同茛苕子烧烟，熏疳孔。马夜眼末，纳孔中永断。亦烧研塞。羊胆小儿疳疮。和酱汁灌入肛内。没食子末，吹肛内，主口鼻疳。猪肝牙疳危急，煮蘸赤芍药任意食之，后服平胃药。羯羊肝同赤石脂煮食。猫头灰酒服。升麻煎汁。艾叶煎汁。浮石火煅醋淬，同金银花末服。鳗鲡煮食。并主疳䘌。

【䘌疮】蕙草狐惑食肛，默卧汗出，同黄连、酸浆煎服。赤小豆生芽，为末。篇蓄煮汁。蛇莓汁。乌梅炒丸。桃仁盐、醋煎服。升麻　云实末。马鞭草汁。蒜并主下部䘌疮。牡丹下部生疮已洞决者，研末，汤服。生漆一合，入鸡子连白吞之，吐下虫出。猪胆醋熬，饮三口，虫死便愈。亦灌肛内，利出虫物。同蜜熬调，作挺纳入。茱萸下部痔䘌。掘坑烧赤，以酒沃之，内萸于中，坐熏，不过三次。桃叶同梅叶蒸熏。艾叶烧烟熏。食盐炒熨。槲皮同桦皮熬膏。桃白皮煎膏。木鳖子磨水。大枣和水银研。荇叶杵。楝皮　苦参　豨莶　青葙叶　樗白皮　牡荆子　皂荚灰。飞廉灰。角蒿灰。青蛙同鸡骨烧灰。蝮蛇灰。马悬蹄灰。猪脂　犬脂　犬心并导纳下部。蜣螂同牛屎、羊肉杵纳，引虫。鸡内金　鲫鱼骨　雄黄　雌黄　硫黄并敷。

【阴疳】甘草同槐枝、赤皮葱、大豆煎汁，日洗三次。槐皮煎汁。浆水　肥猪肠　沟中恶水并洗后敷药。黄连同黄柏，敷阴疳欲断。黄柏猪胆汁炙研，入轻粉。苦参同蜡茶、蛤粉、密陀僧、猪脂涂。蒲黄同水银。灯草灰，同轻粉、麝香。胡黄连同孩儿茶。绿豆粉同蟾灰、燕脂。枣核同发烧。橄榄烧。银杏嚼。胡麻嚼。杏仁油。诃子同麝。故网中灰，同孩儿茶。黄蔷薇叶，焙。飞廉末。地骨皮末。桐油伞纸灰。蚯蚓泥同豉，作饼。同繁缕叶，作饼贴。乌叠泥同轻粉、片脑，或加真珠。轻粉末。炉甘石煅，同孩儿茶。同黄丹、轻粉。矾石同麻仁末。黄丹同枯矾。密陀僧同青黛、海粉、黄连。五倍子同枯矾。同花椒、茶。同镜锈。田螺烧，同轻粉、脑、麝。鸡内金烧。或同蚕茧、白矾、锅盖垢烧。抱出鸡子壳烧，或入轻粉。外肾痈疮，同黄连、轻粉。虾蟆灰，同兔屎。驼绒灰，同黄丹。人中白同枯矾，铜青，煅研，入蜜炙黄柏、冰片。天灵盖煅。或入红枣、红褐同烧。头垢蚕茧内烧。鬼眼睛烧。烂蚬壳烧。贝子烧。海螵蛸　龙骨　百药煎　鲫鱼胆　象皮灰。猫骨灰。虎牙生。猬皮灰。鼪鼠灰。发灰　硫黄　赤石脂　铜青并涂下疳阴疮。鼠李根皮同蔷薇根煮汁。膏涂。母猪屎烧，敷男女下疳。**室女血衲**烧，敷男子阴疮溃烂。

【阴疮】**甘草**煎蜜，涂阴头粟疮，神妙。**青黛**地骨汤洗，同款冬、麝末涂。**胡粉**杏仁或白果炒过，研涂。阴疮浸淫，同枯矾。**白矾**同麻仁、猪脂。**黄矾**同麝。**没石子**烧。**荷叶**灰，同茶。**田螺**灰，同轻粉。**鳖甲**灰。**油发**灰涂，亦可米汤服。**烂蚬壳**烧。**蚌粉**烧。**鲤鱼骨**烧。**鳔胶**烧。**海螵蛸 鲤胆 鲫胆**并涂阴头妒精疮。**蚯蚓泥**同豉。外肾生疮，同绿豆粉涂，**蜂蜜**先以黄柏水洗，乃涂。**猪胰**煅，入黄丹。**牛蹄甲**灰。**马骨**灰。并敷玉茎疮。**木香**同黄连、密陀僧。**鸡肠草**烧，同蚯蚓泥。并涂阴疮坏烂。黄柏同黄连煎水洗，仍研末，同猪胆搽。**松香**同椒烧油。**五倍子**同蜡茶、轻粉。**紫梢花 孔公孽 蒲黄**并涂阴囊疮湿痒。**黄连**同胡粉。**大豆皮 狗骨**灰。狗屎灰。**人屎**灰。并敷小儿阴疮。青纸贴。**皂荚**烧熏。**麦面**小儿歧股生疮，连囊湿痒。**蛇床子**同浮萍、荷叶煎汁洗。**狼牙草 越瓜 蜀椒 茱萸 五加皮 槐枝**并煎水洗。

外伤诸疮

（漆疮 冻疮 皴裂 灸疮 汤火疮）

【漆疮】**蜀椒**洗。涂鼻孔，近漆亦不生疮。

芥苨 薄荷 山楂 茱萸 荷叶 杉材 黄栌 柳叶 铁浆 新汲水并洗。韭汁。**白蔹**汁。**鸡肠草**汁。**蜀羊泉**汁。井中苔、萍、蓝汁。**贯众**末。**苦芙**末。**秫米**末。无名异末。**白矾**化汤。**石蟹**磨汁。**芒硝**化。**蟹黄**化。**猪脂 羊乳**并涂。**猪肉**内食肉，外嚼稀米涂。

【冻疮】**甘草**煎水洗，涂以三黄末。**麦苗**煮汁。茄根、茎、叶煮汁。**马屎**煮汁。酒精浸水。**米醋 热汤**并浸洗。**姜汁**熬膏。**桐油**熬发。**鼠**熬猪脂。**附子**面调。**大黄**水调。**黄柏**乳调，或加白蔹。**藕**蒸杵。**柏叶**炙研。**松叶**炙研。**橄榄**烧。**老丝瓜**灰。**蟹壳**灰。**鹅掌黄皮**灰。**原蚕蛾**蜜蜡化。**鸭脑 鸡脑 雀脑 蒿雀脑 豚脑**并涂抹。

【皴裂】**腊酒糟**同猪脂、姜汁、盐，炒热掺之。**五倍子**同牛髓涂，或同牛鼻绳灰，填之。**银杏**嚼。**白及**嚼。**铁热 獭足**灰。**白鹅膏 猪膏 牛脑 马鬐膏 狼膏 鹘鹃膏**并涂。牛皮胶涂尸脚裂。鸡屎煮汁，浸尸脚裂。**蜀椒**煮洗。含水藤汁洗。酒化猪脑或膏洗。

【灸疮】**黄芩**灸疮血出不止，酒服二钱即止。**白鱼**灸疮不发，作脍食。**青布**灰。**鳢肠**并贴灸疮。**薤白**煎猪脂涂。**蒜菜 茅花 瓦松 木芙蓉 楸根皮、叶 车脂 海螵蛸 牛屎**灰。**兔皮及毛**并涂灸疮不瘥。**鹰屎白**灸疮肿痛，和人精涂。**灶中黄土**煮汁淋洗。

【汤火伤疮】柳叶汤火毒入腹热闷，煎服。皮，烧敷。人尿火烧，不识人，发热，顿饮一二升。生萝卜烟熏欲死，嚼汁咽。又嚼，涂火疮。当归煎麻油、黄蜡。丹参同羊脂。地黄同油、蜡熬膏。甘草蜜煎。大黄蜜调。蓖麻仁同蛤粉。苦参油调。白及油调。黄葵花浸油。赤地利灭痕。蛇莓止痛。大麦炒黑。小麦炒黑。麦面同栀子研。荞麦炒研。胡麻生研。绿豆粉黍米炒。粟米炒。蒸饼烧。白饧烧。胡桃烧。杨梅树皮烧，和油。乌柿木皮灰。榆白皮嚼。黄栌木烧。杉皮烧。松皮烧。柏根白皮煎猪脂。柏叶止痛，灭痕。栀子鸡子白调。木芙蓉油调。山茶花油调。经霜桑叶烧。木炭磨汁。坩锅入轻粉。饼炉灰油讽。铁锈竹油调。银朱菜油调。赤石脂同寒水石、大黄，水调。云母石同羊髓。金刚石磨水。赤土磨水。蚯蚓泥菜油调。井底泥　乌古瓦　胡粉　青琅玕　寒水石烧。石膏　古石灰炒。甘蕉油　刘寄奴　蜀葵花　葵菜　白敛　浮萍　景天　龙舌草　佛甲草　垣衣灰。石苔灰。井中苔、蓝　菰根　稻草灰。生姜　败瓢灰。黄瓜化水。茄花　丝瓜叶汁。榉叶　槐实　荆茎灰。桐油鸡子黄熬油。鲥鱼蒸油埋土中，七日收。蜂蜜同薤白杵。猪胆调黄柏。牡鼠煎油。虎骨炙研。屎中骨同。猪毛尾同烧灰，和胶。鹿角胶化。黄明胶　牛屎湿涂。乌毡灰。蜀水花　蚕蛾　海螵蛸　鲤鱼　烂螺壳烧。蛤粉　人精和鹰屎白，或女人精涂。人中白并涂。食盐但汤火伤，先以盐掺护肉，乃用涂药。海蛇贴。梨贴之，免烂。皂矾化水洗，疼即止。酱汁　米醋并洗，以淬敷。薄荷汁。黄柏末。并涂冬月向火，两股生疮湿痒。

金、镞、竹、木伤

【内治】大黄金疮烦痛，同黄芩丸服。甘草　三七　当归　芎劳　藁本　白芍药　羌活　红蓝花　牛膝　郁金并酒服，活血止痛。木通煮汁酿酒。乌韭　垣衣并渍酒服。紫葛每始王木桑寄生　故绵　黑大豆并煎水服。赤小豆醋渍炒研。炒盐酒服，主血出多。童尿热服，止血，所出血和水服。没药未透膜者，同乳香、童尿、酒煎服。牡丹皮末服，立尿出血。葱汁同麻子煮服，吐败血。薤白生肌。蕉子生食，合口。五子实宜食。槟榔金疮恶心，同橘皮末服。蔷薇根为末日服，生肌止痛。金疮小草捣服，破血生肌。杨白皮水服，并涂，止痛。棘刺花金疮内漏。雄黄金疮内漏，同童尿服五钱，血化为水也。花蕊石童尿、酒服，并掺之，血化为水，不作脓。杏仁金疮中风，蒸绞汁服，并涂之。大蒜金疮中风，煮酒服，取汗。米醋金疮昏运。琥珀金疮闷绝，尿服一钱。蝙蝠烧末水服，当下血水。女人中衣带金疮犯内，血出不止，五寸烧灰，水服。人势下蚕室人，疮口不合，取本势烧存性，研末，水服。玳瑁甲，煎汁。或刺血热饮。龟筒煎汁。贝子烧研，水服。白鸭通汁。人屎汁。月经衣烧灰，酒服。裈裆汁并解药箭毒。

牡鼠肉箭镞入肉，烧研酒服，疮痒即出。**生地黄**毒箭入肉，丸服，百日自出。**猪腰子**毒箭伤，磨酒服，并涂。**半夏**金刃箭镞入骨肉，同白蔹末服。**王不留行　瞿麦**并主竹木入肉，研末，水服并敷。**酸枣仁**刺入肉中。烧末，水服，立出。

【**外治**】**石灰**敷金疮吐血，定痛神品。或同大黄末，或同槐花末，或同苎麻叶捣收，或同麻叶、青蒿捣收，或同韭汁收，或同晚蚕蛾捣收，或同牡鼠捣收。**松烟墨　釜底墨　百草霜　石炭　门臼灰　寒水石**同沥青。**云母粉　香炉灰　无名异　石蚕　蜜栗子　乌叠泥黄丹**或入白矾。**铜屑**或入松脂。**铜青　石青　石胆　磁石　硇砂　白矾　皂矾　蜜蜡**壁钱窠贴。**五倍子　紫矿　白僵蚕　牡蛎**粉。**蜘蛛网鸡血**破生鸡拓之。**牛血**伤重者，破牛腹纳入，食久即苏也。**象皮**灰，合创口。**犬胆　狗头骨　白马通　马屎中粟　天鹅绒**灰。**人精　人屎**灰敷金疮肠出。**三七**内服外敷。**白及**同石膏。**苎叶　金星草**消肿。**紫参　白头翁　地榆　白芷　白微　刘寄奴　马蔺子　马兰　贯众　夏枯草　泽兰　大小蓟　苦芙　狼牙草　艾叶　续断　天南星　地菘　马鞭草　漏芦　车前草　青黛　天雄　鹿蹄草　钩吻　野葛叶　蛇衔　蜀葵花　白蔹　石韦　白药子　地锦　萝摩子　冬葵　王不留行　金疮小草　葱白**炒封，或同蜜捣封，或煎汁洗之。**糯米**浸七七日，炒研。**稗根　生面胡麻　干梅**烧。**槟榔**同黄连末。**独栗**嚼。**乌柿　荷叶　藕节　乳香　没药　血竭　元慈勒　降真香**或入五倍子。**柽乳　质汗　琥珀　紫檀香　地骨皮**并止血神妙。**刺桐花　桑白皮**灰，和马屎涂，亦煮汁服。缝金疮肠出。**桑叶**同苎叶、金樱叶，军中名一捻金。**桑皮汁　桑柴**灰。**杉皮**灰。**棕皮**灰。**柳花　楮实　钓樟　绯帛**灰。**绵纸**灰。**拔火杖**灰。**败船茹**灰。**甑带**灰。**灯花**并止血定痛。**枫香**敷金疮筋断。**旋花根**金疮筋断，杵汁滴入，并贴，日三易，半月愈。**苏方木**刀斧伤指，或断者，末敷，茧裹，数日如故。**鸡子白皮**误割舌断，先以套之。**牛蒡根、叶**敷之，永不畏风。**铁蓺**涂金疮，风水不入。**朱鳖**佩之，刀剑不能伤。**女人裈裆**炙熨，止血。**热汤**故帛染拓。冷水浸之。并止血。**人气**吹之，断血。**栝楼根**箭镞针刺入肉，捣涂，日三易之。**菵茅根**箭头不出，为丸贴脐。恶刺伤人，煮汁滴之。**巴豆**箭镞入肉，同蜣螂涂之，拔出。**雄黄　盐药　山獭屎**并敷药箭毒。**蔷薇根　蓖麻子　双杏仁　独栗子　黑豆**并嚼，涂镞刃针刺入肉不出。**桑灰汁　鳞蛇胆　羊屎**同猪脂。**车脂　石油**并涂针刺竹刺入肉。**松脂**针入肉中，敷裹，五日根出，不痛不痒。**鼠脑**针刺竹木入肉，捣涂即出。箭镝针刀在咽喉胸膈诸处，同肝捣涂之。**象牙**诸铁及杂骨鱼刺入肉，刮末厚敷，其刺自软，箭物自出也。**人爪**针折及竹木刺入肉，并刮末，同酸枣仁涂之，次日出也。**齿垢**涂竹木入肉，令不烂。或加黑虱一枚。**牛膝　白茅根　白梅**并嚼。**铁华粉　晚蚕蛾　蟛蜞　马肉蛆　鱼鳔**并捣。**鸦**炙研，醋调。**鸡毛**灰。**乌雄鸡肉**捣。**陈熏肉**切片。**鹿角　鹿脑　狐唇　狐屎**并涂竹木入肉。**人尿**刺入肉，温渍之。

跌、仆、折伤

（肠出　杖疮）

【内治活血】**大黄**同当归煎服。或同桃仁。**玄胡索**豆淋酒服。**刘寄奴**同玄胡索、骨碎补，水煎服。**土当归**煎酒服。或同葱白、荆芥，水煎服。**三七**磨酒。**虎杖**煎酒。**蒲黄**酒服。**黄葵子**酒服。**五爪龙**汁，和童尿、酒服。**婆婆针袋儿**擂水服，并敷。即萝摩。**何首乌**同黑豆、皂角等丸服，治损宽筋。**黑大豆**煮汁频饮。**豆豉**水煎。**寒食蒸饼**酒服。**红曲**酒服。**生姜**汁，同香油，入酒。**补骨脂**同茴香、辣桂末，酒服。**干藕**同茴香末，日服。**荷叶**烧研，童尿服，利血甚效。**白莴苣子**同乳香、乌梅、白术服，止痛。**胡桃**擂酒。**杏枝　松节　白杨皮**并煎酒服。**甜瓜叶　琥珀　没药　桂**并调酒服。**枕栲木皮**浸酒。**夜合树皮**擂酒服，并封之，和血消肿。**松杨**破恶血，养好血。**当归　蓬莪茂　三棱　赤芍药　牡丹皮　苏方木　马兰　泽兰　败蒲**灰。**童尿**酒服，不拘有无瘀血，推陈致新，胜于他药。**白马蹄**烧研，酒服，化血为水。**羊角**沙糖水炒焦，酒服，止痛。**鹿角**恶血骨痛，酒服，日三。**黄明胶**同冬瓜皮炒焦，酒服，取汗。亦治多年损痛。**雄鸡血**和酒热饮至醉，痛立止也。**鸦右翅**瘀血攻心，面青气短，七枚。烧研酒服，当吐血愈。**鲍鱼**煎服，主损伤，瘀血在四肢不收者。**水蛭**酒服，行血。或加大黄、牵牛取利。**麻油**入酒服，烧热地卧之，觉即疼肿俱消。**黄茄种**消青肿，焙末酒服二钱，一夜平。重阳收，化为水服，散恶血。**猪肉**伤损血在胸膈不食者，生剁，温水送下半钱，即思食。

【内治接骨】**骨碎补**研汁和酒，以滓敷之。或研入黄米粥裹之。**地黄**折臂断筋损骨。研汁和酒服，一月即连续，仍炒热贴。**白及**酒服二钱，不减自然铜也。**黄麻**灰同发灰、乳香、酒服。**接骨木**煎服。**卖子木**去血中留饮，续绝补髓。**自然铜**散血止痛，乃接骨要药。**铜屑**酒服。**古文钱**同真珠、甜瓜子末，酒服。**铜钴姆**水飞，酒服二钱，不过再服。**生铁**煎酒，散血。**铁浆粉**闪肭脱臼。同黍米、葱白炒焦，酒服，仍水、醋调敷。**无名异**酒服，散血。人乳、没，接骨。**乌古瓦**煅研酒服，接骨神方。**胡粉**同当归、莪茂末，苏木汤服。**䗪虫**接骨神药，擂酒服。或焙存性，酒服三钱。或入自然铜末。一用乳、没、龙骨、自然铜等分，麝香少许，每服三分，入干䗪末一个，酒服。又可代杖秘方。又土鳖炒干，巴豆霜、半夏等分，研末，每黄酒服一二分，接骨如神。**龟血**酒服，捣肉封之。**蟹**擂酒，连饮数碗，以滓封之，半日骨内有声，即接。干者，烧研酒服。**鹗骨**烧研，同煅过古钱等分，每酒服一钱，接骨极效。**雕骨**烧末，酒服二钱，随病上下。**鹰骨**同上。**人骨**同乳香、红绢灰，酒服。**少妇发**一团，包乳香一块，烧过，酒服。一字，"妙"。

【外治散瘀接骨】**大黄**姜汁调涂，一夜变色。**凤仙花叶**捣涂频上，一夜即平。

半夏水调涂，一夜即消。**附子**煎猪脂、醋涂。**糯米**寒食浸，至小满晒研，如用，水调涂之。**白杨皮**血沥在骨肉间，痛不可忍，杂五木煎汤服之。**黄土**瘀血凝痛欲死，蒸热布裹，更互熨之，死者亦活也。**白矾**泡汤熨之，止痛。闪出骨窍，同绿豆、蚕沙炒敷。**乌鸡**一切折伤，兽触胸腹者，连毛捣烂醋和，隔布拓之，待振寒欲吐，徐取下，再上。**牛马血**折伤垂死，破牛或马腹纳入，浸热血中即苏。**苎叶**和石灰捣收。**地黄**炒热杵泥。**灯心**嚼。

牛膝 **旋花根** **紫苏** **三七** **茛菪子** **蛇床** **栝楼根** **白芨** **土瓜根** **茜根** **地锦** **骨碎补** **水萍** **威灵仙** **何首乌** **稻穰** **黍米**烧。**麦麸**醋炒。**麦面**水和，并服。**稗草** **绿豆粉**炒紫。**豆黄** **豆腐**贴，频易。**酒糟**葱白煨。**萝卜** **生姜**同葱白、面炒。汁，同酒调面。**桃仁** **李核仁** **肥皂**醋调。**盐杨梅**和核研。**桑白皮**煎膏。

降真香 **骐驎竭** **木桐皮** **乳香** **没药** **落雁木** **质汗** **桑叶** **栀子**同面捣。**蜜栗子** **石青** **故绯** **炊单布** **蛤蚧吊脂** **海蝶蛸** **鳔胶**水煮。**鳖肉**生捣。**龟肉摄龟**并生捣。**熊肉**贴。**羊脂** **野驼脂** **犂牛酥** **牛髓** **猪髓**并摩。**黄牛屎**炒罨。**白马屎**炒罨。**诸朽骨**唾磨涂。**猪肉**炙贴。**牛肉**炙贴。**乌毡**盐、醋煮热裹。并消瘀血青肿。**紫荆皮**伤眼青肿，童尿浸研，和姜、芐汁，涂之。**釜底墨**涂手搔疮肿。**母猪蹄**煮，洗伤挞诸败疮。**栗子**筋骨断碎，瘀血肿痛。生嚼涂之，有效。**蟹肉**筋骨折伤断绝，连黄捣泥，微纳罨，筋即连也。**五灵脂**骨折肿痛、同白及、乳、没，油调涂。接骨，同茴香，先敷乳香，次涂小米粥，乃上药，帛裹木夹，三五日。**狗头骨**接骨，烧研，热醋调涂。**牛蹄甲**接骨，同乳，没烧研，黄米糊和敷。**芸苔子**同黄米、龙骨，接骨。**鞋底灰**同面和。

【肠出】**热鸡血**金疮肠出，干人屎末抹之，桑白皮缝合，以血涂之。**磁石**金疮肠出，纳入，同滑石末，米饮日服二钱。**人参**胁腹肠出。急抹油内入，人参、枸杞汁淋之，吃羊肾粥，十日愈。**小麦**金疮肠出，煮汁喫面。**大麦**煮汁，洗肠推入，但饮米糜。**冷水**坠损肠出，喷其身面则入。

【杖疮】〔内治〕**童尿**杖毕，即和酒服，免血攻心。**三七**酒服三钱，血不冲心，仍嚼涂之。**红曲**擂酒服。**大黄**煎酒服，下去瘀血，外以姜汁或童尿调涂，一夜黑者紫，二夜紫者白。**无名异**临时服之，杖不甚伤。**䗪虫**方见折伤。**白蜡**酒服一两。**人骨**烧末酒服。并杖不痛。〔外治〕**半夏**末破者，水调涂，一夜血散。**凤仙花**叶已破者，频涂，一夜血散。冬用干。**葱白**炒罨。**酒糟**隔纸罨之。**豆腐**热贴，色淡为度。**萝卜**捣贴。**羊肉**热贴。**猪肉**热贴。**芙蓉**同皂角、鸡子白。**绿豆粉**同鸡子白。**黄土**同鸡子、童尿，不住上。**石灰**油调。或和猪血，烧三次，研。**滑石**同大黄、赤石脂。**水粉**同水银、赤石脂。**雄黄**同密陀僧，或同无名异。**乳香**煎油。或入没药、米粉。**牛蒡根、叶**涂之，永不畏风。**大豆黄**末。**黍米**炒焦。**马齿苋**杵。**赤龙皮**烧。**五倍子**醋炒。**血竭** **密陀僧**香油熬膏。**松香黄蜡**并熬膏。**鸡子黄**熬油。**猪胆汁**扫。**末毛鼠**同桑椹浸油扫。**黄瓜**六月六日瓶收，浸水扫之。**猪蹄**汤洗。**羊皮**卧之，消青肿。

五 绝

（缢死　溺死　压死　冻死　惊死）

【缢死】半夏五绝死，但心头温者，以末吹鼻，皆可活。**皂荚末**五绝死者，吹其耳鼻。**梁上尘**五绝死，吹耳鼻。**葱心**五绝死，刺其耳鼻出血，即愈。**蓝汁**缢死，灌之。**鸡冠血**缢死者，徐徐抱住，解绳，不得割断，安脚卧之，紧挽其发，一人摩其胸胁，一人屈其臂及足胜，待其气回，刺血滴入口中，即活。或桂汤亦可。**鸡屎白**缢死，心下犹温者，酒服枣许。

【溺死】皂荚吹其耳鼻，及绵包纳入下部，出水即活。梁尘亦可。**食盐**溺死，放大凳上，高其后脚，盐擦脐中，待水流出，但心头温者皆活。**石灰**裹纳下部，出水。**灶灰**埋之，露其七孔。白沙亦可。**老姜**溺死人横安牛背上，扶定，牵牛徐行，出水后，以姜擦牙。

【压死】麻油墙壁物卒压死，心头温者，将身盘坐，紧提其发，用半夏吹鼻取嚏，以油和姜汁灌之，余同折伤。**豆豉**跌死，煎服。**童尿**热灌。

【冻死】灶灰冬月冻死，略有气者，炒灰包熨心上，冷即换，待气回，少与酒、粥。不可近火，即死。

【惊死】醇酒惊怖死，俗名吓死，灌之。

诸虫伤

（蛇虺　蜈蚣　蜂虿　蜘蛛　螳螂　蚕蚍　蚯蚓蜗牛　射工沙虱
蛭蝼蚁蝇蚰蜒　辟除诸虫）

【蛇、虺伤】〔内治〕**贝母**酒服至醉，毒水自出。**丝瓜根**擂生酒饮醉，立愈。**白芷**水服半两，扎定两头，水出即消。或同雄黄、麝香、细辛，酒服。**甘草**毒蛇伤人，目黑口噤，毒气入腹，同白矾末，冷水服二钱。蒜一升，乳二升，煮食，仍煮童尿热渍之。**麻油　米醋**并急饮二碗，毒即散。**兔葵　荠苨　长松　恶实　辟虺雷　草犀　白兔藿　黄药子　蘘荷　地榆　鬼臼　决明叶　蛇莓　冬葵根、叶　海根　苋菜**并主蛇、虫、虺、蝮伤，捣汁或为末服。**五叶藤　茴香　半边莲　樱桃叶　小青大青　水萍**并捣汁服，滓敷。**络石**服汁并洗。**紫荆皮**煎服并洗。**木香　青黛**同雄黄。**鬼针　茱萸**并水服，外涂之。**水苏　小蓟　苎根、叶　金凤花、叶　苍耳**并酒服，外涂之。**重台**酒服，外同续随子涂之。**磨刀水** **铁浆** **雄黄** **犀角**并服之，令毒不攻内。**五灵脂**同雄黄酒灌，鼻外涂之。〔外治〕**艾叶**隔蒜灸之。**蜀椒**涂之。蛇入人口，破尾，纳椒末入内，自出。**母猪尾血**蛇入人七孔，割血滴之。**蛇含草** **蛇莴草** **马蔺草** **天名精** **续随子** **蜈蚣草** **鹿蹄草** **益母草** **菩萨草** **天南星** **预知子** **鱼腥草** **扁豆叶** **慈姑叶** **山慈姑** **山豆根** **独行根** **赤薜荔** **千里及** **灰藋叶** **乌桕皮** **椶木皮** **旱菫汁** **水芹** **马兰** **狼牙** **荨麻** **山漆** **薄荷** **紫苏** **葛根** **通草** **堇草** **蚤休** **地菘** **豨莶** **海芋** **茬叶** **水苦**极效。**堇汁**。**独蒜** **薤白** **酒糟** **巴豆** **榧子** **桑汁** **楮汁** **楮叶**同麻叶。**桂心**同栝楼末。**白矾**或入雄黄。**丹砂** **食盐** **盐药** **铁精粉** **蚯蚓泥** **檐溜下泥** **蜜** **蜘蛛**甲煎。**牛酥**入盐。生**蚕蛾**捣。**虾蟆**捣。**五灵脂** **猪齿灰** **猪耳垢** **牛耳垢** **人耳塞**同头垢、井泥、蚯蚓泥。**人齿垢** **梳垢** **鼠屎** **鼹鼠屎** **食蛇鼠屎** **双头鹿腹中屎**并涂一切蛇伤。**秦皮**洗，并敷。**人尿**洗之，抹以口津。蛇缠人足，尿之，或沃以温汤。**男子阴毛**蛇伤，以口含之，咽汁。**鸡子**合蛇伤处。**鸩喙**刮末敷之。佩之，辟蛇虺。**麝香**敷。**蜈蚣**烧敷。**雄黄**同干姜敷。并佩之，辟蛇虺。

【**蜈蚣伤**】**蜗牛** **蛞蝓** **乌鸡屎** **五灵脂** **独蒜** **芸薹子**油。**蛇含** **香附**嚼。**苋菜** **马齿苋** **菩萨草** **人参** **蚯蚓泥** **胡椒** **茱萸楝叶**汁。**生姜**汁调蚌粉。**桑根**汁 **雄黄** **井底泥** **食盐** **生铁**磨醋。**耳塞** **头垢**同苦参。**地上土** **尿坑泥** **城东腐木**溃汁。并涂之。**鸡冠血**涂。中蜈蚣毒，舌胀出口者，含满咽汁。**鸡子**合之。**蜘蛛**咂咬处。**麻鞋底**炙熨。**乱发**烧熏。**灯火**照熏。**牛血** **猪血**并主误吞蜈蚣，饮之至饱，当吐出也。

【**蜂虿伤**】〔内治〕**贝母**酒服。〔外治〕**雄黄**磨醋。**菩萨石** **梳垢** **麝香** **牛酥** **牛角**灰。**牛屎**灰。**蟹壳**烧。**甲煎** **楮汁** **苋汁** **茱萸** **索蛇含** **葵花** **灰藋** **人参**嚼。**白兔藿** **五叶藤** **尿坑泥** **檐溜下泥**并涂蜂伤。**小蓟** **恶实** **葵叶** **鬼针**并涂蝎伤，仍取汁服。**芋叶** **苦苣** **冬瓜叶** **马齿苋** **胡麻**油 **韭汁** **干姜** **薄荷** **青蒿** **大麻叶** **苦李仁** **楝叶**汁 **蓝汁** **酒糟** **藜叶** **蜀椒** **食茱萸** **木槿叶** **齿中残饭** **半夏附子**磨醋。**黄丹** **硇砂** **土槟榔** **地上土** **白矾**同南星。**丹砂** **食盐** **蜗牛** **蛞蝓** **五灵脂** **海螵蛸** **驴耳垢** **守宫**涂蝎伤。**蜘蛛**咂蝎伤。**热酒**洗。**赤龙浴水** **冷水** **温汤**并浸洗。**葱白**隔灸。**槐枝**炮熨。**皂荚**炙熨。**油梳**炙熨。**鸡子** **木碗**并合之。**拨火杖**蝎伤，取横井上，自安。

【**蜘蛛伤**】〔内治〕**醇酒**山中草蜘蛛毒人，一身生丝，饮醉并洗之。**贝母**酒服。**苍耳叶**煎酒。**小蓟**煎糖饮，并敷之。**秦皮**煎服。**鬼针**汁。**蓝青**汁。**羊乳** **牛乳**并饮及敷。〔外治〕**芋叶** **葱胡** **麻油** **山豆根** **通草** **豨莶** **藜叶** **灰藋** **合欢皮** **旧簟灰** **蔓荆**汁 **桑汁** **雄黄** **鼠负** **蚯蚓** **土蜂窠** **赤翅蜂** **驴尿泥** **鸡冠血** **麝香** **猴屎** **头垢**并涂之。**驴屎**汁。**人屎**汁。并浸洗。**白矾**敷壁镜毒。

【蠼螋伤】〔内治〕醇酒蠼螋状如小蜈蚣、蚰蜒，八足，觜有二须，能夹人成疮，又能尿人影成疮，累累置人，恶寒且热，但饮酒至醉，良。〔外治〕米醋　豆豉　茶叶　梨叶　鸡肠草　鱼腥草　马鞭草　大黄　豨莶　蒺藜　巴豆败　酱草　故蓑衣灰。旧篝灰。鹿角汁。犀角汁。羊须灰。麝香　乌鸡翅灰。燕窠土　地上土　食盐　胡粉　雄黄　丹砂并涂。槐白皮浸醋洗。鸡子合之。

【蚕蛅伤】苦苣　莴苣　赤薛荔　苎根　预知子　桐皮　百部　灰藋　田父　麝香并涂蚕咬。紫荆皮洗蚕咬。蚕网草诸虫如蚕咬，毒入腹，煮饮。草犀服汁，解恶蛅毒。豉　茗　葱　马齿苋　食茱萸　松脂　青黛　韭汁　燕窠土　雄黄　牛耳垢　狐屎并敷恶哉虫伤。丁香敷桑蝎伤。麻油灯熏蝎虫伤。蛇退洗恶虫伤。蒜同曲。胡瓜根　灰藋叶　马鞭草　干姜　葱汁　韭汁　茶叶　杏仁　巴豆　桑灰　雄黄　丹砂　蚁蛭　蜜蜡　头垢并敷狐尿蛅疮。乌鸡拓狐尿疮。发烟熏狐尿疮。人尿　驴尿　白马尿并浸狐尿刺疮。

【蚯蚓、蜗牛伤】石灰　盐汤并主中蚯蚓咬毒，形如大风，泡汤浸之，良。葱　蜀羊泉同黄丹。百舌窠中土同醋。鸭通并敷蚯蚓咬。吹火筒蚓呵小儿阴肿，吹之即消。蓼子浸蜗牛吹。

【射工、沙虱毒】〔内治〕山慈姑吐之。苍耳叶煎酒。雄黄磨酒。牛膝煎水。草犀汁。苋汁。马齿苋汁。梅叶汁。蘘荷汁。狼毒汁。鬼臼汁。悬钩子汁。浮萍末。知母末。射干末。白矾末，同甘草。丹砂末。斑蝥烧。溪狗虫烧。鹥鹥炙食。鹅血　鸭血并主射工、沙虱、溪毒中人，寒热生疮。〔外治〕茗莴苣　蒜　白芥子　芥子　葱　茗葱　茱萸同蒜、葱煮汁。鸡肠草　梨叶　皂茶末，和醋。白鸡屎和饧。鹥鹥毛、屎　芫青　鼠负　熊胆　麝香　白矾并涂射工、沙虱、溪毒疮。豉母虫含之，除射工毒。溪鬼虫喙　鹅毛并佩之，辟射工毒。

【蛭、蝼、蚁、蝇伤】黄泥水　浸蓝水　牛血　羊血同猪脂。鸡血　狗涎蒸饼染食。并主误吞水蛭，服之即下出。朱砂敷水蛭伤人疮。灰藋　槲叶　藜叶　盐药　石灰并涂蝼蛄咬。土槟榔　穿山甲　山豆根　檐溜下泥　地上土并涂蚁咬。百部杀蝇蛴咬毒。盐擦黄蝇毒。〔蚰蜒伤〕白矾　胡麻并涂蚰蜒咬。

【辟除诸虫】〔辟蚊蚋〕社酒洒壁。蝙蝠血涂帐。腊水浸灯心。荠枝作灯杖。天仙藤同木屑。木鳖同川芎、雄黄。浮萍烧熏，或加羌活。茅香同木鳖、雄黄。菖蒲同楝花、柏子。夜明砂单烧，或同浮萍、苦楝花。鳖甲同夜明砂。并烧熏。〔辟壁虱、蚤、虫〕樟脑　菖蒲　白菖　木瓜　菔蓄　龙葵　茯苓末。辣蓼　荞麦秸并铺席下。白胶香　百部　牛角　骡蹄　白马蹄　蟹壳并烧烟熏。蟹黄同安息香、松鼠烧。〔辟蚁、虱〕虱建草　大空　藜芦　百部　白矾　水银　银朱　轻粉　铜青〔辟蝇、蛾〕绿矾水　腊雪　水〔辟蚰蜒〕春牛泥〔辟蠹虫〕莴苣端午日收。芸香　角蒿叶并安箱中。莽草烧熏。

诸兽伤

（虎狼　熊罴猪猫　犬狲　驴马　鼠咬　人咬）

【虎、狼伤】〔内治〕醇酒饮醉。芒茎捣汁，或同葛根煎汁。葛根汁，或研末。兔葵汁。地榆汁。草犀汁。胡麻油　生姜汁。沙糖　铁浆并内饮外涂，则毒不入腹。妇人月经衣烧服，主虎狼伤。〔外治〕山漆　豨莶　粟米　干姜　薤白　独栗白矾　蟒蠊　猬脂　菩萨石并涂牙咬爪伤。青布烧熏虎狼咬伤疮。

【熊、罴、猪、猫伤】〔内治〕葫蘆汁服。恭菜汁服。并主熊罴伤，仍外涂。〔外治〕独栗烧。粟米嚼。并涂熊兽伤。松脂作饼。龟版灰。鼠屎灰。薄荷　檐溜泥并涂猫咬。射罔杀禽兽毒。

【犬狲伤】〔内治〕雄黄同麝香，酒服。同青黛，水服。苍耳叶煎酒。桃白皮煎水。紫荆皮汁。地黄汁。白兔藿汁。蔓菁根汁。生姜汁。韭根汁。并内饮、外涂百度。故梳同韭根煎。百家箸煎汁。头垢同猬皮灰，水服。猬头烧，同发灰，水服。驴尿狼牙草灰水服。芫青米炒，酒服。并主狲犬、恶犬伤。莨菪子狂犬伤，日吞七粒，及捣根涂。铁浆狂犬伤，饮之，毒不入内。斑蝥风狗伤，以三个研细，酒煎服，即下肉狗四十个乃止，未尽再服。用七个，糯米一撮，炒黄，去米，入百草霜一钱，米饮服之，取下肉狗。糯米一勺，斑蝥三七个，分作三次炒，去蝥研末，分作三服，冷水滴油下，取恶物。虾蟆朘　蚺蛇脯并主狂犬伤，食之不发。〔外治〕艾叶狲犬伤。灸七壮，或隔床下土灸之。瓦松同雄黄，贴风狗咬，永不发。栀子烧，入硫黄末。栾荆皮同沙糖。雄黄入麝香。山慈姑苏叶嚼。蓼叶　莽草　蓖麻子　韭汁　薤白　葱白　胆矾　蚯蚓泥　红娘子　死蛇灰　犬屎　虎骨牙、脂同。人血并涂狂犬、恶犬伤。人参狗咬破伤风，桑柴烧存性，掺之。屋游　地榆　鹿蹄草　黄药子　秫米　干姜　乌柿　赤薜荔　杏仁　马蔺根同杏仁。白果　白矾　菩萨石　竹篮耳灰。冬灰　黄蜡　猪耳垢　鼠屎灰。牛屎　人屎并涂犬伤。人尿　冷水　屋漏水并洗大伤。

【驴马伤】〔内治〕马齿苋马咬毒入心，煎服之。人屎马汗、马血入疮，欲死，服汁。马屎中粟剥驴马中毒，绞汁服，并涂之，仍以尿洗。柽柳剥驴马毒血入内，浸汁服，并取木片炙之。葶苈马汗毒气入腹，浸汤饮，取下恶血。醇酒马毒气入腹，杀人，多饮令醉。〔外治〕益母草和醋。鼠屎并涂马咬。独栗烧。白马通　鸡冠血并涂马咬，及马汗入疮，剥驴马骨刺伤人欲死。月经水涂马血入疮，剥驴马骨伤人，神效。马头灰。马鞭灰。鸡毛灰。乌梅和醋。雄黄　白矾　石灰并敷马汗或毛入疮肿痛，入腹杀人。水堇汁。冷水热汤并洗马汗、马毛入疮。

【鼠咬】狸肉食。狸肝　猫头及毛灰。猫屎　麝香并涂。

【人咬】龟版灰。摄龟甲灰。并涂之。人尿浸。

诸 毒

（金石　草水　果菜　虫鱼　禽兽）

【金石毒】甘草安和七十二种石，一千二百种草，解百药毒。凡药毒，用麻油浸甘草节嚼之，咽汁良。**大青　麦门冬　人参汤　荠苨汁　莼心　冬葵子　瞿麦　蓝汁　金星草　葳蕤汁　苎根汁　萱根　蕉根汁　绿豆　胡豆　白扁豆　黑大豆　余甘子　冬瓜练　乌芋　水芹汁　寒水石　黑铅**溶化淬酒。**魁蛤肉　牡蛎肉　蚌肉　蚬子肉　蛏肠　石蟹汁　鳗鲡鱼　田螺　雁肪肉　鸭肉　白鸭通　乌肉　犀角汁　猪膏　猪肉　猪骨　猪血　羊血　兔血　诸血　牛脦　兔肉**并解一切丹石毒。〔砒石毒〕米醋吐。乌桕根下。**白芷　郁金**并井水服。**胡粉**地浆服。**白扁豆**水服。**蚤休**磨汁。**黑铅　鲎鱼**并磨汁。**蓝汁　荠苨汁　酱汁　绿豆汁　豆粉　大豆汁　杨梅树皮**汁**冬瓜藤**汁**早稻秆灰**汁**地浆　井泉水　白鸭通**汁**猪屎**汁**人屎**汁**鸭血　羊血　雄鸡血　胡麻油**〔礜石毒〕**黑大豆**汁**白鹅膏**〔硇砂毒〕**绿豆汁　浮萍**硇砂损阴，同猪蹄煎汁渍洗。〔硫黄毒〕**金星草　胡麻油　米醋　飞廉　细辛　余甘子**煎水。**乌梅**煎。**黑铅**煎。**铁浆　朴消　猪血　羊血　冷猪肉　鸭肉　猪脂**〔雄黄毒〕**防己**煎汁。〔丹砂毒〕**蓝青汁　咸水**〔水银毒〕**黑铅　炭末**煎汁。**金器**破口，煮汁服。入耳，熨之、枕之引出。〔轻粉毒〕**黄连　贯众　酱汁　黑铅**壶浸酒。**斑蝥　猪肉**〔石英毒〕**麻鞋**煮汁。**石燕**煮汁。醇酒服紫石英乍寒乍热者，饮之良。**鸡子　猪肉**〔钟乳毒〕**鸡子清　猪肉**〔石炭毒〕**冷水**中石炭毒，昏瞀，饮之即解。〔生金毒〕**白药子　余甘子　翡翠石　鹧鸪肉　鸭血　白鸭通**汁。**鸡屎**淋汁。**金蛇**煮汁。〔生银毒〕**葱汁　鸡汁　鸭血　鸭通**汁。**银蛇**煮汁。**水银**服之即出。〔锡毒〕**杏仁**〔铜毒〕**慈姑　胡桃　鸭通**汁〔铁毒〕**磁石　皂荚　猪、犬脂　乳香　貘屎**〔土坑毒气〕**猪肉**。

【草木毒】**防风**诸药毒已死，只心头温者，擂水冷灌之。**葛根**诸药毒吐下欲死，煮汁服。**甘草　荠苨　蓝汁。蓝实　承露仙　檵藤子　淡竹叶**同甘草、黑豆同煎服。**粟米**绞汁。**土芋**取吐。**绿豆汁。黑豆汁。白扁豆汁。生姜葱汁。芽茶**同白矾。**地浆　黄土**煮汁。**蚕故纸**灰水服。**鼋甲　玳瑁　车渠　龟筒　白鹇　白鸽血　鹧鸪孔雀脯　牛脦　犀角汁。猪屎汁。人屎汁**并解百药毒。〔钩吻毒〕**荠苨汁　蕹菜汁　葛根汁　葱汁　桂汁　白鸭血　白鹅血　羊血**并热饮。**鸡子清　鸡殹雏**同麻油研烂灌之，取吐。**犀角汁　猪膏　人屎汁**〔射罔毒〕**蓝汁　葛根大麻子汁**

大小豆汁　饴糖　藕汁　菱汁　竹沥　冷水　蚯蚓粪　贝齿　六畜血　人屎汁〔乌头、附子、天雄毒〕防风汁　远志汁　甘草汁　人参汁　黄芪　乌韭　绿豆　黑豆　寒食饧　大枣肌　井华水　陈壁土泡汤服。〔蒙汗毒〕冷水〔鼠莽毒〕蚤休磨水。镜面草　豇豆汁　黑豆汁　乌桕根　明矾入少茶，水服。鸡血　鸭血　羊血并热饮。〔羊踯躅毒〕栀子汁〔狼毒毒〕蓝汁　盐汁　白蔹　杏仁　木占斯〔防葵毒〕葵根汁〔茛菪毒〕荠苨　甘草　升麻汁　蟹汁。犀角汁。〔山芋毒〕地浆　人屎汁。〔苦瓠毒〕稷米汁。黍瓤汁。〔大戟毒〕菖蒲汁。〔甘遂毒〕黑豆汁〔芫花毒〕防风汁。防己　甘草　桂汁〔仙茅毒〕大黄〔藜芦毒〕葱汁　雄黄　温汤〔瓜蒂毒〕麝香〔半夏、南星毒〕生姜汁　干姜煮汁。防风〔桔梗毒〕白粥〔巴豆毒〕黄连汁　菖蒲汁　甘草汁　白药子　黑豆汁　生藿汁　芦荟　冷水　寒水石〔桂毒〕葱汁〔漆毒〕贯众　紫苏　蟹〔桐油毒〕热酒　甘草　干柿

【果菜毒】麝香　猪骨灰水服。米醋　头垢　重尿并解诸果、菜毒。山鹊肉解诸果毒。甘草　酱汁　酒糟　葛汁　白兔藿　白花藤　鸡屎灰并解诸菜毒。同贝齿、胡粉为末，酒服。杏根煎汁。〔蜀椒毒〕葵子汁　豉汁　桂汁　蒜汁　大枣　冷水　地浆　黄土　雄鸡毛灰水服。童尿〔烧酒毒〕冷水　绿豆粉　蚕豆苗〔面毒〕萝卜　枸杞苗　贝子烧。胡桐泪〔豆粉毒〕杏仁　豆腐　萝卜〔莴苣毒〕姜汁〔水芹毒〕硬糖　杏仁同乳饼、粳米煮粥食。〔水茛菪毒〕甘草汁〔野芋毒〕地浆　人屎汁〔野菌毒〕甘草煎麻油服。防风汁。忍冬汁。蠹实　酱汁　生姜　胡椒　绿豆汁。梨叶汁。荷叶煎。阿魏　地浆　黄土煮。鹧鸪　石首鱼　枕童尿　人屎汁〔虫鱼毒〕紫苏　荏叶　水苏　芦根　芦花　菩萨草酒服。大黄汁　马鞭草汁。苦参煎醋。缩砂仁　草豆蔻　酱汁　米醋　胡麻油　黑豆汁　冬瓜汁　橘皮煎。乌梅　橄榄　蜀椒　胡椒　莳萝　茴香　胡葱　大蒜　朴硝　蓬砂同甘草，浸香油。鱼皮烧。鱼鳞烧。鲛鱼皮烧。獭皮煮汁。并解一切鱼肉、虾、蟹毒。〔河豚毒〕荻芽　芦花　蒌蒿　胡麻油　白扁豆　大豆汁　橄榄　五倍子同白矾，水服。槐花水服。橘皮煮。黑豆汁　紫苏汁　青黛汁〔草部〕蓝汁　蜈蚣解虫、鱼毒。羊蹄叶捣汁或煎，解胡夷鱼、檀胡鱼、鲑鱼毒。〔黄鳝鱼毒〕地浆　黄柏及无鳞诸鱼，反荆芥，服此解之。〔鳝鱼毒〕蟹食之即解。〔蟹毒〕苏汁　藕汁　冬瓜汁　干蒜汁　芦根汁蟹、柿相反，令人吐血，服此解。橙皮　丁香〔鳖毒〕橄榄　胡椒〔马刀毒〕新汲水〔虾毒〕鸡鹧炙食。〔斑蝥、芫青、地胆、樗鸡毒〕蓝汁　玉簪根　桂汁　黑豆汁　糯米　猪肉　猪胰〔蛊虫毒〕栀子〔蓝蛇头毒〕蓝蛇尾食之即解。〔水虫毒〕秃鹙毛

【禽兽毒】白兔藿诸肉菜大毒不可入口者，饮汁即解。白花藤　黄藤　黑豆汁　酱汁　米醋　山楂　阿魏　草豆蔻　犀角汁并解一切肉食鱼菜果蓏诸毒。〔诸鸟肉毒〕生姜　白扁豆　狸头骨灰水服。〔雉毒〕姜汁　犀角汁〔鸡子毒〕米

醋〔鸩毒〕葛粉水服。绿豆粉〔六畜肉毒〕乌桕叶汁食牛马六畜肉生疔欲死，顿服三碗取利。白扁豆 小豆汁 豉汁 葱子煮汁。猪屎灰水服。并解六畜肉毒。甘草汁 兰草汁 阿魏 绿豆汁 黄柏汁 麻鞋底煮汁。黄土煮汁。东壁土水服。地浆 头垢并解六畜牛马诸肉毒。〔牛肉毒〕狼牙烧。圣薤〔独肝牛毒〕牛肚啖蛇牛独肝①，毛发向后，有毒，煮汁饮。人乳汁和豉汁服。〔马肝毒〕猪骨灰水服。鼠屎末服。头垢〔猪肉毒〕猪屎灰水服。〔狗毒〕杏仁 芦根〔猪肝毒〕猪脂顿服五升。垢头巾泡汤服。〔肉脯毒〕韭汁 黄土煮服。地浆 贝子烧，水服。猪骨灰水服。犬屎灰酒服。人屎灰酒服。头垢含咽。

蛊 毒

【解毒】〔草部〕莎苊解蛊毒、百药毒，饮其汁。襄荷服汁，蛊立出。卧其叶，即自呼蛊主姓名。山慈姑同大戟、五倍子为紫金丹，服。徐长卿 天麻 钗子股 甘草吐。辟虺雷升麻吐。锦地罗 吉利草 蘽芜 紫金牛 木香 龙胆草 草犀 格注草吐。独行根 紫菀 马兜铃 郁金下。郁金香 钩吻 金丝草 合子草 芫花下。预知子 荛花下。牵牛子下。鸢尾下。土瓜根吐、下。山豆根 桔梗下。解毒子 鬼臼 白兔藿 连翘 千里及吐、下。羊蹄根 泽漆吐。慎火草 常山吐。藜芦 莼赤车使者 茜根汁胡麻油吐。糯谷颖煎汁。麦苗汁。小麦面水服。豆豉胡 胡荽根擂酒。马齿苋汁。大蒜 苦瓠汁吐。鹿藿 百合根 槟榔 大腹皮 桃白皮 榧子 枣木心吐。龙眼 食茱萸 蜀椒 盐麸子 甜瓜蒂吐。地椒 榴根皮 凫茈 槲树皮 巴豆 樗根皮 苏合香 生漆 相思子 雷丸 桃寄生 猪苓 石南实 桑木心 鬼箭羽 琥珀 半天河 车脂 猪槽水 故锦汁 釜墨 伏龙肝 古镜 朱砂银 铁精 菩萨石 金牙石 雄黄 方解石 长石 代赭石 石胆 黄矾石 白矾石 石蟹 诸盐水 石碌 霹雳砧 斑蝥 蚕蜕纸 五倍子 芫青 露蜂房 蜂子 鲮鲤甲 龙齿 蚺蛇胆及肉。自死蛇 蝮蛇 蛇蜕皮 蛇婆 鲩鱼胆 鱼枕 青鱼枕 鲞鱼枕 龟筒 鲛鱼皮 玳瑁 贝齿子 鹳骨 鹳肫中砂子磨水服。鸩鸡 白鸡血 鸠血 𪆯鸡子 鸡头 鸡屎白 白鸽血 鹧鸪 白鸭血 凫血 孔雀血 白鹇 胡燕屎 鹊脑髓 猪肝 猪屎汁 豚卵 羊肝、肺 羊胆 羖羊角 羊皮 犀角 鹿角 灵猫阴 麝香 猫头骨及屎。狐五脏 獭肝 败鼓皮 猬皮 貒膏脑 六畜毛、蹄甲 人牙 头垢 人屎

---

① 啖蛇牛独肝：张本作"啖蛇牛肝毒"。

诸物哽咽

【诸骨哽】缩砂蔤诸骨哽浓煎咽。艾叶煎酒。地菘同白矾、马鞭草、白梅，丸噙。凤仙子研，水咽。根、叶煎醋。半夏同白芷水服，取吐。云实根研汁咽。瞿麦水服。蔷薇根水服。白蔹同白芷，水服。白药煎醋。威灵仙醋浸，丸噙。同砂仁，煎服。鸡苏同朴消，丸噙。丝瓜根烧服。栗荴烧吹。乳香水研。桑椹噙咽。金樱根煎醋。浆水脚同慈石、橘红，丸咽。蚯蚓泥擦喉外。蓬砂含咽。桑螵蛸煎醋。蜂蜜噙。鲩鱼胆酒化，取吐。鳜鱼胆取吐。鲫鱼胆点咽。鲇鱼肝同栗子皮、乳香丸、线，绵包吞，钓出。乌贼骨同橘红、寒食面，丸吞。鸭肫衣炙研，水服。雕粪诸鸟兽骨哽，烧灰，酒服。猪膏含咽。羊胫骨灰饮服。狗涎频滴。虎骨诸兽骨哽，末，水服。虎屎烧，酒服。狼屎兽骨哽，烧服。鹿角末，咽。筋，吞钩出。〔鸡骨哽〕贯众同缩砂、甘草末，包含。白芷同半夏末服，呕出。缩砂　芒根捣丸，鸡汤化下。凤仙根煎酒。水仙根　玉簪花根汁。蓖麻子同百药煎，研服。盐麸子根煎醋，吐。乳香水研。金樱根煎醋。茯苓同楮实末，乳香汤下。五子倍末，渗之，即下。鸡内金烧吹。鸡足距烧水服。翮翎同〔鱼骨哽〕贯众同前。缩砂浓煎。芒根擂泥，鱼汤下。蓖麻子同百药煎，研咽。水仙根　玉簪根并擂汁服。醉鱼草吐。白芍药嚼。马勃蜜丸噙。饴糖含咽。百合涂项外。橘皮噙。橄榄嚼咽。茱萸鱼骨入腹，煎水服，软出。白胶香　木兰皮　皂荚吹鼻。椿子擂酒服，吐之。楮叶汁啜之。嫩皮捣丸，水下二三十丸。桑椹嚼。金樱根煎醋。琥珀珠推之。仙人杖煮汁。鬼齿煮汁，或丸含。青鱼胆吐。鲩鱼胆吐。乌贼骨诸鱼鳞灰水服。鱼笱须烧服。鱼网烧服，或煮汁。鸬鹚头及骨、嗉、喙、翅、屎并烧服。鱼狗烧服，亦煮服。秃鹙喙烧服。獭肝及骨、爪烧服。獭爪项下爬之。海獭皮煮汁。〔金、银、铜、铁哽〕缩砂浓煎服。或加甘草。凤仙子及根擂汁，下铜铁物哽。王不留行误吞铁石，同黄柏，丸服。艾叶煎酒。百部浸酒。木贼为末，并主误吞铜钱。葵汁　薤白并主误吞钱物钗缳，频食取利。饴糖　磁姑汁　凫茈　胡桃并主误吞铜钱，多食之。南烛根水服。白炭烧红研末，水服。石灰同硫黄少许，酒服。胡粉同猪脂服一两。并主误吞金银铜钱在腹。水银误吞金银，服半两即出。铜弩牙误吞珠钱，烧，淬水饮。慈石误吞铁物，线穿拽之。古文钱误吞铁物，用白梅淹烂，捣服一丸，即吐出。蜂蜜吞铜钱，服之即出。鹅羽误吞金银，烧服。猪、羊脂误吞铜钱诸物，多食之，利出。鸵鸟屎　貘屎误吞铜钱砂石入腹，水化服之，即消。〔竹、木哽〕半夏服，取吐。蓖麻子同凝水石噙，自不见也。秤锤　铁锯并烧，淬酒饮。鲩鱼胆酒服，取吐。鳜鱼胆一切骨哽竹木入咽，日久不出，痛刺黄瘦，以一皂子煎酒服，取吐。鲫鱼胆点。象牙为末，水服。〔芒刺、谷贼〕舂杵头细糠含咽。胡麻误吞谷麦芒刺，名谷贼，炒研，白汤服。

饴糖含咽。鹅涎下谷贼。象牙诸物刺咽，磨水服，即吐。甑带灰水服，主草硬。〔桃、李哽〕狗骨煮汁，摩头上。麝香酒服。〔发哽〕木梳烧灰，酒服。自己发灰水服一钱。〔食哽〕鹰屎烧，水服。

妇人经水

（经闭有血滞，血枯。不调有血虚者过期，血热者先期，血气滞者作痛）

【活血流气】香附血中之气药。生用上行，熟用下行，炒黑则止血，童尿制，入血分补虚，盐水制，入血分润燥。酒炒行经络，醋炒消积聚，姜炒化痰饮。得参、术，补气；得归、苄，补血；得苍术、芎䓖，解郁；栀子、黄连，降火；得厚朴、半夏，消胀；得神曲、枳实，化食；得紫苏、葱白，解表邪；得三棱、莪茂，消积磨块；得茴香、破故纸，引气归元；得艾叶，治血气，暖子宫。乃气病之总司，为女科之仙药。当归一切气，一切劳。破恶血，养新血，补诸不足。头止血，身养血，尾破血。妇女百病，同地黄丸服。月经逆行，同红花煎服。血气胀痛，同干漆丸服。室女经闭，同没药末，红花酒调服。丹参破宿血，生新血，安生胎，落死胎。止血崩带下，调经脉，或前或后，或多或少，兼治冷热劳，腰脊痛，骨节烦疼，晒研，每服二钱，温酒调下。芎䓖一切气，一切血，破宿血，养新血，搜肝气，补肝血，润肝燥，女人血闭无子，血中气药也。芍药女子寒血闭胀，小腹痛，诸老血留结，月候不调。生地黄凉血生血，补真阴，通月水。兰草生血和气，养营调经。泽兰养营气，破宿血，主妇人劳瘦，女科要药也。茺蔚子调经，令人有子，活血行气，有补阴之功。庵䕡子同桃仁浸酒，通月经。玄胡索月经不调，结块淋露，利气止痛，破血，同当归、橘红丸服。柴胡妇人热入血室，寒热，经水不调。黄芩下女子血闭淋漏。茅根月水不匀，淋沥，除恶血。菖蒲通经脉，宜妇人。醍醐菜擂酒，通经。茶汤入沙糖少许，露一夜，服即通，不可轻视。铅霜室女经闭，热，生地黄汁服。木香　乳香　乌药　白芷　桑耳并主血气。荔枝核血气痛。同香附末服。荜茇血气痛，经不调。同蒲黄丸服。附子通经。同当归煎服。芥子酒服末，通月水。韭汁治经脉逆行，入童尿饮。丝瓜为末，酒服，通月经。土瓜根经水不利。同芍药、桂枝、䗪虫为末，酒服。薏苡根煎服，通经。牛膝血结，经病不调。同干漆，地黄汁丸服。牛蒡根月水不通，积块欲死，蒸三次，浸酒日饮。马鞭草通月经瘕块，熬膏服。虎杖通经，同没药、凌霄花，末服。蒺藜通经。同当归末，酒服。木麻月闭症瘕，久服令人有子。硇砂月水不通，积聚刺痛，破结血，暖子宫，同皂荚、陈橘皮，丸服。白垩土女子寒热症瘕，月闭无子，子宫冷。铜镜鼻血闭症瘕，伏肠绝孕。乌金石通月水，煎汤，服巴豆三丸。蚕沙月经久闭，炒，煮酒饮一盏即通。葛上亭长血闭症块，米炒研服。乌鸦经闭，炙研，同水蛭等药服。獭胆通经，同硇砂等药，丸服。爪同。**白狗屎**月水乍多乍少，烧末酒服。**鼠屎**通经，酒服一钱。**童男童女发**通经，同斑蝥、麝香，末服。**人乳**日饮三合，通经。**水蛭 地胆 樗鸡 五灵脂 鳖甲 纳鳖 穿山甲 龙胎 蛤粉 菩萨石 铜弩牙 朴硝 紫荆皮 木占斯 桂心 干漆 厚朴**煎酒。**栝楼根 质汗 甜瓜蔓 蓬莪茂 三棱 枣木 紫葳 庵罗果 桃仁 牡丹皮 刘寄奴 紫参 姜黄 郁金 红蓝花 瞿麦 番红花 续随子 蛇莓 瓦松 石帆 赤孙施 蒲黄**并破血通经。**大枣**妇人脏躁，悲哭如祟，同小麦、甘草，水煎服。**葶苈**纳阴中，通月水。

【益气养血】**人参**血虚者益气，阳生则阴长也。**术**利腰脐间血，开胃消食。**熟地黄**伤中胞胎，经候不调，冲任伏热，久而无子，同当归、黄连，丸服。**石菖蒲**女人血海冷败。**补骨脂 泽泻 阳起石 玄石 白玉 青玉 紫石英**并主子宫虚冷，月水不调，绝孕。**阿胶**女人血枯，经水不调，无子，炒研酒服。**雀卵 乌贼鱼骨 鲍鱼汁**并主女子血枯病，伤肝，唾血下血，通经闭。**驴包衣**天癸不通，煅研，入麝，新汲水下，不过三服。

带 下

（是湿热夹痰，有虚有实）

苍术燥湿强脾，四制丸服。**艾叶**白带，煮鸡子食。**石菖蒲**赤白带下，同破故纸末服。**白芷**漏下赤白，能蚀脓，白带冷痛腥秽。同蜀葵根、白芍、枯矾，丸服。**石灰**淹过，研末酒服。**草果**同乳香末服。**糯米**女人白淫，同花椒烧研，醋糊丸服。**莲米**赤白带，同江米，胡椒，入乌骨鸡煮食。**白扁豆**炒研，米饮日服。花同。**荞麦**炒焦，鸡子白服。**韭子**白带白淫，醋煮丸服。**芍药**同香附末，煎服。同干姜末服。**沙参**七情内作，或虚冷者，为末，米饮日服。**狗脊**室女白带，冲任虚损，关节重，同鹿茸丸服，亦治妇人。**枸杞根**带下脉数，同地黄，煮酒饮。**椿根白皮**同滑石丸服。同干姜、芍药、黄柏，丸服。**木槿皮**煎酒，止带下，随赤白用。**榆荚仁**和牛肉作羹食，止带下。**茯苓**丸服。**松香**酒煮，丸服。**槐花**同牡蛎末，酒服。**冬瓜仁**炒研，汤服。**牡荆子**炒焦，饮服。**益母草**为末，汤服。**夏枯草**为末，饮服。**鸡冠花**浸酒饮，或末服。**马齿苋**绞汁，和鸡子白服。**大蓟根**浸酒饮。**酢浆草**阴干，酒服。**椒目**炒研，水服。**榠子**同石菖蒲，末服。**韭汁**同童便，露一夜，温服。**葵叶 葵花**治带下，目中溜火，和血润燥，为末酒服，随赤白用。**蜀葵根**散脓血恶汁，治带下。同白芷、芍药、枯矾，化蜡丸服。**败酱**治带下，破多年凝血，化脓为水。**漏芦**产后带下，同艾叶丸服。**甑带**五色带下，煮汁服。**泽兰子**女人三十六疾。**马矢蒿 蠡实 紫葳 茜根 白蕠 土瓜根 赤地利 鬼**

箭羽　水芹　蒲黄　景天　猪苓　李根　白皮　金樱根　酸榴皮　桃毛
白果　石莲　芡实　城东腐木　橡斗　秦皮　人参　黄芪　肉苁蓉　何首
乌　葳蕤　当归　芎藭　升麻升提。柴胡升提。阳起石　白石脂　五色石脂
　玉泉石胆　代赭石　石硫黄　石流赤　硇砂并主赤白带下，无子。石灰白带
白淫，同茯苓丸服。云母粉水服方寸匕，立见效。禹余粮赤白带，同干姜丸服。石燕
月水湛浊，赤带多年，煎饮或末，日服。白矾白沃① 漏下，经水不利，子肠坚癖，中有
干血，烧研，同杏仁丸，纳阴户内。白瓷器主白崩带。伏龙肝炒烟尽，同棕灰、梁上
尘服。秋石枣肉丸服。牛角䚡烧赤，酒服。狗头骨同上，兔皮灰同上。猪肾宜多食。
猪肝同金墨、百草霜，煨食。羊胰酢洗蒸食，数次愈。羊肉产后带下赤白。绝孕，豉、
蒜煮熟，入酥食。山羊肉主赤白带。狗阴茎女人带下十二疾。鹿角白浊，炒研酒服。
鹿茸赤白带下，炙末酒服。室女白带，冲任虚寒，同狗脊、白蔹，丸服。白马左蹄五
色带下，烧灰，酒服。驼毛　乌驴皮　牛骨及蹄甲、阴茎　麋角　鹿血　阿胶
　丹雄鸡　乌骨鸡　鸡内金　雀肉　雀卵　雀屎　伏翼　五灵脂　鳗鲡鱼
　鲤鱼鳞　龙骨　鼍甲　龟甲　鳖肉　鲨鱼骨　海螵蛸　牡蛎粉　马刀
　海蛤　蛤粉　蚌粉　蜜蜂子　土蜂子　蚕蜕纸灰。故绵灰。淡菜　海蛇　全
蝎　丹参　三七　地榆并主赤白带。贯众醋炙，末服，止赤白带。蛇床子同枯矾，
纳阴户。古砖烧赤，安蒸饼坐之。

崩中漏下

（月水不止，五十行经）

　　【调营清热】当归酒下绝孕，崩中诸不足。丹参功同当归。芎藭煎酒。生地黄
崩中及经不止，擂汁酒服。芍药崩中痛甚。同柏叶煎服。经水不止，同艾叶煎服。肉苁
蓉血崩，绝阴不产。人参血脱益阳，阳生则阴长。升麻升阳明清气。柴胡升少阳清气。
防风炙研，面糊煮酒服一钱，经效。白芷主崩漏，入阳明经。香附子炒焦酒服，治血
如崩山，或五色漏带，宜常服之。黄芩主淋漏下血，养阴退阳，去脾经湿热。阳乘阴，
崩中下血，研末，霹雳酒服一钱。四十九岁，月水不止，条芩醋浸七次，炒研为丸，日
服。青蘘汁服半升，立愈。鸡冠花及子为末，酒服。大、小蓟汁煎服。或浸酒饮。菖
蒲产后崩中，煎酒服。蒲黄止崩中，消瘀血，同五灵脂末炒，煎酒服。凌霄花为末，酒
服。茜根止血内崩，及月经不止。五十后行经，作败血论，同阿胶、柏叶、黄芩、地黄、
发灰，煎服。三七酒服二钱。石韦研末，酒服。水苏煎服。柏叶月水不止，同芍药煎

① 白沃：张本作“白淫”。

服。同木贼炒，末服。**槐花**漏血，烧研酒服。血崩不止，同黄芩，烧秤锤酒服。**淡竹茹**崩中，月水不止，微炒，水煎服。**黄麻根**水煎。**甜瓜子**月经太过，研末，水服。**黑大豆**月水不止，炒焦，冲酒。**白扁豆花**血崩，焙研，饮服。**蒸饼**烧研，饮服。**玄胡索**因损血崩，煮酒服。**缩砂**焙研，汤服。**益智子**同上。**椒目**焙研，酒服。**胡椒**同诸药，丸服。**艾叶**漏血，崩中不止，同干姜、阿胶，煎服。**木莓根皮**煎酒，止崩。**续断　石莲子　蠡实　茅根　桃毛　小蓟　冬瓜仁　松香　椿根白皮　鹿角　鹿茸　鹿血　猪肾　乌骨鸡　丹雄鸡　鸡内金　雀肉　鲎尾　蚌壳　文蛤　海蛤　鲍鱼**并主漏下崩中。**毛蟹壳**崩中腹痛，烧研，饮服。**牡蛎**崩中及月水不止，煅研，艾煎醋膏，丸服。**鳖甲**漏下五色，醋炙研，酒服。同干姜、诃黎勒，丸服。**紫矿**经水不止，末服。**鳔胶**崩中赤白，焙研，鸡子煎饼食，酒下。**阿胶**月水不止，炒焦，酒服，和血滋阴。**羊肉**崩中垂死，煮归、芎、干姜服。

【止涩】**棕灰**酒服。**莲房**经不止，烧研，酒服。血崩，同荆芥烧服。产后崩，同香附烧服。**败瓢**同莲房烧服。**丝瓜**同棕烧服。**木耳**炒黑，同发灰服，取汗。**桑耳**烧黑，水服。**槐耳**烧服。**乌梅**烧服。**梅叶**同棕灰服。**荷叶**烧服。**核桃**烧服。**胡桃**十五个，烧研，酒服。壳亦可。**甜杏仁黄皮**烧服。**凫茈**一岁一个，烧研，酒服漆器灰同棕灰服。**故绵**同发烧服，败蒲席灰酒服。**木芙蓉花**经血不止，同莲房灰，饮服。**槐枝灰**赤白崩，酒服。**幞头灰**水服。**白纸灰**酒服。**蚕蜕纸**灰同槐子末服。**百草霜**狗胆汁服。**松烟墨**漏下五色，水服。**乌龙尾**月水不止，炒，同荆芥末服。**绵花子**白崩如泉，烧存性，酒服三钱。**贯众**煎酒。**丁香**煎酒。**地榆**月经不止，血崩，漏下赤白，煎醋服。**三七**酒服。**地锦**酒服。**木贼**崩中赤白，月水不断。同当归、芎䓖服。漏血不止，五钱，煎水服。血崩气痛，同香附、朴硝，末服。**石花**同细茶、漆器末，酒服。**桑花**煎水。**翻白草**擂酒。**醍醐菜**杵汁，煎酒。**夏枯草**研末，饮服。**桂心**煅研，饮服一钱。**何首乌**同甘草，煎酒。**柣杨皮**同牡丹、牡蛎煎酒，止白崩。**橡斗壳　金樱根　榴皮根**同。**鬼箭羽　城东腐木　石胆　代赭石　白垩土　玄精石　硇砂　五色石脂　太乙余粮**并主赤沃崩中，漏下不止。**赤石脂**月水过多，同补骨脂末，米饮服二钱。**禹余粮**崩中漏下五色，同赤石脂、牡蛎、乌贼骨、伏龙肝、桂心，末服。**伏龙肝**漏下，同阿胶、蚕沙末，酒服。**五灵脂**血崩不止，及经水过多，半生半炒，酒服，能行血止血。为末熬膏。入神曲，丸服。烧存性，铁锤烧淬酒服。**鹊巢**积年漏下，烧研，酒服。**牛角䚡**烧研，酒服。**羊胫骨**月水不止，煅，入棕灰，酒服。**狗头骨**血崩，烧研，糊丸，酒服。**乌驴屎**血崩，及月水不止，烧研，糊丸，酒服。**乌驴皮　羖羊角**烧。**马悬蹄**煅。**马毛及尾**烧。**牛骨及蹄甲**煅。**孔雀屎**煅。**龙骨**煅。**鼍甲**煅。**海螵蛸　鲤鱼鳞**并主崩中下血，漏下五色。

胎 前

（子烦，胎啼）

【安胎】黄芩同白术，为安胎清热圣药。白术同枳壳丸服，束胎易生。续断三月孕，防胎堕，同杜仲丸服。益母草子同。胎前宜熬膏服。丹参安生胎，落死胎。青竹茹八九月伤动作痛，煎酒服。竹沥因交接动胎，饮一升。白药子胎热不安，同白芷末服。黄连因惊胎动出血，酒服。知母月未足，腹痛如欲产状，丸服。枳壳腹痛，同黄芩煎服。同甘草、白术丸服，令胎瘦易生也。大枣腹痛，烧研，小便服。缩砂仁行气止痛。胎气伤动，痛不可忍，炒研，酒服。子痫昏瞀，炒黑，酒下。香附子安胎顺气，为末，紫苏汤服，名铁罩散。恶阻，同藿香、甘草末，入盐，汤服。槟榔胎动下血，葱汤服末。益智子漏胎下血，同缩砂末，汤服。大腹皮　榉皮　陈橘皮　藿香　木香　紫苏并行气安胎。芎䓖损动胎气，酒服二钱。亦可验胎有无。当归妊娠伤动，或子死腹中，服此，未损即安，已损即下，同芎䓖末，水煎服。堕胎下血，同葱白煎服。朱砂上症，用末一钱，鸡子白三枚，和服，未死安，已死出。葱白下血抢心困笃，浓煎服，未死安，已死出。薤白同当归煎服。艾叶妊娠下血，半产下血。仲景胶艾汤主之。胎动心痛腰胀，或下血，或子死腹中，煮酒服。胎迫心，煮醋服。阿胶胎动下血，葱豉汤化服。葱、艾同煎服。尿血，饮服。血痢，大便血，煎服。黄明胶酒煮。秦艽同甘草、白胶、糯米，煎服。同阿胶、艾叶，煎服。大蓟同川芎末，煎服。生地黄捣汁，或末，或渍酒，或煮鸡子。桑寄生同阿胶、艾叶煎。酱豆炒研，酒服。赤小豆芽酒服，日三。亦治漏胎。桃枭烧服。莲房烧服。百草霜同棕灰、伏龙肝、童尿，酒服。鸡子二枚，生，和白粉食。鹿角同当归煎服。腰痛，烧投酒中七次，饮。生银煎水，或同苎根煎酒服。代赭石　鹿茸麋角　黑雌鸡　豉汁　大蓟　蒲黄　蒲䓖　卖子木并止血安胎。菖蒲半产下血不止，捣汁服。荷鼻胎动见黄水，一个，烧研，糯米汤服。糯米胎动下黄水，同黄芪、芎䓖，煎服。秫米同上。粳米同上。蜜蜡下血欲死，一两，化投酒半升服，立止。熟地黄漏胎不止，血尽则胎死。同生地黄末，白术汤服。胎痛脉虚，同当归丸服。苎根同银煎服。葵根烧灰，酒服。五倍子酒服。鸡卵黄酒煮，日食。鸡肝切，和酒食。龙骨铁秤锤并主漏胎，下血不止。人参　黄芪胎前诸虚。〔外治〕弩弦胎动上膈，系腰立下。蛇蜕胎动欲产，袋盛系腰下。伏龙肝研水服。井底泥　犬尿泥并主妊娠伤寒，涂腹护胎。嫩卷荷叶孕妇伤寒，同蚌粉涂腹，并服之。

【子烦】竹沥胎气上冲，烦躁，日频饮之。葡萄煎服。擂汁亦佳。黄连酒服一钱。知母枣肉丸服。生银同葱白、阿胶煎服。蟹爪煎服。

【胎啼】黄连腹中儿哭，煎汁常呷。

产 难

【催生】**香附子**九月十日服此，永无惊恐。同缩砂、甘草末服，名福胎饮。**人参**横生倒产。同乳香、丹砂，以鸡子白、姜汁调服，子母俱安。**白芷**煎服。或同百草霜，童尿、醋汤服。**益母草**难产及子死。捣汁服。**蒺藜子**同贝母末服，催生坠胎，下胞衣。**贝母**末服。**麻子仁**倒产，吞二枚。黄麻根煮服，催生破血，下胞衣。**盐豉**烧研，酒服。**皂荚子**吞二枚。**柞木皮**同甘草煎服。**乳香**丸服，末服。同丁香、兔胆，丸服。**龙脑**新水服少许，立下。**凤仙子**水吞。**山楂核**吞。**桃仁**吞。**牛屎**中大豆吞。**槐实**内热难产，吞之。**舂杵糠**烧服。**柑橘穰**烧服。**莲花 胡麻 赤石脂 代赭石 禹余粮 石蟹 蛇黄**煮。**鳔胶**烧。**蛟髓 白鸡距**烧，和酒服。**白雄鸡毛**同上。**鸡子白**生吞一枚。**乌鸡冠血 兔血**同乳香末服。**兔脑**同乳香丸服。头同。**兔皮毛血**上攻心，烧末酒服。**败笔头**灰藕汁服。**鼠灰**酒服。**骡蹄灰**入麝，酒服。**麝香**水服一钱。即下。**羚羊角**尖刮末，酒服。**狗毛灰**酒服。**白狗血**血上攻心，酒服。**猪心血**和乳香、丹砂，丸服。**真珠**酒服一两，即下，鳖甲烧末，酒服。**龟甲**烧末，酒服。矮小女子，交骨不开，同发灰、当归，酒服。**生龟**临月佩之，临时烧服。**海马 文鳐鱼**并同。**本妇爪甲**烧末，酒服。**人尿**煎服。**蚕蜕纸**灰同蛇蜕灰，酒服。**土蜂窠**泡汤服。弹丸酒服一钱。**松烟墨**水服。**芒硝**童尿、酒服。**云母粉**酒服半两，入口即产。**诸铁器**烧赤淬酒。**布针**二七个，烧淬酒。**铁镬锈**同白芷、童尿，入醋服。**马衔**煮汁服，并持之。**铜弩牙。古文钱**并淬酒。**铳楔灰**酒服。**箭干**同弓弦烧，酒服。**弓弩弦**煮汁，或烧灰服。**凿柄木**灰酒服。**破草鞋**灰酒服。**簸箕**淋水服。**车脂**吞二豆许。**夫裤带**烧五寸，酒服。**钟馗左脚**烧末，水服。并主产难，及胞衣不下。**蛇蜕**横生逆产，胎衣不下，炒焦酒服，泡汤浴产门。同蝉蜕、头发，烧研，酒服。**鹿粪**经日不产，干湿各三钱，为末，姜汤下。**猪膏**酒化，多饮。**五灵脂** 半生半炒，酒服。**牛膝**酒煎。**地黄**汁，和酢服。**洗儿汤**饮。**井底泥**水服。**灶突后黑土**酒服。并下胎衣。**金箔**七片，磨汤服。

〔滑胎〕**榆白皮**末。**牵牛子**末服。并临月服之，滑胎易产。**冬葵子**末服。同牛膝煎服。根同。**葵花**横生倒产，酒服。**葵子**汤服。**车前子**酒服。或同菟丝子。**蜀黍根**酒服。**赤小豆**吞之，或煮服。生研水服，治产后月闭。**马槟榔**细嚼数枚，井水下。**当归**同芎末、大豆、童尿，流水服。**慈姑**汁，服一升。**瞿麦**煮汁。**酸浆子**吞。**木通 通草 泽泻 预知子 水松 马齿苋 黄杨叶 海带 麦蘖 滑石**浆水并主产难，横生逆生，胎衣不下。**蜂蜜**横生难产，同麻油各半碗服，立下。**蒲黄**日月未足欲产，及胞衣不下，并水服二钱。同地龙、橘皮末服，甚炒。〔外治〕**蓖麻仁**捣，贴足心。**本妇鞋**炙，熨腹下。**蚯蚓**土炒，拓心下。**牛屎**热涂腹上。并主产难，下生胎、死胎、胞衣。**食盐**涂儿足，并母腹。**釜下墨**画儿足。并主逆生。**磨刀水**盘肠产，摩肠上，内服磁石汤。**赤马皮**临产坐之。**马衔 郎君子 飞生 石燕**并临时把之。**厕筹**烧烟，催生。**女中衣**覆井上，下胎衣。**乱发**胎衣不下，撩母口中。**市门土**八月带之，临产酒服一钱，易产。**海马 文鳐鱼 獭皮 生龟**并临月佩之。

【胎死】**当归**同芎末、大豆、童尿，流水服。**丹参**末。**黄葵子**末。**瞿麦**煎。**益母草**汁。**贝母**末，酒服。**鬼臼**煎酒。**红花**煎酒。**大麦蘖**煎水。**麦曲**煎水磨胎。**紫金藤 苦瓠**灰。**雀麦**煎水。**大豆**煎醋。**胡麻**油和蜜。肉桂童尿、酒服末。**榆白皮**末。**皂荚**刺灰酒服。**木莓根皮**破血。**炊薁**灰水服。**松烟墨**水服。**蓖麻子**四枚，同巴豆三枚，入麝香，贴脐。**伏龙肝**酒服，仍贴脐下。**水银**吞二两，即下。**胡粉**水服。**硇砂**同当归酒服。**丹砂**水煮过，研末酒服。**斑蝥**一个，烧末，水服。**蟹爪**同甘草、阿胶，煎服。**夜明砂**灰酒服。**乌鸡**煮汁服，仍摩脐下。**鸡卵黄**和姜汁服。**雌鸡屎**三七枚，煎水煮粥食。**鹿角屑**葱汤服。**羊血**热饮。**人尿**煎服。并下死胎及胎衣。

【堕生胎】**附子**堕胎，为百药长。**天雄 乌喙 侧子 半夏 天南星 玄胡索 补骨脂 莽草 商陆 瞿麦 牛膝 羊踯躅 土瓜根 薏苡根 茜根 蒺藜 红花 茅根 鬼箭羽 牡丹皮 大麦蘖 麦曲 蒟蒻 大戟 薇衔 黑牵牛 三棱 野葛 藜芦 干姜 桂心 皂荚 干漆 槐实 巴豆 檧根 衣鱼 蝼蛄 虻虫 水蛭 蟊虫 蛴螬 蚱蝉 斑蝥 芫青 地胆 蜈蚣 蛇蜕 石蚕 马刀 飞生 亭长 蜥蜴 蟹爪**同桂心、瞿麦、牛膝为末，煎酒服。**鸡卵白**三家卵，三家盐，三家水，和服。**麝香**同桂心。**石蟹 硇砂 水银 胡粉 琉璃瓶**研末，黄酒服。**雄黄 雌黄 朴消 代赭 牛黄 茶汤**入沙糖少许，露一夜，胎至三月亦下也。**安息香**下鬼胎。**芫花根**下鬼胎瘕块，研末一钱，桃仁汤下。纳产户，下胎。**土牛膝根**染麝香，纳产户，下胎。**苦实把豆儿**同上。

产 后

【补虚活血】**人参**血运，同紫苏、童尿，煎酒服。不语，同石菖蒲煎服。发喘，苏木汤服末二钱。秘塞，同麻仁、枳壳，丸服。诸虚，同当归、猪肾煮食。**当归**血痛，同干姜末服。自汗，同黄芪、白芍药，煎服。**蒲黄**血运、血症、血烦、血痛、胞衣不下，并水服二钱。或煎服。**苏木**血运、血胀、血噤，及气喘欲死，并煎服。**黄芪**产后一切病。**杜仲**诸病。枣肉丸服。**泽兰**产后百病。根，作菜食。**益母草**熬膏，主胎前产后诸病。**茺蔚子**同上。**地黄**酿酒，治产后百病。酒服，下恶血。**桃仁**煮酒。**薤白 何首乌**并主产后诸疾。**麻子仁**浸酒，去瘀血，产后余疾。**玄参 蜀椒 蚺蛇膏 蛏 淡菜 阿胶**并主产乳余疾。**童尿**和酒，通治产后恶血诸疾羊肉利产妇字乳余疾。腹痛虚弱，腹痛厥逆，同归、芎、甘草，水煎服。**羊脂**上症，同地黄、姜汁，煎食。**黄雌鸡**产后宜食。

或同百合、粳米，煮食。**黑雌鸡**同上。**狗头**产后血奔入四肢，煮食。**繁缕**破血，产妇宜食之。或酒炒，或绞汁，或醋糊丸服。**马齿苋**破血，止产后虚汗及血痢。**芸苔子**行滞血，治产后一切心腹痛。

【血运】**红花**煮酒服，下恶血、胎衣。**茜根**煎水。**红曲**擂酒。**神曲**炒研，汤服。**虎杖**煎水。**夏枯草**汁。**松烟墨**磨醋。**白纸灰**酒服。**鳔胶**烧末，童尿、酒服。**鸡子**生吞一枚。**产妇血**一枣大，和醋服之。**接骨木**血运烦热，煎服。**续断**血运寒热，心下硬，煎服。**红药子**血运腹胀厥逆，同红花煎服。**百合**血运狂言。**香附子**血运狂言，生研，姜、枣煎服。**漆器**烧烟熏。**米醋**煅炭淬熏，韭菜沃熏。

【血气痛】**丹参**破宿血，生新血。**败芒箔**止好血，去恶血，煮酒服。**三七**酒服。**芎䓖** **三棱** **莪茂** **甘蕉根** **玄胡索**酒服。**鸡冠花**煎酒。**大黄**醋丸。**虎杖**水煎。**蓥菜** **蒴藋**水煎。**红蓝花**酒煎。**赤小豆** **羊蹄实** **败酱** **牛膝** **红曲**擂酒。**槐耳**酒服。**姜黄**同桂，酒服。**郁金**烧研，醋服。**莲薏**生研，饮服。**生姜**水煎。**三岁陈枣核**烧。**山楂**水煎。**秦椒** **桂心**酒服。**天竺桂** **樱木**水煎。**质汗** **芫花**同当归末服。**桐木**水煎。**庵䕡苗**或子，童尿、酒煎。**刘寄奴**煎或末。**天仙藤**炒研，童尿、酒服。**没药**同血竭、童尿、酒。**慈姑**汁，服一升，主血闷攻心欲死。**荷叶**炒香，童尿服。**枳实**同酒炒芍药，煎服。**石刺木**煎汁。**紫荆皮**醋糊丸服。**鬼箭羽**同当归、红花煎。或同四物汤。**琥珀**入丸、散。**茱萸根** **白皮** **升麻**煎酒。**麻黄**煎酒。**布包盐**煅服。**釜下墨**酒服。**伏龙肝**酒服立下。**户限下土**酒服。**白然铜**煅，淬醋饮之。**铁斧**烧，淬酒饮。**铁秤锤**同上。**石琅玕**磨水。**乌金石**烧赤淬酒，同煅过寒水石，末服。**姜石**同代赭石丸服。**蟹爪**酒、醋煎服。血不下，煮蟹食之。**鸡子白**醋吞一枚。**羊血**血闷欲绝，热饮一升。**鹿角**烧末，豆汁服。**羚羊角**烧末，酒服。**海马** **白僵蚕** **五灵脂** **伏翼** **龙胎** **兔头**炙热，摩腹痛。**干漆**产后青肿疼痛，及血气水疾，同麦芽煅研，酒服。

【下血过多】**贯众**心腹痛。醋炙，研末服。**艾叶**血不止，同老姜煎服，立止。感寒腹痛，焙熨脐上。**紫菀**水服。**石菖蒲**煎酒。**槠木皮**煎水。**椿白皮** **桑白皮**炙，煎水。**百草霜**同白芷末服。**乌毡皮**酒服。并止血。**鳝鱼**宜食。**凌霄花**并主产后恶漏淋沥。**旋覆花**同葱煎服。**紫背金盘**酒服。**小蓟**同益母草煎服。**代赭石**地黄汁和服。**松烟墨**煅研酒服。并主堕胎下血不止。

【风痉】**荆芥**产后中风，痉直口噤，寒热不识人，水煎入童尿、酒服。或加当归。**白术**同泽泻煮服。**羌活**研末，水煎。**黑大豆**炒焦冲酒。**穞豆**同上。**鸡屎**炒焦冲酒。**白鲜皮**余痛，中风，水煎服。**竹沥** **地榆**并主产乳痉疾。**鸡苏**产后中风，恶血不止，煎服。**井泉石**产后搦搐。**鹿肉**产后风虚邪僻。

【寒热】**柴胡** **白马通**灰水服。**羖羊角**灰酒服。并主产后寒热闷胀。**苦参**主产后烦热。**甘竹根**烦热，煮汁。**松花**壮热，同芎、归、蒲黄、红花、石膏，煎服。**知母** **猪肾**煮食。**狗肾**煮食。并主产后蓐劳寒热。

【血渴】黄芩产后血渴。同麦门冬煎服。紫葛烦渴，煎呷。芋根产妇宜食之，破血。饮汁，止渴。

【咳逆】石莲子产后咳逆，呕吐心忡。同黄芩、末，水煎服。壁钱窠产后咳逆，三五日欲死，煎汁呷之。

【下乳汁】母猪蹄同通草煮食，饮汁。牛鼻作羹食，不过三日，乳大下。羊肉作臛食。鹿肉作臛食。鼠肉作羹臛食。死鼠烧末，酒服。鲤鱼烧服二钱。鳞灰亦可。鲍鱼汁同麻仁、葱豉，煮羹食。虾汁煮汁或羹。胡麻炒研，入盐食。麻子仁煮汁。赤小豆煮汁。豌豆煮汁。丝瓜烧存性，研，酒服取汗。莴苣煎汁服。子，研，酒服。白苣同上。木馒头同猪蹄煮食。通草同上。贝母同知母、牡蛎粉，以猪蹄汤日服。土瓜根研末，酒服，日二。栝楼根烧研酒服，或酒、水煎服。栝楼子炒研，酒服二钱。胡荽煮汁或酒。繁缕　泽泻　细辛　殷孽并下乳汁。石钟乳粉漏芦汤调服一钱，乳下止。石膏煮汁服。王不留行通血脉，下乳汁之神品也。穿山甲炮研，酒服二钱，名涌泉散。蜜蜂子炒治食。漏芦　飞廉荆　三棱并煎水洗乳。

【回乳】神曲产后无子饮乳，欲回转者。炒研，酒服二钱。此李濒湖自制神方也。大麦蘗炒研，白汤服二钱。缴脚布勒乳一夜，即回。

【断产】零陵香酒服二钱，尽一两，绝孕。薇衔食之令人绝孕。凤仙子产后吞之，即不受胎。玉簪花根产后同凤仙子、紫葳、丹砂作丸服，不复孕。马槟榔经水后常嚼二枚，井水下，久则子宫冷不孕也。白面每经行后，以一升浸酒，三日服尽。印纸灰产后以水服二钱，令人断产。水银　黑铅并冷子宫。牛膝　麝香　凌霄花

阴　病

【阴寒】吴茱萸同椒。丁香　蛇床子并塞。硫黄煎洗。

【阴吹】乱发妇人胃气下泄，阴吹甚喧。宜猪膏煎乱发化服，病从小便出。

【阴肿痛】白敛　白垩土并主女阴肿痛。肉苁蓉　牛膝煮酒服。蛇床子洗。卷柏洗。枸杞根洗。诃黎勒和蜡烧熏。枳实炒煎。炒盐熨。并主女人阴痛。黄芪主妇人子脏风邪气。防风得当归、芍药、阳起石主妇人脏风。黄连　菊苗　羌活　白芷　藁本　荜拨　白鲜皮　地锦　干漆　槐实　阳起石并主女人症瘕痛。蜀羊泉女人阴中内伤，皮间积实。泽兰洗。大豆和饭杵，纳。桃仁烧敷。并主产后阴肿。青布灰同发灰服。五倍子末敷。并主交接后血出不止。

【阴痒、阴蚀】蛇床子　小蓟　狼牙　瞿麦　荆芥同牙皂、墙头腐草，煎洗。五加皮　槐白皮　槐耳　桑耳　芜荑　胡麻　枸杞根　椿白皮同落雁木煎汤。城东腐木　猪胆并煎汤熏洗。鲤鱼骨　桃仁并烧烟熏。桃叶杵。杏仁烧研。羊蹄根末，

和鲤鱼脑。**鳗鲡** **雄鸡肝** **猪肝** **羊肝** **狗阴茎** **狐阴茎**并捣内阴中，主阴痒、阴蚀有虫。**石胆** **黑石脂** **孔公孽** **土殷孽** **白矾** **硫黄** **龟甲**烧。**鲫胆骨**灰同。**鲤骨**灰。**鸡子**同光粉炒。**乌鲗骨**并主女人阴痒、阴蚀、阴疮。**箭筈** **针线袋**并主产后肠痒，密安席下。

【阴脱】**土瓜根**妇人阴癀。同桂枝、芍药、蟅虫为末，酒服。**磁石**子宫不收，名瘨疾，煅，酒淬丸服。**穿山甲**妇人阴癀，硬如卵状，炙研酒服。**升麻** **柴胡**并升提。**羌活**煎酒服。**枯矾**阴脱作痒。酒服，日三。**车脂**煮酒。**景天**酒服。**鳖头**灰水服。**人屎**炒赤，酒服，日三。**狐阴茎**并主产后子肠脱下。**蓖麻子**贴顶心及脐。**蜗**吹鼻。**半夏**生产，子肠先下，产后不收，以末嗅鼻则上。**白及**同乌头末，纳之。**铁炉中紫尘**同羊脂熨纳之。**茄根**灰纳之。**铁孕粉**同龙脑少许，研水刷之。**羊脂**频涂。**鲫鱼头**烧敷。**兔头**烧敷。**五倍子**矾汤洗后敷之。**石灰**炒，淬水洗。**皂荚根皮**、**子**同楝皮、石莲子，煎汤熏洗。**蛇床子** **老鸦蒜** **老鸦眼睛草** **篁竹根**并煎水熏洗。**胡麻油**煎热熏洗，皂角末吹鼻。**枳壳**煎，浴产后肠出。**铁精**和羊脂炙熨。**五灵脂** **白鸡翎** **鼠屎**并烧烟熏。

【产门不合】**石灰**炒热，淬水洗。

【产门生合】**铅**作铤日纴。**石灰**铜钱割开，敷之止血。

【胯损】**黄绢**女人交接及生产损胯，小便淋沥不断，以炭灰淋汁煮烂，入蜜蜡、茅根、马勃，煎汤日服。一同白牡丹皮、白及末，水煎日服。

小儿初生诸病

（沐浴 解毒 便闭 无皮 不啼 不乳 吐乳 目闭 血眼 肾缩 解颅 囟陷 囟肿 项软 龟背 语迟 行迟 流涎 夜啼 脐肿 脐风）

【沐浴】**猪胆** **黄连** **梅叶**同桃、李叶。**益母草** **虎骨**并煎汤浴儿，不生疮疥诸病。**轻粉**浴讫，以少许摩身，不畏风，又解诸气。

【解毒】**甘草**汁。**韭汁**并灌少许，吐出恶水、恶血，永无诸疾。**豆豉**浓煎，喂三五口，胎毒自散。**胡麻**生嚼，绢包与咂，其毒自下。**粟米粥**日嚼少许，助谷神。**朱砂**蜜和豆许。**牛黄**蜜和豆许。**黄连**灌一匙。并解胎毒及痘毒。**脐带**初生下三日，以本带烧灰乳服，可免痘患。

【便闭】**胡麻油**初生大小便不通，入芒消少许，煎沸，徐灌即通。**甘草**同枳壳煎水灌。**葱白**尿不通，煎乳灌之。**轻粉**先咂胸、背、手足心并脐七处，以蜜化三分，与服即通。

【无皮】**白米粉** **车辇土** **密陀僧**初生无皮，并扑之，三日即生。

【不啼】**冷水**灌少许，外以葱鞭之。

【不乳】**水银**吞米粒大，下咽即乳，咽中有物如麻子也。**凌霄花**百日儿忽不乳，同蓝汁、消、黄，丸服。

【吐乳】**蓬莪茂**同绿豆煎乳，调牛黄服。**蘧篨**同牛黄、食盐少许，煎人乳服。

【目闭】**甘草**月内目闭不开。或肿涩，或出血，名慢肝风，猪胆汁炙，研末灌之。**苍术**上症，用二钱，入猪胆汁中。煮热熏之，嚼汁哺之。**芎䓖**小儿好闭目，或赤肿，脑热也。同朴消、薄荷末，吹鼻中。**熊胆**蒸水频点之，内服四物加天花粉、甘草。

【血眼】**杏仁**嚼乳汁点之。

【肾缩】**吴茱萸**同大蒜、流黄涂其腹，仍用蛇床子烧烟熏之。

【解颅】**防风**同白及、柏子仁末，乳和。**天南星**醋和。**漆花　榔榆皮　蟹螯灰**同白及末。**鼠脑　猪颊车髓　黄狗头**炙研，鸡子白和。**驴头骨及悬蹄灰**油和。并日涂。**丹雄鸡冠血**滴上，以赤芍末粉之。

【囟陷】**乌鸡骨**同地黄末服。**乌头**同附子、雄黄末贴。**半夏**涂足心。

【囟肿】**黄柏**水和，贴足心。

【项软】**附子**同南星贴。**蓖麻子**病后天柱骨倒，同木鳖子仁贴之。

【龟背】**红内消**龟尿调涂，久久自愈。

【语迟】**百舌鸟**炙食。**伯劳踏枝**鞭之。

【行迟】**五加皮**同木瓜末服。**木占斯**

【流涎】**半夏**同皂荚子仁，姜汁丸服。**牛噍草**服。**鹿角**末，米饮服。**白羊屎**频纳口中。**东行牛涎**涂。**桑白皮**汁涂。**天南星**水调贴足。

【夜啼】〔内治〕**当归**胎寒好啼，日夜不止。焙研，乳和灌。**前胡**蜜丸服。**刘寄奴**同地龙为末服。**伏龙肝**丹砂、麝香丸服。**灯花**抹乳头吮。**胡粉**水服三豆。**硫黄**同黄丹煅，埋过，丸服。**白花蛇睛**研，竹沥灌。**虎睛**研，竹沥灌。**牛黄**乳汁化豆许灌。**狼屎中骨**烧灰，水服，或加豺皮灰。**缚猪绳灰**水服。**巴豆**〔时珍曰〕小儿夜啼，多是停乳腹痛，余每以蜡匮巴豆药一二丸服之，屡效。〔外治〕**牵牛子　五倍子　牛蹄甲**[1]　**马蹄**[2]　**马骨**并贴脐。**狗毛**绛袋盛，系儿臂。**鸡屎**浴儿，并服少许。**猪窠草　鸡窠草　井口边草　白雄鸡翎　牛屎**并密安席下。**土拨鼠头骨**[3]　**烧尸场土**并安枕旁。**仙人杖**安身畔。**树孔中草**著户中。**古楼板**点灯照之。

【脐肿】**荆芥**煎汤洗后，煨葱贴之，即消。**桂心**炙熨。**东壁土　伏龙肝　白石脂　枯矾　车脂　龙骨　海螵蛸　猪颊车髓**同杏仁捣。**脐带灰**同当归、麝。**油发灰　当归　甑带灰　绯帛灰　锦灰　绵灰**并敷脐湿或肿。

【脐风】**独蒜**安脐上，灸至口出蒜气，仍以汁嚂鼻。**盐豉**贴脐灸之。**枣猫**同诸药贴

---

[1]　牛蹄甲：张本此后有"烧末贴脐"四字。

[2]　马蹄：张本此后有"灰"字。

[3]　土拨鼠头骨：张本此有"置枕"二字。

灸。**鲫鱼**先以艾灸、人中、承浆，烧研酒服。**全蝎**酒炙研，入麝服。**白僵蚕**二枚，炒研，蜜服。**守宫**以丹砂养赤，为末，薄荷汤服。**猴屎**烧研蜜服。**牛黄**竹沥化服。**白牛屎**涂口中。**鸡屎白**口噤，面赤属心，白属肺，酒研，或水煮汁服。**猪脂**百日内噤风，口中有物如蜗牛，白虫也，擦之令消。**驴毛**入麝炒焦，乳汁和服。**乌驴乳****猪乳****牛涎****牛齝****草汁****大豆黄卷**汁并灌之。**钩藤**同甘草煎服。**夜合花枝**煮汁，拭小儿撮口。**葛蔓**烧灰点咽。**天浆子**同僵蚕、轻粉灌之。同蜈蚣烧服。**甘草**浓煎。**蛇莓汁**并灌入，吐痰涎。

惊痫①

（有阴阳二证）

【阳证】**黄连**平肝胆心风热。**羌活****龙胆草****青黛****金银薄****铁粉****剪刀股****马衔****铁精****铜镜鼻****雄黄****代赭石****鳖甲****鲮鲤甲****全蝎****守宫****龙骨**齿、脑、角同。**真珠****牡蛎粉****蛇蜕****白花蛇****乌蛇****伏翼****五灵脂****牛胆****牛黄**竹沥化服。**驼黄****野猪黄****熊胆****鮓答****羚羊角****狐肝**、**胆****蛇黄**并平肝风，定惊痫。**甘草**泄心火，补元气。煎汁，吐撮口风痰。**钩藤**同甘草煎服，主小儿寒热，十二惊痫，胎风。**丹砂**色赤人心，安神除热。月内惊风欲死，涂五心。惊热多啼，同牛黄服。客忤卒死，同蜜服。惊忤不语，血入心窍，猪心血丸服。急惊搐搦，同天南星、全蝎末服。**芦荟****龙脑**引经。**石菖蒲****柏子仁****茯神****茯苓****牡丹皮****琥珀****荆沥****淡竹沥****淡竹叶****竹茹****木通****天竹黄****铅霜****黄丹****紫石英****菩萨石****玳瑁****象牙****犀角**磨汁服。**天浆子**研汁服。同全蝎、丹砂丸。**田螺**并主心经痰热惊痫。**腊雪**止儿热啼。**油发灰**乳服，止儿惊啼。**发髲**合鸡子黄煎，消为水服，主小儿惊热百病。月经惊痫发热。和青黛水服二钱，入口即定。**黄芩**肺虚惊啼，同人参末服。**桔梗****薄荷****荆芥****防风****藁本****紫菀****款冬花**并主惊痫，上焦风热。**桑根白皮**汁。**细辛****驴乳****驴毛****牛鼻津****白狗屎****马屎中粟**并主客忤惊热。**磁石**炼汁。**地黄****玄石**并主养肾定惊。**乳香**同没药服。**阿魏**同炮蒜丸服。并主盘肠痛惊。**半夏****天南星****枳壳****杏仁****神曲****僵蚕****青礞石****金牙石****白矾石绿****石油****水银****粉霜****轻粉****银朱****雷墨**并主惊痫，风痰热痰。**薇衔****女萎****女菀****莽草****芫荑****白鲜皮****蜀羊泉****鲤鱼脂****蜂房****鹳屎****鸭血****鸡子****雄鸡血****鸡冠血****鸡屎白****猪心****猪卵****猬皮**灰。**虎睛**魄、鼻、爪并同。**猴头骨****狗屎**屎中骨同。**六畜毛、蹄甲牛**举木煎服。**车脂**纳口中。**胡燕窠土**并主惊痫。**蝎**同蜈蚣、螳螂嗅鼻，定搐。**蓝叶**同凝水石敷上。**厕筹**烧贴囟，治惊窜。**白玉**同寒水石涂足心，止惊啼。**老鸦蒜**同车

---

① 惊痫：此一节（至下一页"芸苔子同川乌末，涂顶。"）张本无。（二）

前手足心，主急惊。**牡鼠**煎洫，摩惊痫。**黄土**熨惊风遍身乌色。**灯火**淬。**李叶** **榆叶** **马绊绳**并煎水浴。**安息香**烧之，辟惊。**鹅毛** **雁毛**并主小儿辟惊痫。

【阴证】**黄芪** **人参**同黄芪、甘草，治小儿胃虚而成慢惊，乃泄火补金、益土平木之神品。**天麻**定风神药。**天南星**慢惊，同天麻、麝香服，或丸服，坠痰。暑毒入心，昏迷搐搦，同白附子、半夏生研，猪胆丸服。**附子**慢惊，同全蝎煎服。尖，吐风痰。吹鼻，治脐风。**乌头**同上。**蜀椒**同牡蛎煎醋服。**胡椒**慢脾风，同丁香、羊屎末服。**蚤休**惊痫，摇头弄舌，热在腹中。慢惊带阳症，同栝楼根末服。**乌药**磨汤服。**开元钱**慢脾惊风，利痰奇效，以一个烧出珠子，研末，木香汤下。**骐驎竭**同乳香丸服。**麻黄**吐泄后慢惊脾风，同白术、全蝎、薄荷末服。**桂心**平肝。**焰硝** **硫黄**金液丹。**升麻**① **远志** **蛇床子** **缩砂** **曼陀罗花**并主慢惊阴痫。**羊肉**头、蹄、头骨并同。**羊乳** **鹿茸** **马阴茎及鬐毛**并主阴痫。**独头蒜**灸脐及汁嗅鼻。**芸苔子**同川乌末，涂顶。

诸 疳②

（虚热有虫）

黄连猪肚蒸丸，治疳杀虫。小儿食土，以汁拌土，晒与之。**胡黄连**主骨蒸疳痢。潮热，同柴胡服。疳热肚胀，同五灵脂丸服。肥热疳，同黄连、朱砂安猪胆内煮熟，入芦荟、麝香丸服。**青黛**水服，主疳热疳痢，杀虫。**使君子**主五疳虚热，杀虫健脾胃，治小儿百病。**芦荟**上症，同使君子丸服。**大黄**熬膏丸服，主无辜闪癖瘰疬。**黑牵牛**疳气浮肿，同白牵牛半生半炒、陈皮、青皮等分，丸服。**橘皮**疳瘦。同黄连、香、猪胆丸服。**楝实**五疳。同川芎、猪胆丸服。**轻粉**吃泥肚大，沙糖丸服。**绿矾**疳气，火煅醋淬，枣肉丸服。**蚕蛹**煮食，治疳气，退热杀虫。**白僵蚕**久疳，天柱骨倒。炒研，薄荷汤每服半钱。**粪蛆**主一切疳。研末，麝香汤服。或入甘草末。或烧灰拌食物。虾蟆生蛆尤妙。**蜘蛛**烧啖，主大腹疳。**夜明砂**一切疳病。研末，猪肉汁服，取下胎毒。无辜疳，末拌饭食之。魃病，绛袋佩之。**五灵脂**五疳潮热有虫。同胡黄连、猪胆丸服。**野猪**黄水研日服。胆同。**牡鼠**炙食，主寒热诸疳。作羹③，甚瘦人。哺露大腹，炙食之。**鼠屎**疳病大腹。同葱、豉煎服。**柴胡** **前胡** **甜瓜叶** **阿勃勒**并主疳热。**萹蓄**魃病。**漏芦**煮猪肝食。**苦耽** **离鬲草** **白矾**并主无辜疳疾。**益母草**煮粥。**樗根皮**丸服。**胡粉**同鸡子蒸，或炒。**鸡子**入

---

① 惊痫：此一节（至下一页"芸苔子同川乌末，涂顶。"）张本无。

② 诸疳：此一节，张本的内容有较大差异，彼按草部、木部、果部、菜部、禽兽、石虫、鳞介排列诸药。

③ 作羹：张本此后有"勿食骨"三字。

轻粉、巴豆蒸食。**大枣　狼把草　鳖血　鳗鲡　狸头骨**猫骨同。**豺皮　兔屎　獾肉　鹑**并主疳痢。**葛蕈**疳痢，吹肛。**鹈鹕觜**久痢成疳，烧末水服。**蔷薇根　芫荑羊蹄根　虎胆　熊胆　猪胆**并杀疳虫。**蚺蛇胆**灌鼻，治脑疳；灌肛，治疳痢。**鲫鱼胆**灌鼻，治脑疳。**白棘针**同瓜丁研末，嗅鼻，主诸疳。**菖蒲　冬瓜　柳枝及　白皮郁李根　楮叶**并煎汤浴儿。**伯劳　白马眼**并小儿魃病佩之。

痘　疮

　　【预解】黄连　脐带并见初生下。**葵根**煮食。**黑大豆**同绿豆、赤小豆、甘草煮食饮汁。**胡麻油**煎浓食，外同葱涎掺周身。**朱砂**蜜调服。**白水牛虱**焙研，作面饼食。**生玳瑁**同生犀磨汁，日服。**兔肉**腊月作酱食。**兔血**同朱砂或雄黄作丸服。**白鸽**除夕食之，以毛煎水浴儿。**卵**，入厕中半日，取白和丹砂丸服，毒从二便出。**鸡卵**入蚯蚓蒸熟，立春日食。童尿或厕坑中浸七日，洗净煮食。**鹤卵**煮食。**鹳卵**煮食。**丝瓜蔓　壶芦须兔头　鳢鱼**并除夕煎汤浴儿，令出多者少，少者无。

　　【内托】升麻解毒，散痘疹前热。**柴胡**退痘后热。**牛蒡子**痘出不快，便闭，咽不利。同荆芥、甘草煎服。**贯众**同升麻、芍药煎。**老丝瓜**烧研，沙糖水服。**山楂**水煎。干陷，酒煎。**荔枝**浸酒。壳，煎汤，擂酒服。**橄榄**研。**胡桃**烧研，胡荽酒服。**胡荽**浸酒服。**泰和老鸡**五味煮食。**竹笋**汤。**虾汤　鱼汤　生蚬水**并主痘出不快。**黄芪**主气虚色白不起。**人参**同上。**甘草**初出干淡不长，色白不行浆，不光泽，既痂而胃弱不食，痘后生痈肿，或溃后不收，皆元气不足也，并宜参、芪、甘草三味主之，以固营卫，生气血。或加糯米助肺，芎䓖行气，芍药止痛，肉桂引血化脓。**芎䓖　芍药　肉桂　糯米肉豆蔻**止泻。**丁香**灰白不起，脾胃虚弱。**麻黄**风寒倒陷，蜜炒酒服。**猪心血**痘疮倒靥，同片脑酒服。引入心经，同乳香丸服。**猪齿　猫头　猫牙**同人、猪、犬牙烧灰，水服。**猫屎**同人、狗、猪屎烧灰，水服。**狗屎中粟**末服一钱。**人牙**烧，入麝香酒服。**人中白**烧研，汤服。**天灵盖**烧研，酒服三分。或加雄黄。**白丁香**研末，入麝，酒服。**鸽头**烧研，水服。**老鸦左翅**烧灰，猪血丸服。并主陷下。**大戟**变黑归肾，研末水服。**威灵仙**上症，同片脑服。**紫草**血热紫赤便闭者宜之。同红花、蝉蜕煎服。**红花**和血，燕脂干红，同胡桃服。点痘疔。点目，令疮不入目。**犀角**磨汁。**玳瑁**磨汁。**桦皮**煮汁。并主紫赤干红。**抱过鸡子壳**倒陷便血昏睡，焙研，汤服五分，仍涂胸、背、风池。**猪膘**便闭，煮食。**灯心草**烦喘，小便不利，同鳖甲煎服。**牛黄**紫黑，谵语发狂，同丹砂、蜜服。**丹砂**人心狂乱，同益元散、片脑，水服。**山豆根**咽痛不利。**白柿**痘入目，日食之。**真珠**痘疔，研末，水服。**桃胶**痘后发搐，酒化服。**象牙**痘不收，磨，水服。**黄明胶**瘢痕，水化服。

　　【外治】沉香同乳香、檀香烧烟，辟恶气，托痘。**稻草　猪爪壳**并烧烟，辟恶气。**胡荽**煎酒喷儿，并洒床帐席下^①。**缚猪** 狗毛绛囊盛，系儿臂。**牛蹄甲**烧末贴脐。**牛屎**密安席下。**马骨**灰涂乳上贴之。**马蹄**灰同。**牛黄**乳汁化服豆许。**虎睛**为散，竹沥服。**狼屎骨**烧灰，水服。**豺皮**同狼屎骨烧灰，水服。**土拨鼠头**骨置枕边即安。

小儿惊痫

（有阴阳二证）

【阳证】**甘草**补元气，泻心火，小儿撮口发噤，煎汁灌之，吐去痰涎。**黄连**平肝胆心火。**胡黄连** **黄芩**小儿惊啼，同人参末服。**防风**治上焦风邪，四肢挛急。**羌活**诸风痫痓，去肾间风，搜肝风。**白鲜皮**小儿惊痫。**老鸦蒜**主急惊，车前子水调末，贴手足。**龙胆**骨间寒热，惊痫入心。**细辛**小儿客忤，桂心纳口中。**薇衔**惊痫吐舌。**薄荷**去风热。**荆芥**一百二十惊，同白矾丸服。**牡丹**惊痫瘛疭。**藁本**痫疾脊厥而强。**莽草**摩风痫，日数十发。**半夏**吹鼻。**青黛**水服。**蓝叶**同凝水石敷头上。**女萎** **女菀** **紫菀** **款冬花**惊痫寒热。**蜀羊泉**小儿惊。**蛇莓**孩子口噤，以汁灌之。**凌宵花**百日儿无故口不乳，同蓝叶、消黄丸服。**葛蔓**小儿口噤，病在咽中，烧灰点之。**钓藤**小儿寒热，十二惊痫瘛疭，客忤胎风，同甘草煎服。**石菖蒲**客忤惊痫。**曲**食痫。**淡竹笋**消痰热，小儿惊痫天吊。**李叶**浴惊痫。**杏仁** **柏子仁**小儿夜啼惊痫，温水服之。**乳香**同甘遂服。**没药**盘肠气痛，同乳香服。**阿魏**盘肠痛，同蒜炮，丸服。**安息香**烧之，辟惊。**芦荟**镇心除热。**夜合花**枝小儿撮口，煮汁拭洗。**榆花**浴小儿痫热。**芜荑**惊后失音，同曲、藁、黄连丸服。**龙脑**入心经，为诸药使。**桑根白皮**汁治天吊惊痫客忤。**枳壳**惊风搐搦痰涎，同豆豉末，薄荷汁服。**荆沥**心热惊痫。**茯苓** **茯神**惊痫。**琥珀**胎惊，同防风、朱砂末服。胎痫，同朱砂、全蝎末服。**淡竹叶** **青竹茹** **竹沥**惊痫天吊，口噤烦热。**天竺黄**惊痫天吊，去诸风热。**车脂**止惊啼，纳口中。**马绊绳**煎洗儿痫。**木牛拳**煎服，止儿痫。**厕筹**贴囟，治惊窜。**灯火**淬惊风。**腊雪**小儿热啼。**黄土**熨惊风，遍身乌色。**胡燕窠土**小儿惊痫。**金箔** **银箔**风热惊痫，镇心安魂。**锡悋脂**小儿天吊搐搦，同水银、牛黄丸服。**铅霜**去积热痰涎，镇惊，同牛黄、铁粉服。惊风喉闭口紧，同蟾酥少许，乌梅蘸擦牙关。**黄丹**惊痫，镇心安神。**铜镜鼻**客忤惊痫面青，烧淬酒饮。**铁粉**惊痫发热多涎，镇心抑肝，水服少许。或加丹砂。**铁精**风痫。**铁华粉**虚痫。**剪刀股**惊风。**马衔**风痫。**白玉**小儿惊啼，同寒水石涂足心。**紫英石**补心定惊。风热瘛疭，同寒水石诸药煎服。**菩萨石**热狂惊痫。**朱砂**色赤入心，心热非此不除。月内惊风欲死，磨水涂五心。惊热多啼，同牛黄末服。客忤卒死，蜜服方寸匕。惊忤不语，血入心窍，猪心血丸服。急惊搐搦，同天南星、全蝎末服。**水银**惊热涎潮，同南星、麝香服。**粉霜** **轻粉**并下痰涎惊热。**银朱**内钓惊啼，同乳香、大蒜丸服。**雄黄**惊痫，同朱

---

① 下：张本此后有杨柳根、茱萸等26种药，而无此本的11种药。

砂末服。**石油**小儿惊风，化和丸散服。**磁石**养肾止惊，炼水饮。**玄石代赭**小儿惊风入腹。急惊搐搦不定，火煅醋淬，金薄汤服一钱。**石绿**同轻粉，吐急惊。**礞石**惊风痰涎，煅研服，亦丸服。**金牙石　蛇黄　雷墨　盐豉**小儿撮口，贴脐灸之。**露蜂房**惊痫瘈疭寒热，煎汁服。**螳螂**定惊搐，蜈蚣、蜥蜴嗅鼻。**天浆子**急慢惊风，研汁服。同全蝎、朱砂丸服。噤风，同蜈蚣烧，丸服。脐风，同僵蚕、腻粉灌之。**白僵蚕**惊痫客忤，去风痰。撮口噤风，为末蜜服。烧地，以大蒜泥制，嗅鼻。**枣猫**脐风。**全蝎**小儿惊痫风搐，薄荷包炙研服。胎惊天吊，入朱砂、麝香。或丸服。风痫及慢惊，用石榴煅过末服。慢惊，同白术、麻黄末服。脐风，同麝服。**玳瑁**清热，止急惊客忤。**鳖甲**小儿惊痫，炙研乳服。**真珠**小儿惊热。**田螺壳**惊风有痰。**牡蛎**安神去烦，小儿惊痫。**龙骨**小儿热气惊痫，安神定魂魄。**龙齿**小儿五惊十二痫，身热不可近。**龙角**惊痫瘈疭，身热如火。**鲮鲤甲**肝惊。**守宫**风瘖惊痫。心虚惊痫。**蛇蜕**小儿百二十种惊痫瘈疭，弄舌摇头。**白花蛇**小儿风热，急慢惊风搐搦。**乌蛇　鲤鱼脂**小儿惊忤诸痫。**鹳屎**天吊惊风发不止。炒研，入麝香、牛黄、蝎，末服。**鹅毛**小儿衣之，辟惊痫。**雁毛**同上。**鸭肉**小儿热惊。**鸡冠血**小儿卒惊客忤搐吊。**白雄鸡**血惊风不醒，抹唇、口、脑。亦治惊痫。**鸡子**止惊。**伏翼**小儿惊，酿朱砂烧研服。慢惊，炙焦，同人中白、蝎、麝，丸服。**五灵脂**小儿惊风五痫。**鸡屎白**小儿惊忤惊暗，烧灰，水服。**猪心血**心热惊痫，调朱砂末服，引入心。**猪心、肝、肾**并主惊痫。**豚卵　猪乳、齿、屎**并主惊痫。**白狗屎**小儿惊痫客忤，烧服。**狗屎中骨**寒热惊痫。**牛胆**治惊风有奇功。**鼻津**客忤，灌之。**马屎**烧末煮酒，浴儿卒忤。尾烧烟熏客忤。**屎中粟**烧，治小儿客忤。**马绊绳**煎浴小儿痫。**驴乳**小儿痫疾，客忤天吊，风痰咳，服之。**驴毛**煎饮，治客忤。**牛黄**惊痫寒热，竹沥调服，或蜜调，或入朱砂。**驼黄**风热惊疾。**六畜毛、蹄甲**客热惊痫。**鲊答　虎睛　虎魄　虎鼻、爪　象牙　犀角**浓磨汁服。**牛黄及角䚡　猪黄及脂　熊胆**惊痫瘈疭，竹沥化服。**羚羊角**平肝定风。**麝香**惊痫客忤惊啼，通诸窍，开经络，透肌骨，辟邪气。**狐肝、胆**惊痫寒热搐搦。**牡鼠**煎油，摩惊痫。**猬皮**惊啼，烧服。**猴头骨及手**惊痫寒热口噤。**发髲**合鸡子黄煎消，为水服，主小儿惊热百病。**油发灰**乳服，止小儿惊痫。**月经血**小儿惊痫发热，和青黛水服二钱，入口即瘥。

【阴证】黄芪补脉泻心。**人参**同黄芪、甘草，治小儿胃虚而成慢惊，为泻火补金、益土平木之神剂。**桔梗**主小水①。**杨柳根**风寒出不快，煎汤浴。**茱萸**口噤，嚼一二粒抹之。**茶叶**烧熏痘痒。**马齿苋**灰。**败茅　黄绢**灰。**海螵蛸**末。**黄牛屎**灰。**荞麦　大豆　赤小豆　豌豆　绿豆**并研傅痘及痫。**枇杷叶**洗烂痘。**青羊脂**摩豆疮如疥。**姜石　芒消**并涂豆毒。**雄黄**痘疔，同紫草末，燕脂水涂。**蚕茧**同白矾煅，敷痘疳。**蜂蜜　酥油**并润痘痂欲落不落，且无瘢痕。**白僵蚕**用雄鸡尾浸酒，和涂豆瘢。**密陀僧**人乳调涂豆瘢。**猪肉汁　马肉汁**并洗痘瘢。**柳叶**暑月生蛆，铺卧引之。**荜澄茄**嗅鼻，治痘入目。

---

① 水：此后张本为天麻、天南星等25味药，与本书此后的27味药不同，而同于本书"惊痫"节中之"阴证"药例。

第五卷　水部目录

李时珍曰：水者，坎之象也。其文横则为☰，纵则为☵。其体纯阴，其用纯阳。上则为雨露霜雪，下则为海河泉井。流止寒温，气之所钟既异；甘淡咸苦，味之所入不同。是以昔人分别九州水土，以辨人之美恶寿夭。盖水为万化之源，土为万物之母；饮资于水，食资于土。饮食者，人之命脉也，而营卫赖之。故曰：水去则营竭，谷去则卫亡。然则水之性味，尤慎疾卫生者之所当潜心也。今集水之关于药食者，凡四十三种，分为二类：曰天，曰地。旧本水类共三十二种，散见玉石部。

〔附注〕魏·李当之《药录》、吴普《本草》

宋·雷深《炮炙》、齐·徐之才《药对》；

唐·苏恭《本草》、孙思邈《千金》；

唐·李珣《海药》、甄权《药性》、杨损之《删繁》；唐·孟诜《食疗》、陈士良《食性》；蜀·韩保升《重注》；

宋·马志《开宝》、苏颂《图经》、唐·慎微《证类》、寇宗奭《衍义》、大明《日华》；金·张元素《珍珠囊》；

元·李杲《法象》、王好古《汤液》

朱震亨《补遗》、明·汪颖《食物》，

汪机《会编》、王纶《集要》。

本草纲目

第五卷　水部

水之一 （天水类一十三种）

雨水拾遗

潦水纲目

露水拾遗

甘露拾遗

甘露蜜拾遗

明水拾遗

冬霜拾遗

腊雪嘉祐

雹拾遗

夏冰拾遗

神水纲目

半天河别录

屋漏水拾遗

上附方旧一新三

水之二 （地水类三十种）

流水拾遗

井泉水嘉祐

节气水纲目

醴泉拾遗

玉井水拾遗

乳穴水拾遗

温汤拾遗

碧海水拾遗

盐胆水拾遗

阿井水纲目

山岩泉水拾遗

古冢中水拾遗

粮罂中水拾遗

赤龙浴水拾遗

车辙中水纲目

地浆别录

热汤嘉祐

生熟汤拾遗

齑水纲目

浆水嘉祐

甑气水拾遗

铜壶滴漏水纲目

三家洗碗水拾遗

磨刀水纲目

浸蓝水纲目

猪槽中水拾遗

市门溺坑水拾遗

洗手足水纲目

洗儿汤纲目

诸水有毒拾遗

上附方旧一十八新四十七

互考铁浆

淬铁水

玉泉

石脑油

菊潭水

石中黄水

沤麻汤

米泔水

酒

醋

饧糖

本草纲目

第五卷　水部

第五卷　水部

水之一（天水类一十三种）

雨水（拾遗）

【释名】〔时珍曰〕地气升为云，天气降为雨，故人之汗，以天地之雨名之。

【气味】咸，平，无毒。

立春雨水

【主治】夫妻各饮一杯，还房，当获时有子，神效。 藏器。**宜煎发散及补中益气药。** 时珍。

【发明】〔时珍曰〕虞抟医学正传云：立春节雨水，其性始是春升生发之气，故可以煮中气不足、清气不升之药。古方，妇人无子，是日夫妇各饮一杯，还房有孕，亦取其资始发育万物之义也。

梅雨水

【主治】洗疮疥，灭瘢痕，入酱易熟。（藏器）

【发明】〔藏器曰〕江淮以南，地气卑湿，五月上旬连下旬尤甚。月令土润溽暑，是五月中气。过此节以后，皆须曝书画。梅雨沾衣，便腐黑。浣垢如灰汁，有异他水。但以梅叶汤洗之乃脱，余并不脱。〔时珍曰〕梅雨或作霉雨，言其沾衣及物，皆生黑霉也。芒种后逢壬为入梅，小暑后逢壬为出梅。又以三月为迎梅雨，五月为送梅雨。此皆湿热之气，郁遏熏蒸，酿为霖雨。人受其气则生病，物受其气则生霉，故此水不可造酒醋。其土润溽暑，乃六月中气，陈氏之说误矣。

液雨水

【主治】杀百虫，宜煎杀虫消积之药。时珍。

【发明】〔时珍曰〕立冬后十日为入液，至小雪为出液，得雨谓之液雨，亦曰药雨。百虫饮此皆伏蛰，至来春雷鸣起蛰乃出也。

潦水（纲目）

【释名】〔时珍曰〕降注雨水谓之潦，又淫雨为潦。韩退之诗云：潢潦无根源，朝灌夕已除。是矣。

【气味】甘，平，无毒。

【主治】煎调脾胃、去湿热之药。时珍。

【发明】〔成无己曰〕仲景治伤寒瘀热在里，身发黄，麻黄连轺赤小豆汤，煎用潦水者，取其味薄，而不助湿气利热也。

露水（拾遗）

【释名】〔时珍曰〕露者，阴气之液也，夜气着物而润泽于道傍也。

【气味】甘，平，无毒。

【主治】秋露繁时，以盘收取，煎如饴，令人延年不饥。藏器。禀肃杀之气，宜煎润肺杀祟之药，及调疥癣虫癞诸散。虞抟。

百草头上秋露，未晞时收取，愈百疾，止消渴，令人身轻不饥，悦泽。别有化云母作粉服法。藏器。八月朔日收取，摩墨点太阳穴，止头痛，点膏肓穴，治劳瘵，谓之天灸。时珍。

百花上露，令人好颜色。藏器。

柏叶上露，菖蒲上露，并能明目，旦旦洗之。时珍。

韭叶上露，去白癜风，旦旦涂之。时珍。

凌霄花上露，入目损目。时珍。

【发明】〔藏器曰〕薛用弱续齐谐记云：司农邓绍，八月朝入华山，见一童子，以五采囊盛取柏叶下露珠满囊。绍问之。答云：赤松先生取以明目也。今人八月朝作露华囊，象此也。又郭宪洞冥记云：汉武帝时，有吉云国，出吉云草，食之不死。日照之，露皆五色。东方朔得玄、青、黄三露，各盛五合，以献于帝。赐群臣服之，病皆愈。朔曰：日初出处，露皆如饴。今人煎露如饴，久服不饥。吕氏春秋云：水之美者，有三危之露，为水即重于水也。〔时珍曰〕秋露造酒最清洌。姑射神人吸风饮露。汉武帝作金盘承露，和玉屑服食。杨贵妃每晨吸花上露，以止渴解酲。番国有蔷薇露，甚芬香，云是花上露水，未知是否。〔藏器曰〕凡秋露春雨着草，人素有疮及破伤者触犯之，疮顿不痒痛，乃中风及毒水，身必反张似角弓之状。急以盐豉和面作碗子，于疮上灸一百壮，出恶水数升，乃知痛痒而瘥也。

甘露（拾遗）

【释名】**膏露**纲目**瑞露**纲目**天酒**纲目**神浆**〔时珍曰〕按瑞应图云：甘露，美露也。神灵之精，仁瑞之泽，其凝如脂，其甘如饴，故有甘、膏、酒、浆之名。晋中兴书云：王者敬养耆老，则降于松柏；尊贤容众，则降于竹苇。列星图云：天乳一星明润，则甘露降。已上诸说，皆瑞气所感者也。吕氏春秋云：水之美者，三危之露。和之美者，揭雩之露，其色紫。拾遗记云：昆仑之山有甘露，望之如丹，着草木则胶莹如雪。山海经云：诸沃之野、摇山之民，甘露是饮，不寿者八百岁。一统志云：雅州蒙山常有甘露。已上诸说，皆方域常产者也。杜镐言：甘露非瑞也，乃草木将枯，精华顿发于外，谓之雀饧。于理甚通。

【气味】甘，大寒，无毒。

【主治】食之润五脏，长年，不饥，神仙。藏器。

甘露蜜（拾遗）

【集解】〔藏器曰〕生巴西绝域中，状如饧也。〔时珍曰〕按方国志云，大食国秋时收露，朝阳曝之，即成糖霜，盖此物也。又一统志云，撒马儿罕地在西番，有小草丛生，叶细如蓝，秋露凝其上，味如蜜，可熬为饧，夷人呼为达即古宾，盖甘露也。此与刺蜜相近，又见果部。

【气味】甘，平，无毒。

【主治】胸膈诸热，明目止渴。藏器。

明水（拾遗）

【释名】**方诸水**〔藏器曰〕方诸，大蚌也。熟摩令热，向月取之，得水三二合，亦如朝露。阳燧向日，方诸向月，皆能致水火也。周礼明诸承水于月，陈馔为玄酒是也。

〔时珍曰〕明水者，取其清明纯洁，敬之至也。周礼：司烜氏，以夫燧取明火于日，鉴取明水于月，以恭祭祀。魏伯阳参同契云：阳燧以取火，非日不生光；方诸非星月，安能得水浆。淮南子云：方诸见月，则津而为水。注者或以方诸为石，或以为大蚌，或以为五石炼成，皆非也。按考工记云：铜锡相半，谓之鉴燧之剂，是火为燧、水为鉴也。高堂隆云：阳燧一名阳符，取火于日。阴燧一名阴符，取水于月。并以铜作之，谓之水火之镜。此说是矣。干宝搜神说云：金锡之性，一也。五月丙午日午时铸，为阳燧；十一月壬子日子时铸，为阴燧。

【气味】甘，寒，无毒。

【主治】明目定心，去小儿烦热，止渴。藏器。

冬霜（拾遗）

【释名】〔时珍曰〕阴盛则露凝为霜，霜能杀物而露能滋物，性随时异也。乾象占云：天气下降而为露，清风薄之而成霜。霜所以杀万物，消祲诊。当降而不降，当杀物而不杀物，皆政弛而慢也。不当降而降，不当杀物而杀物，皆政急而残也。许慎说文云：早霜曰霙，白霜曰皑。又有玄霜。〔承曰〕凡取霜，以鸡羽扫之，瓶中密封阴处，久亦不坏。

【气味】甘，寒，无毒。

【主治】食之解酒热，伤寒鼻塞，酒后诸热面赤者。藏器。和蚌粉，傅暑月痱疮，及腋下赤肿，立瘥。陈承。

腊雪（宋嘉祐）

【释名】〔时珍曰〕按刘熙释名云：雪，洗也。洗除瘴疠虫蝗也。凡花五出，雪花六出，阴之成数也。冬至后第三戊为腊。腊前三雪，大宜菜麦，又杀虫蝗。腊雪密封阴处，数十年亦不坏；用水浸五谷种，则耐旱不生虫；酒几席间，则蝇自去；淹藏一切果食，不蛀蠹，岂非除虫蝗之验乎。〔藏器曰〕春雪有虫，水亦易败，所以不收。

【气味】甘，冷，无毒。

【主治】解一切毒，治天行时气温疫，小儿热痫狂啼，大人丹石发动，酒后暴热，黄疸，仍小温服之。藏器。洗目，退赤。张从正。煎茶煮粥，解热止渴。吴瑞。宜煎伤寒火喝之药，抹痱亦良。时珍。

【发明】〔宗奭曰〕腊雪水，大寒之水也，故治已上诸病。

雹（音驳　拾遗）

【释名】〔时珍曰〕程子云：雹者阴阳相搏之气，盖沴气也。或云：雹者，炮也，中物如炮也。曾子云：阳之专气为雹，阴之专气为霰。陆农师云：阴包阳为雹，阳包阴为霰。雪六出而成花，雹三出而成实。阴阳之辨也。五雷经云：雹乃阴阳不顺之气结成。亦有懒龙鳞甲之内，寒冻生冰，为雷所发，飞走堕落，大者如斗升，小者如弹丸。又蜥蜴含水，亦能作雹，未审果否。

【气味】咸，冷，有毒。〔时珍曰〕按五雷经云：人食雹，患疫疾大风颠邪之症。〔藏器曰〕酱味不正者，当时取一二升纳入瓮中，即还本味也。

夏冰（拾遗）

【释名】凌去声。〔时珍曰〕冰者，太阴之精，水极似土，变柔为刚，所谓物极反兼化也。故字从水，从仌。周礼：凌人掌冰，以供祭祀宾客。左传：古者日在北陆而藏冰，西陆朝觌而出之。其藏之也，深山穷谷，涸阴沍寒；其用之也，禄位宾客丧祭。郎颛曰：藏冰以时，则雷出不震；弃冰不用，则雷不发而震。今人冬月藏冰于窖，登之以盐，是也。淮南万毕术，有凝水石作冰法，非真也。

【气味】甘，冷，无毒。

【主治】去热烦，熨人乳石发热肿。藏器。解烦渴，消暑毒。吴瑞。伤寒阳毒。热盛昏迷者，以冰一块置于膻中良，亦解烧酒毒。时珍。

【发明】〔藏器曰〕夏暑盛热食冰，应与气候相反，便作宜人，诚恐入腹冷热相激，却致诸疾也。食谱云：凡夏用冰，止可隐映饮食，令气凉尔，不可食之。虽当时暂快，久皆成疾也。〔时珍曰〕宋徽宗食冰太过，病脾疾，国医不效，召杨介诊之。介用大理中丸。上曰：服之屡矣。介曰：疾因食冰，臣因以冰煎此药，是治受病之原也。服之果愈。若此，可谓活机之士矣。

神水（纲目）

【集解】〔时珍曰〕金门记云：五月五日午时有雨，急伐竹竿，中必有神水，沥取为药。

【气味】甘，寒，无毒。

【主治】心腹积聚及虫病，和獭肝为丸服。又饮之，清热化痰，安惊安神。时珍。

半天河（别录下品）

【释名】上池水〔弘景曰〕此竹篱头水，及空树穴中水也。〔时珍曰〕战国策云：长桑君饮扁鹊以上池之水，能洞见脏腑。注云：上池水，半天河也。然别有法。

【气味】甘，微寒，无毒。

【主治】鬼疰，狂，邪气，恶毒。别录。洗诸疮。弘景。主蛊毒。日华。杀鬼精，恍惚妄语，与饮之，勿令知之。甄权。槐树间者，主诸风及恶疮风瘙疥痒。藏器。

【发明】〔宗奭曰〕半天河水，在上天泽之水也，故治心病鬼疰狂邪恶毒。

屋漏水（拾遗）

【气味】辛、苦，有毒。〔李廷飞曰〕水滴脯肉，食之，生症瘕，生恶疮。又檐下雨滴菜，亦有毒，不可食之。

【主治】洗犬咬疮，更以水浇屋檐，取滴下土傅之，效。藏器。涂疣目，傅丹毒。时珍。

水之二（地水类三十种）

流水（拾遗）

【集解】〔时珍曰〕流水者，大而江河，小而溪涧，皆流水也。其外动而性静，其质柔而气刚，与湖泽陂塘之止水不同。然江河之水浊，而溪涧之水清，复有不同焉。观浊水流水之鱼，与清水止水之鱼，性色迥别。淬剑染帛，色各不同；煮粥烹茶，味亦有异。则其入药，岂可无辨乎？

千里水　东流水　甘烂水一名劳水。

【气味】甘，平，无毒。

【主治】病后虚弱，扬之万遍，煮药禁神最验。藏器。主五劳七伤，肾虚脾弱，阳盛阴虚，目不能瞑，及霍乱吐利，伤寒后欲作奔豚。时珍。

逆流水

【主治】中风、卒厥、头风、疟疾、咽喉诸病，宣吐痰饮。时珍。

【发明】〔藏器曰〕千里水、东流水，二水皆堪荡涤邪秽，煎煮汤药，禁咒神鬼。潢汗行潦，尚可荐之王公，况其灵长者哉。本经云：东流水为云母石所畏。炼云母用之，与诸水不同，即其效也。〔思邈曰〕江水，流泉远涉，顺势归海，不逆上流，用以治头，必归于下。故治五劳七伤羸弱之病，煎药宜以陈芦、劳水，取其水不强、火不盛也。无江水，则以千里东流水代之，如泾、渭之类。〔时珍曰〕劳水即扬泛水，张仲景谓之甘烂水。用流水二斗，置大盆中，以勺高扬之千万遍，有沸珠相逐，乃取煎药。盖水性本成而体重，劳之则甘而轻，取其不助肾气而益脾胃也。虞抟医学正传云：甘烂水甘温而性柔，故烹伤寒阴证等药用之。顺流水性顺而下流，故治下焦腰膝之证，及通利大小便之药用之。急流水湍上峻急之水，其性急速而下达，故通二便风痹之药用之。逆流水洄澜之水，其性逆而倒上，故发吐痰饮之药用之也。〔宗奭曰〕东流水取其性顺疾速，通膈下关也。倒流水取其回旋流止，上而不下也。〔张从正曰〕昔有患小便闷者，众工不能治，令取长川急流之水煎前药，一饮立溲，则水可不择乎。

井泉水（宋嘉祐）

【释名】〔时珍曰〕井字象井形，泉字象水流穴中之形。

【集解】〔颖曰〕井水新汲，疗病利人。平旦第一汲，为井华水，其功极广，又与诸水不同。凡井水有远从地脉来者为上，有从近处江湖渗来者次之。其城市近沟渠污水杂入者成硷，用须煎滚，停一时，候硷澄乃用之，否则气味俱恶，不甚入药食茶酒也。雨后水浑，须擂入桃、杏仁澄之。〔时珍曰〕凡井以黑铅为底，能清水散结，人饮之无疾；入丹砂镇之，令人多寿。按麻知几水解云：九畴昔访灵台太史，见铜壶之漏水焉。太史召司水者曰：此水已三周环，水滑则漏迅，漏迅则刻差，当易新水。予因悟曰：天下之水，用之灭火则同，濡槁则同，至于性从地变，质与物迁，未尝同也。故蜀江濯锦则鲜，济源烹楮则晶。南阳之潭渐于菊，其人多寿；辽东之涧通于参，其人多发。晋之山产矾石，泉可愈疽；戎之麓伏硫黄，汤可浴疠。扬子宜荈，淮菜宜醪；沧卤能盐，阿井能胶。澡垢以污，茂田以苦。瘿消于藻带之波，痰破于半夏之洳。冰水咽而霍乱息，流水饮而癃闭通。雪水洗目而赤退，咸水濯肌而疮干。菜之为齑，铁之为浆，曲之为酒，蘗之为醋，千派万种，言不可尽。至于井之水一也，尚数名焉，况其他者乎。反酌而倾曰倒流，出甃未放曰无根，无时初出曰新汲，将旦首汲曰井华。夫一井之水，而功用不同，岂可烹煮之间，将行药势，独不择夫水哉？昔有患小溲闭者，众不能瘥，张子和易之以长川之急流，煎前药，一饮立溲。此正与灵枢经治不瞑半夏汤，用千里流水同意味。

后之用水者，当以子和之法之制。予于是作水解。

井华水

【气味】甘，平，无毒。

【主治】酒后热痢，洗目中肤翳，治人大惊九窍，四肢指岐皆出血，以水潠面。和朱砂服，令人好颜色，镇心安神。治口臭，堪炼诸药石。投酒醋，令不腐。嘉祐。宜煎补阴之药。虞抟。宜煎一切痰火气血药。时珍。

新汲水

【主治】消渴反胃，热痢热淋，小便赤涩，却邪调中，下热气，并宜饮之。射痈肿令散，洗漆疮。治坠损肠出，冷喷其身面，则肠自入也。又解闭曰椒藿，下鱼骨哽。嘉祐。解马刀毒。之才。解砒石、乌喙、烧酒、煤炭毒，治热闷昏瞀烦渴。时珍。

【发明】〔禹锡曰〕凡饮水疗疾，皆取新汲清泉，不用停污浊暖，非直无效，亦且损人。〔虞抟曰〕新汲井华水，取天一真气，浮于水面，用以煎补阴之剂，乃炼丹煮茗，性味同于雪水也。〔时珍曰〕井泉地脉也，人之经血象之，须取其土厚水深，源远而质洁者，食用可也。易曰：井泥不食，井冽寒泉食。是矣。人乃地产，资禀与山川之气相为流通，而美恶寿夭，亦相关涉。金石草木，尚随水土之性，而况万物之灵者乎。贪淫有泉，仙寿有井，载在往牒，必不我欺。淮南子云：土地各以类生人。是故山气多男，泽气多女，水气多喑，风气多聋，林气多癃，木气多伛，下气多尰，石气多力，险阻气多瘿，暑气多夭，寒气多寿，谷气多痹，丘气多狂，广气多仁，陵气侈贪。坚土人刚，弱土人脆，垆土人大，沙土人细，息土人美，耗土人丑。轻土多利，重土多迟。清水音小，浊水音大。湍水人轻，迟水人重。皆应其类也。又河图括地象云：九州殊题，水泉刚柔各异。青州角徵会，其气慓轻，人声急，其泉酸以苦。梁州商徵接，其气刚勇，人声塞，其泉苦以辛。兖豫宫徵会，其气平静，人声端，其泉甘以苦。雍冀商羽合，其气驳烈，人声捷，其泉咸以辛。观此二说，则人赖水土以养生，可不慎所择乎。〔时珍曰〕按后汉书云：有妇人病经年，世谓寒热注病。十一月，华佗令坐石槽中，平旦用冷水灌，云当至百。始灌七十，冷颤欲死，灌者俱欲止，佗不许。灌至八十，热气乃蒸出，嚣嚣然高二三尺。满百灌，乃使然火温床，厚覆而卧，良久冷汗出，以粉扑之而愈。又南史云：将军房伯玉，服五石散十许剂，更患冷疾，夏月常复衣。徐嗣伯诊之，曰：乃伏热也，须以水发之，非冬月不可。十一月冰雪大盛时，令伯玉解衣坐石上，取新汲冷水，从头浇之，尽二十斛，口噤气绝。家人啼哭请止，嗣伯执挝谏者。又尽水百斛，伯玉始能动，背上彭彭有气。俄而起坐，云热不可忍，乞冷饮。嗣伯以水一升饮之，疾遂愈。自尔常发热，冬月犹单衫，体更肥壮。时珍窃谓二人所病，皆伏火之证，素问所谓诸禁鼓栗，皆属于火也。治法火郁则发之，而二子乃于冬月平旦浇以冷水者，冬至后阳气在内也，平旦亦阳气方盛时也，折之以寒，使热气郁遏至极，激发而汗解，乃物不极不反，是亦发之之意。素问所谓正者正治，反者反治，逆而从之，从而逆之，疏通道路，令气调和者也。春月则阳气已泄，夏秋则阴气在内，故必于十一月至后，乃可行之。二子之医，可谓神矣。

节气水（纲目）

【集解】〔时珍曰〕一年二十四节气，一节主半月，水之气味，随之变迁，此乃天地之气候相感，又非疆域之限也。月令通纂云：正月初一至十二日止，一日主一月。每旦以瓦瓶秤水，视其轻重，重则雨多，轻则雨小，观此，虽一日之内，尚且不同，况一月乎。

立春、清明二节贮水，谓之神水。

【主治】宜浸造诸风脾胃虚损诸丹丸散及药酒，久留不坏。

寒露、冬至、小寒、大寒四节，及腊日水。

【主治】宜浸造滋补五脏及痰火积聚虫毒诸丹丸，并煮酿药酒，与雪水同功。

立秋日五更井华水

【主治】长幼各饮一杯，能却疟痢百病。

重午日午时水

【主治】宜造疟痢疮疡金疮百虫蛊毒诸丹丸。

小满、芒种、白露三节内水

【主治】并有毒。造药，酿酒醋一应食物，皆易败坏。人饮之，亦生脾胃疾。并时珍。

醴泉（拾遗）

【释名】甘泉〔时珍曰〕醴，薄酒也，泉味如之，故名。出无常处，王者德至渊泉，时代昇平，则醴泉出，可以养老。瑞应图云：醴泉，水之精也，味甘如醴，流之所及，草木皆茂，饮之令人多寿。东观记云：光武中元元年，醴泉出京师，人饮之者，痼疾皆除。

【气味】甘，平，无毒。

【主治】心腹痛，痓忤鬼气邪秽之属，并就泉空腹饮之。又止热消渴及反胃霍乱为上，亦以新汲者为佳。藏器。

玉井水（拾遗）

【集解】〔藏器曰〕诸有玉处山谷水泉皆是也。山有玉而草木润，身有玉而毛发黑。玉既重宝，水又灵长，故有延生之望。今人近山多寿者，岂非玉石津液之功乎。太华山有玉水溜下，土人得服之，多长生。

【气味】甘，平，无毒。

【主治】久服神仙，令人体润，毛发不白。藏器。

乳穴水（拾遗）

【集解】〔藏器曰〕近乳穴处流出之泉也。人多取水作饮酿酒，大有益。其水浓者，秤之重于他水。煎之上有盐花，此真乳液也。

【气味】甘，温，无毒。

【主治】久服肥健人，能食，体润不老，与钟乳同功。藏器。

温汤（拾遗）

【释名】温泉纲目沸泉〔藏器曰〕下有硫黄，即令水热，犹有硫黄臭。硫黄主诸疮，故水亦宜然。当其热处，可焯猪羊、熟鸡子也。〔时珍曰〕温泉有处甚多。按胡仔《渔隐丛话》云：汤泉多作硫黄气，浴之则袭人肌肤。惟新安黄山是朱砂泉，春时水即微红色，可煮茗。长安骊山是矾石泉，不甚作气也。朱砂泉虽红而不热，当是雄黄尔。有砒石处亦有汤泉，浴之有毒。

【气味】辛，热，微毒。

【主治】诸风筋骨挛缩，及肌皮顽痹，手足不遂，无眉发，疥癣诸疾，在皮肤骨节者，人浴。浴讫，当大虚惫，可随病与药，及饮食补养。非有病人，不宜轻入。藏器。

【发明】〔颖曰〕庐山有温泉，方士往往教患疥癣风癞杨梅疮者，饱食入池，久浴得汗出乃止，旬日自愈也。

碧海水（拾遗）

【集解】〔藏器曰〕东方朔十洲记云：夜行海中，拨之有火星者，咸水也。色既碧，故曰碧海。〔时珍曰〕海乃百川之会。天地四方，皆海水相通，而地在其中。其味咸，其色黑，水行之正也。

【气味】咸，小温，有小毒。

【主治】煮浴，去风瘙疥癣。饮一合，吐下宿食胪胀。藏器。

盐胆水（拾遗）

【释名】卤水〔藏器曰〕此乃盐初熟，槽中沥下黑汁也。〔时珍曰〕盐下沥水，则味苦不堪食。今人用此水，收豆腐。独孤滔云：盐胆煮四黄，焊物。

【气味】咸，苦，有大毒。

【主治】蚀疭疥癣，瘘疾虫咬，及马牛为虫蚀，霉虫入肉生子。六畜饮一合，当时死，人亦然。凡疮有血者，不可涂之。藏器。痰厥不省，灌之取吐，良。时珍。

阿井水（纲目）

【气味】甘、咸，平，无毒。

【主治】下膈，疏痰，止吐。时珍。

【发明】〔时珍曰〕阿井在今兖州阳谷县，即古东阿县也。沈括《笔谈》云：古说济水伏流地中，今历下凡发地下皆是流水。东阿亦济水所经，取井水煮胶谓之阿胶。其性趣下，清而且重，用搅浊水则清，故以治淤浊及逆上之痰也。又青州范公泉，亦济水所注，其水用造白丸子，利膈化痰。管子云：齐之水，其泉青白，其人坚劲，寡有疥瘙，终无痟醒。水性之不同如此。陆羽烹茶，辨天下之水性美恶，烹药者反不知辨此，岂不戾哉！

山岩泉水（拾遗）

【释名】〔时珍曰〕此山岩土石间所出泉，流为溪涧者也。尔雅云：水正出曰滥泉，悬出曰沃泉，穴出曰氿泉。其泉源远清冷，或山有玉石美草木者为良；其山有黑土毒石恶草者不可用。陆羽云：凡瀑涌漱湍之水，饮之令人有颈疾。〔颖曰〕昔在浔阳，忽一日城中马死数百。询之，云：数日前雨，洗出山谷中蛇虫之毒，马饮其水然也。

【气味】甘，平，无毒。

【主治】霍乱烦闷，呕吐腹空，转筋恐入腹，宜多服之，名曰洗肠，勿令腹空，空则更服。人皆惧此，然尝试有效。但身冷力弱者，妨致脏寒，当以意消息之。藏器。

古冢中水（拾遗）

【主治】有毒，杀人。洗诸疮皆瘥。藏器。

粮罂中水（拾遗）

【集解】〔藏器曰〕乃古冢中食罂中水也，取清澄久远者佳。古文曰：蔗留余节，瓜表遗犀。言二物不烂，余皆成水也。

【气味】辛，平，有小毒。

【主治】鬼气中恶疰忤，心腹痛，恶梦鬼神，杀蛔虫。进合，不可多饮，令人心闷。又云，洗眼见鬼，未试。藏器。

赤龙浴水（拾遗）

【集解】〔藏器曰〕此泽间小泉有赤蛇在中者，人或遇之，经雨取水服。

【主治】有小毒。主瘕结气，诸瘕，恶虫入腹，及咬人生疮者。藏器。

车辙中水（纲目）

【释名】〔时珍曰〕辙，乃车行迹也。

【主治】疬疡风，五月五日取洗之，甚良。牛蹄中水亦可。时珍。

地浆（别录下品）

【释名】土浆〔弘景曰〕此掘黄土地作坎，深三尺，以新汲水沃入搅浊，少顷取清用之，故曰地浆，亦曰土浆。

【气味】甘，寒，无毒。

【主治】解中毒烦闷。别录。解一切鱼肉果菜药物诸菌毒，疗霍乱及中暍①

---

① 暍：（yè音耶）中暑。见张仲景《伤寒论》。

卒死者，饮一升妙。时珍。

【发明】〔弘景曰〕枫上菌，食之令人笑不休，饮此即解。〔时珍曰〕按罗天益卫生宝鉴云：中暑霍乱，乃暑热内伤，七神迷乱所致。阴气静则神藏，躁则消亡，非至阴之气不愈。坤为地，地属阴，土平曰静顺。地浆作于墙阴坎中，为阴中之阴，能泻阳中之阳也。

热汤（宋嘉祐）

【释名】百沸汤纲目、**麻沸汤**仲景、**太和汤**

【气味】甘，平，无毒。〔时珍曰〕按汪颖云：热汤须百沸者佳。若半沸者，饮之反伤元气，作胀。或云：热汤漱口损齿。病目人勿以热汤洗浴。冻僵人勿以热汤濯之，能脱指甲。铜瓶煎汤服，损人之声。

【主治】助阳气，行经络。宗奭。**熨霍乱转筋入腹及客忤死。**嘉祐。

【发明】〔宗奭曰〕热汤能通经络，患风冷气痹人，以汤淋脚至膝上，厚覆取汗周身，然别有药，亦假汤气而行尔。四时暴泄痢，四肢冷，脐腹疼，深汤中坐，浸至腹上，频频作之，生阳诸药，无速于此。虚寒人始坐汤中必颤，仍常令人伺守之。〔张从正曰〕凡伤寒伤风伤食伤酒，初起无药，便饮太和汤碗许，或酸齑汁亦可，以手揉肚，觉恍惚，再饮再揉，至无所容，探吐，汗出则已。〔时珍曰〕张仲景治心下痞，按之濡，关上脉浮，大黄黄连泻心汤，用麻沸汤煎之，取其气薄而泄虚热也。朱真人灵验篇云：有人患风疾数年，掘坑令坐坑内，解衣，以热汤淋之，良久以簟盖之，汗出而愈，此亦通经络之法也。时珍常推此意，治寒湿加艾煎汤，治风虚加五枝或五加煎汤淋洗，觉效更速也。

生熟汤（拾遗）

【释名】阴阳水〔时珍曰〕以新汲水百沸汤合一盏和匀，故曰生熟，今人谓之阴阳水。

【气味】甘，咸，无毒。

【主治】调中消食。凡痰疟，及宿食毒恶之物，胪胀欲作霍乱者，即以盐投中，进一二升，令灶尽痰食，便愈。藏器。**凡霍乱及呕吐，不能纳食及药，危甚者，先饮数口即定。**时珍。

【发明】〔时珍曰〕上焦主纳，中焦腐化，下焦主出。三焦通利，阴阳调和，升降周流，则脏腑畅达。一失其道，二气淆乱，浊阴不降，清阳不升，故发为霍乱呕吐之病。饮此汤辄定者，分其阴阳，使得其平也。〔藏器曰〕凡人大醉，及食瓜果过度者，以生熟汤浸身，则汤皆为酒及瓜味。博物志云：浸至腰，食瓜可五十枚，至颈则无限也。未试。

齑水（纲目引）

【集解】〔时珍曰〕此乃作黄齑菜水也。

【气味】酸，咸，无毒。

【主治】吐诸痰饮宿食，酸苦涌泄为阴也。时珍。

浆水（宋嘉祐）

【释名】酸浆〔嘉谟曰〕浆，酢也。炊粟米，热投冷水中，浸五六日，味酢，生白花，色类浆，故名。若浸至败者，害人。

【气味】甘、酸，微温，无毒。〔宗奭曰〕不可同李食，令人霍乱吐利。妊妇勿食，令儿骨瘦。水浆尤不可饮，令绝产。醉后饮之，失音。

【主治】调中引气，宣和强力，通关开胃止渴，霍乱泄利，消宿食。宜作粥薄暮啜之，解烦去睡，调理腑脏。煎令酸，止呕哕，白人肤，体如缯帛。嘉祐。利小便。时珍。

【发明】〔震亨曰〕浆水性凉善走，故解烦渴而化滞物。

甑气水（拾遗）

【主治】以器承取，沐头，长毛发，令黑润；朝朝用梳摩小儿头，久觉有益也。藏器。

铜壶滴漏水（纲目）

【主治】性滑，上可至颠，下可至泉，宜煎四末之药。虞抟。

三家洗碗水（拾遗）

【主治】恶疮久不瘥，煎沸入盐洗之，不过三五度，立效。藏器。

磨刀水（纲目）

【气味】咸，寒，无毒。〔时珍曰〕洗手则生癣。

【主治】利小便，消热肿。时珍。

浸蓝水（纲目）

【气味】辛、苦，寒，无毒。

【主治】除热，解毒，杀虫。治误吞水蛭成积，胀痛黄瘦，饮之取下则愈。时珍。染布水，疗咽喉病及噎疾，温服一锺良。时珍。

【发明】〔时珍曰〕蓝水、染布水，皆取蓝及石灰能杀虫解毒之义。昔有人因醉饮田中水，误吞水蛭，胸腹胀痛，面黄，遍医不效。因宿店中渴甚，误饮此水，大泻数行，平明视之，水蛭无数，其病顿愈也。

猪槽中水（拾遗）

【主治】蛊毒，服一盏。又疗蛇咬疮，浸之效。藏器。

市门溺坑水（拾遗）

【主治】无毒。止消渴，重者服一小盏，勿令知之，三度瘥。藏器。

洗手足水（纲目）

【主治】病后劳复，或因梳头，或食物复发，取一合饮之，效。圣惠。

洗儿汤（纲目）

【主治】胎衣不下，服一盏，勿令知之。《延年秘录》。

诸水有毒（拾遗）

水府龙宫，不可触犯。〔藏器曰〕水之怪魍魉，温峤然犀照水，为神所怒是也。水中有赤脉，不可断之。井水沸溢，不可饮。〔时珍曰〕但于三十步内取青石一块投之，即止。古井瞽井不可入，有毒杀人。〔时珍曰〕夏月阴气在下，尤忌之。但以鸡毛投之，盘旋而舞不下者，必有毒也。以热醋数斗投之，则可入矣。古冢亦然。古井不可塞，令人盲聋。阴地流泉有毒，二八月行人饮之，成瘴疟，损脚力。泽中停水，五月有鱼鳖精，人饮之，成瘕病。沙河中水，饮之令人喑。两山夹水，其人多瘿。流水有声，其人多瘿。花瓶水，饮之杀人，腊梅尤甚。炊汤洗面，令人无颜色；洗体，令人成癣；洗脚，令人疼痛生疮。铜器上汗入食中，令人生疽，发恶疮。冷水沐头，热泔沐头，并成头风，女人尤忌之。水经宿，面上有五色者，有毒，不可洗手。时病后浴冷水。损心胞。盛暑浴冷水，成伤寒。汗后入冷水，成骨痹。〔时珍曰〕顾闵远行，汗后渡水，遂成骨痹痿蹶，数年而死也。产后洗浴，成痉风，多死。酒中饮冷水，成手颤。酒后饮茶水，成酒癖。饮水便睡，成水癖。小儿就瓢及瓶饮水，令语讷。夏月远行，勿以冷水濯足。冬月远行，勿以热汤濯足。

第六卷　火部目录

　　李时珍曰：水火所以养民，而民赖以生者也。本草医方，皆知辨水而不知辨火，诚缺文哉！火者南方之行。其文横则为☳卦，直则为火字，炎上之象也。其气行于天，藏于地，而用于人。太古燧人氏上观下察，钻木取火，教民熟食，使无腹疾。周官司烜氏以燧取明火于日，鉴取明水于月，以供祭祀。司爟氏掌火之政令，四时变国火以救时疾。《曲礼》云：圣王用水火金木，饮食必时，则古先圣王之于火政天人之间，用心亦切矣，而后世慢之何哉！今撰火之切于日用灸焫者，凡一十一种，为火部云。

火之一（凡一十一种）

本草纲目

灯花拾遗

烛烬纲目

上附方新一十三

第六卷　火部

第六卷　火部

火之一（凡一十一种）

阳火、阴火（纲目）

【集解】〔李时珍曰〕火者五行之一，有气而无质，造化两间，生杀万物，显仁藏用，神妙无穷，火之用其至矣哉。愚尝绎而思之，五行皆一，惟火有二。二者，阴火、阳火也。其纲凡三，其目凡十有二。所谓三者，天火也，地火也，人火也。所谓十有二者，天之火四，地之火五，人之火三也。试申言之。天之阳火二：太阳，真火也；星精，飞火也。赤物暾暾，降则有灾，俗呼火殃。**天之阴火二：龙火也，雷火也。**龙口有火光，霹雳之火，神火也。**地之阳火三：钻木之火也，击石之火也，戛金之火也。地之阴火二：石油之火也，**见石部石脑油。**水中之火也。**江湖河海，夜动有火。或云：水神夜出，则有火光。**人之阳火一，丙丁君火也。**心、小肠，离火也。**人之阴火二：命门相火也，**起于北海，坎火也，游行三焦，寄位肝胆。**三昧之火也。**纯阳，乾火也。合而言之，阳火六，阴火亦六，共十二焉。诸阳火遇草而焫，得木而燔，可以湿伏，可以水灭。诸阴火不焚草木而流金石，得湿愈焰，遇水益炽。以水折之，则光焰诣天，物穷方止；以火逐之，以灰扑之，则灼性自消，光焰自灭。故人之善反于身者，上体于天而下验于物，则君火相火正治从治之理，思过半矣。此外又有萧丘之寒火，萧丘在南海中，上有自然之火，春生秋灭。生一种木，但小焦黑。（出抱朴子外篇。）又陆游云：火山军，其地锄耘深入，则有烈焰，不妨种植。亦寒火也。**泽中之阳焰**，状如火焰，起于水面。（出素问王冰注。）**野外之鬼磷**，其火色青，其状如炬，或聚或散，俗呼鬼火。或云：诸血之磷光也。**金银之精气**，凡金银玉宝，皆夜有火光。**此皆似火而不能焚物者也。至于樟脑、猾髓，皆能水中发火；**樟脑见木部，猾髓见兽部。**浓酒、积油，得热气则火自生。**烧酒、醇酒，得火气则自焚。油满百石，则火自生。油纸、油衣、油铁，得热蒸激，皆自生火也。**南荒有厌火之民，**国近黑昆仑，人能食火炭。**食火之兽；**原化记云：祸斗兽，状如犬而食火，粪复为火，能烧人屋。**西戎有食火之鸟。**驼鸟，见禽部。**火鸦蝙蝠，能食焰烟；火龟火鼠，生于火地。**火龟见介部龟下，火鼠见兽部鼠下。**此皆五行物理之常，而乍闻者目为怪异，盖未深诣乎此理故尔。复有至人，入水不溺，入火不焚，入金石无碍，步日月无影。斯人也，与道合真，不知其名，谓之至人。蔡九峰止言木火，石火、雷火、水火、虫火、磷火，似未尽该也。**〔震亨曰〕太极动而生阳，静而生阴，阳动而变，阴静而合，而生水火木金土，各一其性，惟火有二：曰君火，人火也；曰相火，天火也。火内阴而外阳，主乎动者也，故凡动皆属火。以名而言，形气相生，配于五行，故谓之君；以位而言，生于虚无，守位禀命，因其动而可见，故谓之相。天主生物，故恒于动；人有此生，亦恒于动。动者，皆相火之为也。见于天者，出于龙雷则木之气，出于海则水之气也；具于人者，寄于肝肾二部，肝木而肾水也。胆者肝之腑，膀胱者肾之腑，心包络者肾之配，三焦以焦言，而下焦司肝肾之分，皆阴而下者也。天非此火不能生物，人非此火不能自生。天之火虽出于木，而皆本乎地。故雷伏，龙非蛰，海非附于地，则不能鸣，不能飞，不能波也。鸣也，飞也，波也，动而为火者也。肝肾之阴，悉具相火，人而同乎天也。然而东垣以火为元气之贼，与元气不两立，一胜则一负者，何哉？周子曰：神发知矣。五性感物而万事出。有知之后，五者之性，为物所感而动，即内经五火也。五性厥阳之火，与相火相扇，则妄动矣。火起于妄，变化莫测，煎熬真阴，阴虚则病，阴绝则死。君火之气，经以暑与湿言之；相火之气，经以火言之，盖表其暴悍酷烈甚于君火也。故曰，相火元气之贼。周子又曰：圣人定之以中正仁义而主静。朱子曰：必使道心常为一身之主，而人心每听命焉。夫人心听命而又主之以静，则彼五火之动皆中节，相火惟有裨补造化，以为生生不息之运用尔，何贼之有？或曰：内经止于六气言火，未言及脏腑也。曰：岐伯历举清机一十九条，而属火者五：诸热瞀瘛，皆属于火；诸逆冲上，皆属于火；诸躁狂越，皆属于火；诸禁鼓栗，如丧神守，皆属于火；诸病胕肿，疼酸惊骇，皆属于火，是也。刘河间云：诸风掉眩属于肝，风火也；诸气膹郁属于肺，燥火也；诸湿肿满属于脾，湿火也。诸痛痒疮属于心，郁火也。是皆火之为病，出于脏腑者然也。以陈无择之通敏，犹以暖温为君火，日用之火为相火，无怪乎后人之聋瞽也。

燧火（纲目）

【集解】〔时珍曰〕周官司爟氏四时变国火以救时疾，季春出火，季秋纳火，民咸从之。盖人之资于火食者，疾病寿夭生焉。四时钻燧，取新火以为饮食之用，依岁气而使无太过不及，所以救民之时疾也。榆柳先百木而青，故春取之，其火色青；杏枣之木心赤，故夏取之，其火色赤；柞楢之木理白，故秋取之，其火色白；槐檀之木心黑，故冬取之，其火色黑；桑柘之木肌黄，故季夏取之，其火色黄。天文大火之次，于星为心。季春龙见于辰而出火，于时为暑；季秋龙伏于戌而纳火，于时为寒。顺天道而百工之作息皆因之，以免水旱灾祥之流行也。后世寒食禁火，乃季春改火遗意，而俗作介推事，谬矣。道书云：灶下灰火谓之伏龙屎，不可燕香事神。

桑柴火（纲目）

【主治】痈疽发背不起，瘀肉不腐，及阴疮瘰疬流注，臁疮顽疮，然火吹灭，日灸二次，未溃拔毒止痛，已溃补接阳气，去腐生肌。凡一切补药诸膏，宜此火煎之。但不可点艾，伤肌。时珍。

【发明】〔震亨曰〕火以畅达拔引郁毒，此从治之法也。〔时珍曰〕桑木能利关节，养津液。得火则拔引毒气，而祛逐风寒，所以能去腐生新。抱朴子云：一切仙药，不得桑煎不服。桑乃箕星之精，能助药力，除风寒痹诸痛，久服终身不患风疾故也。

炭火（纲目）

【集解】〔时珍曰〕烧木为炭。木久则腐，而炭入土不腐者，木有生性，炭无生性也。葬家用炭，能使虫蚁不入，竹木之根自回，亦缘其无生性耳。古者冬至、夏至前二日，垂土炭于衡两端，轻重令匀，阴气至则土重，阳气至则炭重也。

【主治】栎炭火，宜锻炼一切金石药。榉炭火，宜烹煎焙炙百药丸散。时珍。

【白炭】〔主治〕误吞金银铜铁在腹，烧红，急为末，煎汤呷之；甚者，刮末三钱，井水调服，未效再服。又解水银、轻粉毒。带火炭纳水底，能取水银出也。上立炭带之，辟邪恶鬼气。除夜立之户内，亦辟邪恶。时珍。

芦火、竹火（纲目）

【主治】宜煎一切滋补药。时珍。

【发明】〔时珍曰〕凡服汤药，虽品物专精，修治如法，而煎药者卤莽造次，水火不良，火候失度，则药亦无功。观夫茶味之美恶，饭味之甘餲，皆系于水火烹饪之得失，即可推矣。是以煎药须用小心老成人，以深罐密封，新水活火，先武后文，如法服之，未有不效者。火用陈芦、枯竹，取其不强，不损药力也。桑柴火取其能助药力，栎炭取其力慢，栎炭取其力紧。温养用糠及马屎牛屎者，取其缓而能使药力匀遍也。

艾火（纲目）

【主治】灸百病。若灸诸风冷疾，入硫黄末少许，尤良。时珍。

【发明】〔时珍曰〕凡灸艾火者，宜用阳燧火珠承日，取太阳真火。其次则钻槐取火，为良。若急卒难备，即用真麻油灯，或蜡烛火，以艾茎烧点于炷，滋润灸疮，至愈不痛也。其戛金击石钻燧入木之火，皆不可用。邵子云：火无体，因物以为体，金石之火，烈于草木之火，是矣。八木者，松火难瘥，柏火伤神多汗，桑火伤肌肉，柘火伤气脉，枣火伤内吐血，橘火伤营卫经络，榆火伤骨失志，竹火伤筋损目也。南齐书载武帝时，有沙门从北齐赍赤火来，其火赤于常火而小，云以疗疾，贵贱争取之，灸至七炷，多得其验。吴兴杨道庆虚疾二十年，灸之即瘥。成称为圣火，诏禁之不止。不知此火，何物之火也。

【附录】阳燧〔时珍曰〕火镜也。以铜铸成，其面凹，摩热向日，以艾承之，则得火。周礼司烜氏以火燧取明火于日，是矣。火珠见石部水精下。

神针火（纲目）

【主治】心腹冷痛。风寒湿痹，附骨阴疽，凡在筋骨隐痛者，针之，火气直达病所，甚效。时珍。

【发明】〔时珍曰〕神针火者，五月五日取东引桃枝，削为木针，如鸡子大，长五六寸，干之。用时以绵纸三五层衬于患处，将针蘸麻油点着，吹灭，乘热针之。又有雷火神针法，用熟蕲艾末一两，乳香、没药、穿山甲、硫黄、雄黄、草乌头、川乌头、桃树皮末各一钱，麝香五分，为末，拌艾，以厚纸裁成条，铺药艾于内，紧卷如指大，长三四寸，收贮瓶内，埋地中七七日，取出。用时，于灯上点着，吹灭，隔纸十层，乘热针于患处，热气直入病处，其效更速。并忌冷水。

火针（纲目）

【释名】燔针素问焠针素问烧针伤寒论煨针〔时珍曰〕火针者，素问所谓燔针、焠针也，张仲景谓之烧针，川蜀人谓之煨针。其法：麻油满盏，以灯草二七茎点灯，将针频涂麻油，灯上烧令通赤用之。不赤或冷，则反损人，且不能去病也。其针须用火箸铁造之为佳。点穴墨记要明白，差则无功。

【主治】风寒筋急挛引痹痛，或瘫缓不仁者，针下疾出，急按孔穴则疼止，不按则疼甚。症块结积冷清者，针下慢出，仍转动，以发出污浊。痈疽发背有脓无头者，针令脓溃，勿按孔穴。凡用火针，太深则伤经络，太浅则不能去病，要在消息得中。针后发热恶寒，此为中病。凡面上及夏月湿热在两脚时，皆不可用此。时珍。

【发明】〔时珍曰〕素问云：病在筋，调之筋，燔针劫刺其下及筋急者。病在骨，调之骨，焠针药熨之。又灵枢经叙十二经筋所发诸痹痛，皆云治在燔针劫刺，以知为度，以痛为输。又云：经筋之病，寒则反折筋急，热则纵弛不收，阴痿不用。焠刺者，焠寒急也。纵缓不收者，无用燔针。观此，则燔针乃为筋寒而急者设，以热治寒，正治之法也。而后世以针积块，亦假火气以散寒涸，而发出污浊也。或又以治痈疽者，则是以从治之法，溃泄其毒气也。而昧者以治伤寒热病，则非矣。张仲景云：太阳伤寒，加温针必发惊。营气微者，加烧针则血流不行，更发热而烦躁。太阳病，下之，心下痞，表里俱虚，阴阳俱竭，复加烧针，胸烦、面色青黄、肤润者，难治。此皆用针者不知往哲设针之理，而谬用以致害人也。又凡肝虚目昏多泪，或风赤，及生翳膜顽厚，或病后生白膜失明，或五脏虚劳风热，上冲于目生翳，并宜熨烙之法。盖气血得温则宣流，得寒则凝涩故也。其法用平头针如翳大小，烧赤，轻轻当翳中烙之，烙后翳破，即用除翳药敷点。

灯火（纲目）

【主治】小儿惊风昏迷，搐搦窜视诸病。又治头风胀痛，视头额太阳络脉盛处，以灯心蘸麻油点灯焠之，良。外痔肿痛者，亦焠之。油能去风解毒，火能通经也。小儿初生，因冒寒气欲绝者，勿断脐，急烘絮包之，将胎衣烘热，用灯炷于脐下往来熏之，暖气入腹内，气回自苏，又烧铜匙柄熨烙眼弦内，去风退赤，甚妙。时珍。

【发明】〔时珍曰〕凡灯惟胡麻油、苏子油然者，能明目治病。其诸鱼油、诸禽兽油、诸菜子油、棉花子油、桐油、豆油、石脑油诸灯烟，皆能损目，亦不治病也。

灯花（拾遗）

【主治】敷金疮，止血生肉。藏器。小儿邪热在心，夜啼不止，以二三颗，灯心汤调，抹乳吮之。时珍。

【发明】〔时珍曰〕昔陆贾言灯花爆而百事喜，《汉书·艺文志》有占灯花术，则灯花固灵物也。钱乙用治夜啼，其亦取此义乎。我明宗室富顺王一孙，嗜灯花，但闻其气，即哭索不已。时珍诊之，曰：此癖也。以杀虫治癖之药丸服，一料而愈。

烛烬（纲目）

【集解】〔时珍曰〕烛有蜜蜡烛、虫蜡烛、柏油烛、牛脂烛，惟蜜蜡、柏油者，烬可入药。

【主治】疗肿，同胡麻、针砂等分，为末，和醋傅之。治九漏，同阴干马齿苋等分，为末，以泔水洗净，和腊猪脂敷之，日三上。时珍。

第七卷　土部目录

李时珍曰：土者五行之主，坤之体也。具五色而以黄为正色，具五味而以甘为正味。是以《禹贡》辨九州之土色，《周官》辨十有二壤之土性。盖其为德，至柔而刚，至静有常，兼五行生万物而不与其能，坤之德其至矣哉。在人则脾胃应之，故诸土入药，皆取其裨助戊己之功。今集土属六十一种为土部。旧本三十九种，散见玉石部。

《神农本经》二种梁·弘景注。

《名医别录》三种梁·陶弘景。

《唐本草》三种唐·苏恭。

《本草拾遗》二十八种唐·陈藏器。

《四声本草》一种唐·萧炳。

《开宝本草》一种宋·马志。

《证类本草》一种宋·唐慎微。

《衍义补遗》一种元·朱震亨。

《本草纲目》二十一种明·李时珍。

〔附注〕

魏·李当之《药录》、吴普《本草》。

宋·雷敩《炮炙》、齐·徐之才《药对》。

唐·甄权《药性》、孙思邈《千金》，

唐·杨损之《删繁》、李珣《海药》。

蜀·韩保升《重注》。

宋·掌禹锡《补注》、苏颂《图经》、大明《日华》。

宋·寇宗奭《衍义》。金·张元素《珍珠囊》。

元·李杲《法象》、王好古《汤液》。

明·汪机《会编》、陈嘉谟《蒙筌》。

土之一（凡六十一种）

白垩本经
甘土拾遗
赤土拾遗
黄土拾遗
东壁土别录
太阳土纲目　天星上土、六癸上土、上壬日土、清明戌上土、神后土附
天子藉田三推犁下土拾遗　神稷坛土、春牛土、富家土、亭部中土附
道中热土拾遗
车辇土拾遗
市门土拾遗
户限下土拾遗
千步峰纲目
鞋底下土拾遗
柱下土拾遗
床脚下土拾遗
烧尸场上土纲目
冢上土拾遗
桑根下土拾遗
胡燕窠土拾遗
百舌窠中土拾遗
土蜂窠拾遗
蜣螂转丸拾遗
鬼屎拾遗
鼠壤土拾遗
鼢鼠壤土拾遗
屋内壖下虫尘土拾遗
蚁垤土拾遗

第七卷　土部

土之一（凡六十种）

白垩（音恶　本经下品）

【释名】白善土别录白土粉衍义画粉〔时珍曰〕土以黄为正色，则白者为恶色，故名垩。后人讳之，呼为白善。

【集解】〔别录曰〕白垩生邯郸山谷，采无时。〔弘景曰〕即今画家用者，甚多而贱，俗方稀用。〔颂曰〕胡居士云，始兴小桂县晋阳乡有白善，而今处处皆有之，人家往往用以浣衣。西山经云：大次之山，其阳多垩。中山经云：葱聋之山，其中有大谷，多白黑青黄垩。垩有五色，入药惟白者耳。〔宗奭曰〕白善土，京师谓之白土粉，切成方块，卖于人浣衣。〔时珍曰〕白土处处有之，用烧白瓷器坯者。

【修治】〔敩曰〕凡使勿用色青并底白者。捣筛末，以盐汤飞过，眼干用，则免结涩人肠也。每垩二两，用盐一分。〔大明曰〕入药烧用，不入汤饮。

【气味】苦，温，无毒。〔别录曰〕辛，无毒。不可久服，伤五脏，令人羸瘦。〔权曰〕甘，温暖。

【主治】女子寒热症瘕，月闭积聚。本经。阴肿痛，漏下，无子，泄痢。别录。疗女子血结，涩肠止痢。甄权。治鼻洪吐血，痔瘘泄精，男子水脏冷，女子子宫冷。大明。合王瓜等分，为末，汤点二钱服，治头痛。宗奭。

【发明】〔时珍曰〕诸土皆能胜湿补脾，而白垩土，则兼入气分也。

甘土（拾遗）

【集解】〔藏器曰〕甘土出安西及东京龙门，土底澄取之，洗腻服如灰，水和涂衣，去油垢。

【主治】草药及诸菌毒，热汤调末服之。藏器。

赤土（纲目）

【气味】甘，温，无毒。

【主治】主汤火伤，研末涂之。时珍。

黄土（拾遗）

【释名】〔藏器曰〕张司空言：三尺以上曰粪，三尺以下曰土。凡用当去上恶物，勿令入客水。

【气味】甘，平，无毒。〔藏器曰〕土气久触，令人面黄。掘土犯地脉，令人上气身肿。掘土犯神杀，令人生肿毒。

【主治】泄痢冷热赤白，腹内热毒绞结痛，下血，取干土，水煮三五沸，绞去滓，暖服一二升。又解诸药毒，中肉毒，合口椒毒，野菌毒。藏器。

【发明】〔时珍曰〕按刘跂钱乙传云：元丰中，皇子仪国公病瘛疭，国医未能治，长公主举乙入，进黄土汤而愈。神宗召见，问黄土愈疾之状。乙对曰：以土胜水，水得其平，则风自退尔。上悦，擢太医丞。又夷坚志云：吴少师得疾，数月消瘦，每日饮食入咽，如万虫攒攻，且痒且病，皆以为劳瘵，迎明医张锐诊之。锐令明旦勿食，遣卒诣十里外，取行路黄土至，以温酒二升搅之，投药百粒饮之，觉痛几不堪，及登溷，下马蝗千余，宛转，其半已困死，吴亦惫甚，调理三日乃安。因言夏月出师，燥渴，饮涧水一杯，似有物入咽，遂得此病。锐曰：虫入人脏，势必孳生，饥则聚咂精血，饱则散处脏腑。苟知杀之而不能扫取，终无益也。是以请公枵腹以诱之，虫久不得土味，又喜酒，故乘饮毕集，一洗而空之。公大喜，厚赂谢之，以礼送归。

铸钟黄土拾遗【主治】卒心痛，疰忤恶气，温酒服一钱。藏器。

铸铧鉏孔中黄土拾遗【主治】丈夫阴囊湿痒，及阴汗，细末扑之。藏器。

东壁土（别录下品）

【气味】甘，温，无毒。

【主治】下部疮，脱肛。别录。止泄痢霍乱烦闷。藏器。温疟，点目去翳。同蚬壳为末，傅豌豆疮。甄权。疗小儿风脐。弘景。摩干、湿二癣，极效。苏恭。

【发明】〔弘景曰〕此屋之东壁上土也，常先见日故尔。又可除油垢衣，胜石灰、滑石。〔藏器曰〕取其向阳久干也。〔宗奭曰〕久干之说不然。盖东壁先得太阳真火烘炙，故治瘟疫。初出少火之气壮，及当午则壮火之气衰，故不用南壁而用东壁。〔时珍曰〕昔一女，忽嗜河中污泥，日食数碗。玉田隐者以壁间败土调水饮之，遂愈。又凡脾胃湿多，吐泻霍乱者，以东壁土，新汲水搅化，澄清服之，即止。盖脾主土，喜燥而恶湿，故取太阳真火所照之土，引真火生发之气，补土而胜湿，则吐泻自止也。岭南方治瘴疟香椿散内用南壁土，近方治反胃呕吐用西壁土者，或取太阳离火所照之气，或取西方收敛之气，然皆不过借气补脾胃也。

太阳土（纲目）

【主治】人家动土犯禁，主小儿病气喘，但按九宫，看太阳在何宫，取其土煎汤饮之，喘即定。时珍。出正传。

【附录】执日天星上土〔藏器曰〕取和薰草、柏叶以涂门户，方一尺，令盗贼不来。执日六癸上土〔时珍曰〕抱朴子云：常以执目取六癸上土、市南门土、岁破土、月建土，合作人，着朱鸟地上，辟盗。二月上壬日土〔藏器曰〕泥屋之四角，宜蚕。清明日戊上土〔时珍曰〕同狗毛作泥，涂房户内孔穴，蛇鼠诸虫永不入。神后土〔时珍曰〕逐月旦日取泥屋之四角，及塞鼠穴，一年鼠皆绝迹，此李处土禁鼠法也；神后，正月起申顺行十二辰。

天子藉田三推犁下土（拾遗）

【释名】〔时珍曰〕月令：天子以元日祈谷于上帝，亲载耒耜，率三公、九卿、诸侯、大夫躬耕。天子三推，三公五推，卿、诸侯九推。反执爵于太寝，命曰劳酒。

【主治】水服，主惊悸癫邪，安神定魄强志。藏之，入官不惧，利见大官，宜婚市。王者封禅五色土次之。藏器。

【附录】社稷坛土〔藏器曰〕牧宰临官，自取涂门户，令盗贼不入境也。春牛土（藏器曰）收角上土置户上，令人宜田。〔时珍曰〕宋时立春日进春牛，御药院取牛睛以充眼药。今人鞭春时，庶民争取牛土，云宜蚕。取土撒檐下，云辟蚰蜓。富家土〔藏器曰〕七月丑日，取中庭土泥灶，令人富。勿令人知。〔时珍曰〕除日取富家田中土泥灶，招吉。亭部中土〔时珍曰〕取作泥涂灶，水火盗贼不经；涂屋四角，鼠不食蚕；涂仓园，鼠不食稻；塞穴百日，鼠皆绝去。出阴阳杂书云。

道中热土（拾遗）

【主治】夏月暍死：以土积心口，少冷即易，气通则苏。藏器。亦可以热土围脐旁，令人尿脐中。仍用热土、大蒜等分，捣水去滓灌之，即活。时珍。

十字道上土〔主治〕主头面黄烂疮，同灶下土等分傅之。时珍。

车辇土（拾遗）

【主治】恶疮出黄汁，取盐车边脂角上土涂之。藏器。行人暍死，取车轮土五钱，水调澄清服，一碗即苏。又小儿初生，无肤色赤，因受胎未得土气也。取车辇土碾傅之，三日后生肤。时珍。

门市土（拾遗）

【释名】〔时珍曰〕日中为市之处门栅也。
【主治】妇人易产，入月带之。产时，酒服一钱。藏器。

户限下土（拾遗）

【释名】〔时珍曰〕限，即门阈也。
【主治】产后腹痛，热酒服一钱。又治吹奶，和雄雀粪，暖酒服方寸匕。藏器。

千步峰（纲目）

【集解】〔时珍曰〕此人家行步地上高起土也，乃人往来鞋履沾积而成者。技家言人宅有此，主兴旺。

【主治】便毒初发，用生姜蘸醋磨泥涂之。时珍。

鞋底下土（拾遗）

【主治】适他方不伏水土，刮下，和水服，即止。藏器。

柱下土（拾遗）

【主治】腹痛暴卒，水服方寸匕。藏器胎衣不下，取宅中柱下土，研末，鸡子清和服之。思邈。

床脚下土（拾遗）

【主治】狐犬咬，和水敷之。灸七壮。藏器。

烧尸场上土（纲目）

【主治】邪疟，取带黑土同葱捣作丸，塞耳，或系膊上，即止。男左女右。时珍。

冢上土（拾遗）

【主治】瘟疫。五月一日，取土或砖石，入瓦器中，埋着门外阶下，合家不患时气。又正旦取古冢砖，咒悬大门上，一年无疫疾。藏器。

桑根下土（拾遗）

【主治】中恶风恶水而肉肿者，水和傅上，灸二三十壮，热气透入，即平。藏器。

胡燕窠土（拾遗）

【主治】无毒。同屎作汤，浴小儿，去惊邪。弘景。主风瘙瘾疹，及恶刺疮，浸淫病疮身至心者死，并水和傅之，三两日瘥。藏器。治口吻白秃诸疮。时珍。

百舌窠中土（拾遗）

【主治】蚯蚓及诸恶虫咬疮，醋调傅之。藏器。

土蜂窠（拾遗）

【释名】蠮螉窠〔时珍曰〕即细腰蜂也。
【气味】甘，平，无毒。
【主治】痈肿风头。别录。小儿霍乱吐泻，灸研，乳汁服一钱。圣惠。醋调涂肿毒，及蜘蛛咬。藏器。醋调涂蜂虿毒。宗奭。治疗肿乳娥①，妇人难产。时珍。

蜣螂转丸（拾遗）

【释名】土消〔藏器曰〕此蜣螂所推丸也。藏在土中，掘地得之，正圆如人捻作，弥久者佳。
【气味】咸，苦，大寒，无毒。

---

① 乳娥：病名。见《幼科金针》。又名蛾子、乳蛾、乳鹅等。主要是由肺胃蕴热、复感风邪、风热相搏，循经上乘于咽喉所致。发于咽喉两侧、红肿疼痛，或左或右，或两侧均见，因其形如蛾腹而得名。

【主治】汤淋绞汁服，疗伤寒时气，黄疸烦热，及霍乱吐泻。烧存性酒服，治项瘿。涂一切瘘疮。藏器。

鬼屎（拾遗）

【集解】〔藏器曰〕生阴湿地，如屎，亦如地钱，黄白色。

【主治】人马反花疮，刮取，和油涂之。藏器。

鼠壤土（拾遗）

【释名】〔时珍曰〕柔而无块曰壤。

【主治】中风筋骨不随，冷痹骨节疼，手足拘急，风瘅痛，偏枯死肌，多收曝干，蒸热袋盛，更互熨之。藏器。小儿尿和，涂疔肿。思邈。

鼢鼠壤土（拾遗）

【集解】〔藏器曰〕此是田中尖嘴小鼠也。阴穿地中，不能见日。

【主治】鬼疰气痛，秫米泔汁和作饼，烧热绵裹熨之。又主肿毒，和醋傅之，极效。藏器。孕妇腹内钟鸣，研末二钱，麝香汤下，立愈。时珍。

屋内壖下虫尘土（拾遗）

【释名】〔时珍曰〕壖，音软，平声。河边地及垣下地，皆谓之。

【主治】恶疮久不干，油调傅之。藏器。

蚁垤土（拾遗）

【释名】蚁封〔时珍曰〕垤，音迭，高起也。封，聚土也。

【主治】狐刺疮，取七粒和醋搽。又死胎在腹，及胞衣不下，炒三升，囊盛，搨心下，自出也。藏器。

白蚁泥（纲目）

【主治】恶疮肿毒，用松木上者，同黄丹各炒黑，研和香油涂之，取愈乃止。时珍。

蚯蚓泥（纲目）

【释名】蜿蟺，音娄，六一泥。

【气味】甘、酸、寒，无毒。

【主治】赤白久热痢，取一升炒烟尽，沃汁半升，滤净饮之。藏器。小儿阴囊忽虚热肿痛，以生甘草汁入轻粉末调涂之。以盐研敷疮，去热毒，及蛇犬伤。日华。敷狂犬伤，出犬毛，神效。苏恭。

螺蛳泥（纲目）

【主治】性凉。反胃吐食，取螺蛳一斗，水浸，取泥晒干，每服一钱，火酒调下。时珍。

白鳝泥（纲目）

【主治】火带疮，水洗取泥炒研，香油调敷。时珍。

猪槽上垢土（拾遗）

【主治】难产，取一合和面半升，乌豆二十颗，煮汁服。藏器。火焰丹毒，赤黑色，取槽下泥敷之，干又上。时珍。

犬尿泥（纲目）

【主治】妊娠伤寒，令子不落，涂腹上，干即易。时珍。

驴尿泥（拾遗）

【主治】蜘蛛咬敷之。藏器。

尿坑泥（纲目）

【主治】主蜂蝎诸虫咬，取涂之。时珍。

粪坑底泥（纲目）

【主治】发背诸恶疮，阴干为末，新水调敷其痛立止。时珍。

檐溜下泥（纲目）

【主治】猪咬、蜂螫、蚁叮、蛇伤毒，并取涂之。又和羊脂，涂肿毒、丹毒。时珍。

田中泥（纲目）

【主治】马蝗入人耳，取一盆枕耳边，闻气自出。人误吞马蝗入腹者，酒和一二升服，当利出。时珍。

井底泥（证类）

【主治】涂汤火疮。证类。疗妊娠热病，取敷心下及丹田，可护胎气。时珍。

乌爹泥（纲目）

【释名】乌叠泥纲目 孩儿茶〔时珍曰〕乌爹或作乌丁，皆番语，无正字。

【集解】〔时珍曰〕乌爹泥，出南番爪哇、暹罗诸国，今云南、老挝暮云场地方造之。云是细茶末入竹筒中，紧塞两头，埋污泥沟中，日久取出，捣汁熬制而成。其块小而润泽者为上，块大而焦枯者次之。

【气味】苦、涩，平，无毒。

【主治】清上膈热，化痰生津，涂金疮、一切诸疮，生肌定痛，止血收湿。时珍。

弹丸土（拾遗）

【主治】妇人难产，热酒服一钱。藏器。

自然灰（拾遗）

【集解】〔藏器曰〕生南海畔，状如黄土，灰可浣衣。琉璃、玛瑙、玉石以此灰埋之，即烂如泥，至易雕刻。

【主治】白癜风、疬疡风、重淋取汁，和醋敷之。以布揩破乃敷之，为疮勿怪。藏器。

伏龙肝（别录下品）

【释名】灶心土〔弘景曰〕此灶中对釜月下黄土也。以灶有神，故号为伏龙肝，并以迂隐其名尔。今人又用广州盐城屑，以疗漏血瘀血，亦是近月之土，盖得火烧之义也。〔敩曰〕凡使勿误用灶下土。其伏龙肝，是十年以来，灶额内火气积久自结，如赤色石，中黄，其形貌入棱，取得研细，以水飞过用。〔时珍曰〕按广济历作灶忌日云：伏龙在不可移作。则伏龙者，乃灶神也。后汉书言：阴子方腊日晨炊而灶神见形。注云：宜市买猪肝泥灶，令妇孝。则伏龙肝之名义，又取此也。临安陈舆言：砌灶时，纳猪肝一具于土，俊其日久，与土为一，乃用之，始与名符。盖本于此。独孤滔丹书言：伏龙肝取经十年灶下，掘深一尺，有色如紫瓷者是真，可缩贺，伏丹砂。盖亦不知猪肝之义，而用灶下土以为之者也。

【气味】辛，微温，无毒。〔权曰〕咸。〔大明曰〕热，微毒。

【主治】妇人崩中吐血，止咳逆血。醋调，涂痈肿毒气。别录。止鼻洪①，肠风带下，尿血泄精，催生下胞，及小儿夜啼。大明。治心痛狂癫，风邪蛊毒，妊娠护胎，小儿脐疮重舌，风噤反胃，中恶卒魇，诸疮。时珍。

土墼（音急 纲目）

【释名】煤赭〔时珍曰〕此是烧石灰窑中流结土渣也，轻虚而色赭。

【主治】妇人鳖瘕，及头上诸疮。凡人生痰核如指大红肿者，为末，以菜子油调搽，其肿即消；或出脓，以膏药贴之。时珍。

甘锅（纲目）

【释名】销金银锅吴人收瓷器屑，碓舂为末，筛澄取粉，呼为滓粉，用胶水和剂作锅，以销金银者。

【主治】偏坠疝气，研末，热酒调服二钱。又主炼眉疮、汤火疮，研末，入轻粉少许敷之。锅上黝。烂肉。时珍。

砂锅（纲目）

【集解】〔时珍曰〕沙土埏埴烧成者。

【主治】消积块黄肿，用年久者，研末，水飞过，作丸，每酒服五钱。时珍。

白瓷器（唐本草）

【集解】〔恭曰〕定州者良，余皆不如。〔时珍曰〕此以白土为坯，坯烧成者，古人以代白垩用，今饶州者亦良。

---

① 鼻洪：病症名，指鼻衄之甚者。

【气味】平，无毒。

【主治】妇人带下白崩，止呕吐，破血止血。水磨，涂疮灭瘢。唐本。研末，敷痈肿，可代针。又点目，去翳。时珍。

乌古瓦（唐本草）

【集解】〔时珍曰〕夏桀始以泥坯烧作瓦。

【气味】甘，寒，无毒。

【主治】以水煮及渍汁饮，止消渴，取屋上年深者良。唐本。煎汤服，解人心中大热。甄权。止小便，煎汁服。大明。研末，涂汤火伤。藏器。治折伤，接骨。时珍。

古砖（拾遗）

【主治】哕气，水煮汁服之。久下白痢虚寒者，秋月小腹多冷者，并烧热，布裹坐之，令热气入腹，良。又治妇人五色带下，以面作煎饼七个，安于烧赤黄砖上，以黄栝楼敷面上，安布两重，令患者坐之，令药气入腹熏之，当有虫出如蚕子，不过三度瘥。藏器。

烟胶（纲目）

【集解】〔时珍曰〕此乃熏消牛皮灶上及烧瓦窑上黑土也。

【主治】头疮白秃，疥疮风癣，痒痛流水，取牛皮灶岸为末，麻油调涂。或和轻粉少许。时珍。

墨（宋开宝）

【释名】《乌金》纲目、陈玄纲目、玄香纲目、乌玉玦〔时珍曰〕古者以黑土为墨，故字从黑土。许慎《说文》云：墨，烟煤所成。土之类也故从黑土。刘熙《释名》云：墨为者，晦也。

【集解】〔宗奭曰〕墨，松之烟也。世有以粟草灰伪为者，不可用。须松烟墨方可入药，惟远烟细者为佳，粗者不可用。今高丽国每贡贡墨于中国，不知何物合，不宜入药。鄜延有石油，其烟甚浓，其煤可为墨，黑光如漆，不可入药。〔时珍曰〕上墨，以松烟用梣皮汁解胶和造，或加香药等物。今人多以窑突中墨烟，再三以麻油入内，用火烧过造墨，谓之墨烟，墨光虽黑，而非松烟矣，用者详之。石墨见石炭下。乌贼鱼腹中有墨，马之宝墨，各见本条。

【气味】辛、温，无毒。

【主治】止血，生肌肤，合金疮，治产后血运，崩中卒下血，醋磨服之。又止血痢，及小儿客忤，捣筛温水服之。又眯目物芒入目，点摩瞳子上。开宝。利小便，通月经，治痈肿。时珍。

【发明】〔震亨曰〕墨属金而有火，入药甚健，性又能止血。

釜脐墨（四声）

【释名】釜月中墨四声、铛墨开宝、釜煤纲目、釜纲目、锅底墨〔时珍曰〕大者曰釜、曰锅，小者曰铛。

【气味】辛，温，无毒。

【主治】中恶蛊毒，吐血血运，以酒或水温服二钱。亦涂金疮，止血生肌。开宝。消食积，舌肿喉痹口疮，阳毒发狂。时珍。

【发明】〔颂曰〕古方治伤寒黑奴丸，用釜底黑、灶突墨、梁上尘三物同合诸药，为其功用相近耳。

百草霜（纲目）

【释名】灶突墨纲目、灶额墨〔时珍曰〕此乃灶额及烟炉中墨烟也。其质轻细，故谓之霜。

【气味】辛，温，无毒。

【主治】消化积滞，入下食药中用。苏颂。止上下诸血，妇人崩中带下、胎前产后诸病，伤寒阳毒发狂，黄疸，疟痢，噎膈，咽喉口舌一切诸疮。时珍。

【发明】〔时珍曰〕百草霜、釜底墨、梁上倒挂尘，皆是烟气结成，但其体质有轻虚结实之异。重者归中下二焦，轻者入心肺之分。古方治阳毒发狂，黑奴丸，三者并用，而内有麻黄、大黄、亦是攻解三焦结热，兼取火化从治之义。其消积滞，亦是取其从化，故痞膈疟痢诸病多用之。其治失血胎产诸病，虽是血见黑则止，亦不离从化之理。

梁上尘（唐本草）

【释名】倒挂尘，名乌龙尾纲目，烟珠。

【修治】〔敩曰〕凡梁上尘，须去烟火大远，高堂殿上者，拂下，筛净末用。〔时珍曰〕凡用倒挂尘，烧令烟尽，筛取末入药。雷氏所说，似是梁上灰尘，今人不见用。

【气味】辛、苦，微寒，无毒。〔大明曰〕平。

【主治】腹痛，噎膈，中恶，鼻衄，小儿软疮。唐本。食积，止金疮血出，齿断出血。时珍。

门臼尘（纲目）

【主治】止金疮出血。又诸般毒疮，切蒜蘸擦，至出汗即消。时珍。

寡妇床头尘土（拾遗）

【主治】耳上月割疮，和油涂之。藏器。

瓷瓯中白灰（拾遗）

【集解】〔藏器曰〕瓷器物初烧时，相隔皆以灰为泥，然后烧之。但看瓷里有灰，即收之备用。

【主治】游肿，醋磨傅之。藏器。

香炉灰（纲目）

【主治】跌仆金刃伤损，罨之，止血生肌。香炉岸，主疥疮。时珍。

煅灶灰（别录下品）

【集解】〔弘景曰〕此锻铁灶中灰尔，兼得铁力故也。

【主治】症瘕坚积，去邪恶气。别录。〔恭曰〕疗暴癥有效，古方贰车丸中用之。

冬灰（本经下品）

【释名】〔宗奭曰〕诸灰燔而成，其体轻力劣；惟冬灰则经三四月方撒炉，其灰既晓夕烧灼，其力全燥烈，而体益重故也。

【集解】〔别录曰〕冬灰，生方谷川泽。〔弘景曰〕此即今浣衣黄灰尔，烧诸蒿藜积聚炼作之，性亦烈，获灰尤烈。〔恭曰〕冬灰本是藜灰，余草不真。又有青蒿灰、柃灰（一作苓字），乃烧木叶作。并入染家用，亦蚀恶肉。〔时珍曰〕冬灰，乃冬月灶中所烧薪柴之灰也。专指作蒿藜之灰，亦未必然，原本一名藜灰，生方谷川泽，殊为不通。此灰既不当言川泽，又岂独方谷乃有耶？今人以灰淋汁，取碱浣衣，发面令皙，治疮蚀恶肉，浸蓝靛染青色。

【气味】辛，微温，有毒。

【主治】去黑子、疣、息肉，疽，蚀疥瘙。本经。煮豆食，大下水肿。苏恭。醋和热灰，熨心腹冷气痛，及血气绞痛，冷即易。藏器。治犬咬，热灰敷之。又治溺死、冻死，蚀诸痈疽恶肉。时珍。

【发明】〔时珍曰〕古方治人溺水死，用灶中灰一石埋之，从头至足，惟露七孔，良久即苏。凡蝇溺水死，试以灰埋之，少顷即便活，甚验，盖灰性暖而能拔水也。

石碱（补遗）

【释名】灰碱、花碱〔时珍曰〕状如石，类碱，故亦得碱名。

【集解】〔时珍曰〕石碱，出山东济宁诸处。彼人采蒿蓼之属，开窖浸水，漉起晒干烧灰，以原水淋汁，每百引入粉面二三斤，久则凝淀如石，连汁货之四方，浣衣发面，甚获利也。他处以灶灰淋浓汁，亦去垢发面。

【气味】辛、苦，温，微毒。

【主治】去湿热，止心痛，消痰，磨积块，去食滞，洗涤垢腻，量虚实用，过服损人。震亨杀齿虫，去目翳，治噎膈反胃，同石灰烂肌肉，溃痈疽瘰疬，去瘀肉，点痣黡疣赘痔核，神效。时珍。

第八卷 金石部一目录

李时珍曰：石者，气之核，土之骨也。大则为岩岸，细则为砂尘。其精为金为玉，其毒为礜为砒。气之凝也，则结而为丹青；气之化也，则液而为矾汞。其变也：或自柔而刚，乳卤咸石是也；或自动而静，草木成石是也；飞走含灵之为石，自有情而之无情也；雷震星陨之为石，自无形而成有形也。大块资生，鸿钧炉鞴，金石虽若顽物，而造化无穷焉。身家攸赖，财剂卫养，金石虽曰死瑶，而利用无穷焉。是以《禹贡》《周官》列其土产，《农经》《轩典》详其性功，亦良相、良医之所当注意者也。乃集其可以济国却病者一百六十种为金石部，分为四类：曰金，曰玉，曰石，曰卤。旧本玉召部三品，共二百五十三种。今并入二十八种，移三十二种入水部，三十九种入土部，三种入服器部，一种入介部，一种入人部。

《神农本草经》四十一种梁·陶弘景注

《名医别录》三十二种同上

《唐本草》一十四种唐·苏恭

《本草拾遗》一十七种唐·陈藏器

《药性本草》一种唐·甄权

《开宝本草》九种宋·马志

《嘉祐本草》八种宋·掌禹锡

《图经本草》三种宋·苏颂

《日华本草》八种宋人大明

《证类本草》一种宋·唐慎微

《本草纲目》二十六种明·李时珍

〔附注〕

魏·李当之《药录》　吴普《本草》

宋·雷敩《炮炙》　齐·徐之才《药对》

唐・孙思邈《千金》　李珣《海药》

唐・杨损之《删繁》　萧炳《四声》

蜀・韩保升《重注》　宋・寇宗奭《衍义》

陈承《别说》　金・张元素《珍珠囊》

元・李杲《法象》　王好古《汤液》

朱震亨《补遗》　明・汪机《会编》

徐用诚《发挥》　王纶《集要》

金石之一（金类二十八种）

金别录

银别录　黄银、乌银附

锡吝脂纲目（即银矿）

银膏唐本

朱砂银日华

赤铜唐本

自然铜开宝

铜矿石唐本

铜青嘉祐

铅日华

铅霜日华

粉锡本经（即胡粉）

铅丹本经（即黄丹）

密陀僧唐本

锡拾遗

古镜拾遗

古文钱日华

铜弩牙别录

诸铜器纲目　铜盆　钴锝　秤锤　铜匙铜甄

铁本经

钢铁别录

铁落本经

铁精本经

铁华粉开宝

铁锈拾遗

铁䓴拾遗

铁浆拾遗

诸铁器纲目　铁杵　铁秤锤　铁斧　铁刀　刀环　剪刀股　故锯　布针　箭镞　钥匙　铁钉　铁铧　铁犁　车辖　马衔　马镫

上附方旧五十二、新一百八十三

石之二（玉类一十四种）

玉别录

白玉髓别录

青玉别录　璧玉、玉英、合玉石附

青琅玕本经

珊瑚唐本

马脑嘉祐

宝石纲目

玻璃拾遗

水精拾遗　火珠、硬石附

琉璃拾遗

云母本经

白石英本经

紫石英本经

菩萨石日华

上附方旧一十二新一十八

第八卷　金石部一

金石之一（金类二十八种）

金（别录中品）

【校正】并入拾遗金浆。

【释名】黄牙镜源、太真〔时珍曰〕按许慎说文云：五金黄为之长，久埋不生衣，百炼不轻，从革不违，生于土，故字左右注，象金在土中之形。尔雅云：黄金谓之璗，美者谓之镠，饼金谓之钣，绝泽谓之铣。独孤滔云：天生牙谓之黄牙。梵书谓之苏伐罗。〔弘景曰〕仙方名金为太真。

【集解】〔别录曰〕金屑生益州，采无时。〔弘景曰〕金之所生，处处皆有，梁、益、宁三州多有，出水沙中，作屑，谓之生金。建平、晋安亦有金沙，出石中，烧熔鼓铸为砣，虽被火亦未熟，犹须更炼。高丽、扶南及西域外国成器，皆炼熟可服。〔藏器曰〕生金生岭南夷獠峒穴山中，如赤黑碎石、金铁屎之类。南人云：毒蛇齿落在石中。又云：蛇屎着石上，及鸩鸟屎着石上皆碎，取毒处为生金，有大毒，杀人。本草言黄金有毒，误矣。生金与黄金全别也。常见人取金，掘地深丈余，至纷子石，石皆一头黑焦，石下有金，大者如指，小者犹麻豆，色如桑黄，咬时极软，即是真金。夫匠窃而吞者，不见有毒。其麸金出水沙中，毡上淘取，或鹅鸭腹中得之，即便打成器物，亦不重炼。煎取金汁，便堪镇心。〔志曰〕今医家所用，皆炼熟

水　金

金箔，及以水煮金器，取汁用之，则无毒矣。皇朝收复岭表，询访彼人，并无蛇屎之说，藏器传闻之言，非矣。〔颂曰〕今饶、信、南剑、澄州所出，采亦多端，或有若山石状者，若米豆粒者，此类皆未经火，并为生金。〔珣曰〕山海经所说诸山出金极多，不能备录。广州记云：大食国出金最多，货易并用金钱。异物志云：金生丽水。又蔡州瓜子金，云南出颗块金，在山石间采之。黔南、遂府、吉州水中，并产麸金。岭表录云：五岭内富州、宾州、澄州、涪县、江溪河皆产金。居人多养鹅鸭取屎，以淘金片，日得一两或半两，有终日不获一星者。其金夜明。〔宗奭曰〕颗块金，即穴山至百十丈，见伴金石，定见金也。其石褐色，一头如火烧黑之状，其金色深赤黄。麸金，即在江沙水中淘汰而得，其色浅黄。皆是生金，得之皆当铸炼，麸金耗多。入药当用块金，色既深，则金气足余。须防药制成及点化者，此等焉得有造化之气。如紫雪之类，用金煮汁，盖假其自然之气尔。又东南金色深，西南金色淡，亦土地所宜也。〔时珍曰〕金有山金、沙金二种。其色七青、八黄、九紫、十赤，以赤为足色。和银者性柔，试石则色青；和铜者性硬，试石则有声。宝货辨疑云：马蹄金象马蹄，难得。橄榄金出荆湖岭南。胯子金象带胯，出湖南北。瓜子金大如瓜子，麸金如麸片，出湖南及高丽。沙金细如沙屑，出蜀中。叶子金出云南。地镜图云：黄金之气赤，夜有火光及白鼠。或云：山有薤，下有金。凡金曾在冢墓间及为钗钏溲器者，陶隐居谓之辱金，不可合炼。宝藏论云：金有二十种。又外国五种。还丹金，出丹穴中，体含丹砂，色尤赤，合丹服之，希世之宝也。麸金出五溪、汉江，大者如瓜子，小者如麦，性平无毒。山金出交广南韶诸山，衔石而生。马蹄金乃最精者，二蹄一斤。毒金即生金，出交广山石内，赤而有大毒，杀人，炼十余次，毒乃已。此五种皆真金也。水银金、丹砂金、雄黄金、雌黄金、硫黄金、曾青金、石绿金、石胆金、母砂金、白锡金、黑铅金，并药制成者。铜金、生铁金、熟铁金、碙石金，并药点成者。以上十五种，皆假金也，性顽滞有毒。外国五种，乃波斯紫磨金、东夷青金、林邑赤金、西戎金、占城金也。

金屑【气味】辛，平，有毒。〔大明曰〕无毒。〔珣曰〕生者有毒，熟者无毒。〔宗奭曰〕不曰金而更加屑字者，是已经磨屑可用之义，必须烹炼煅屑为箔，方可入药。金箔亦同生金，有毒能杀人，且难解。有中其毒者，惟鹧鸪肉可解之。若不经煅，屑即不可用。金性恶锡，畏水银，得余甘子则体柔，亦相感耳。〔时珍曰〕洗金以盐。骆驼、驴、马脂，皆能柔金。金遇铅则碎，翡翠石能屑金，亦物性相制也。金蛇能解生金毒。晋贾后饮金屑酒而死，则生金有毒可知矣。凡用金箔，须辨出铜箔。

【主治】镇精神，坚骨髓，通利五脏邪气，服之神仙。别录。疗小儿惊伤五脏，风痫失志，镇心安魂魄。甄权。癫痫风热，上气咳嗽。伤不肺损吐血，骨蒸劳极作渴，并以箔入丸散服。李珣。破冷气，除风。青霞子。

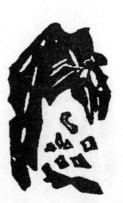

山金

313

金浆拾遗

【气味】同金。

【主治】长生神仙。久服，肠中尽为金色。藏器。

【发明】〔弘景曰〕生金辟恶而有毒，不炼服之杀人。仙经以醯、蜜及猪肪、牡荆、酒辈炼至柔软，服之成仙，亦以合水银作丹砂。医方都无用者，当是虑其有毒尔。〔损之曰〕生者杀人，百炼然乃堪服，水银合膏饮即不炼。〔颂曰〕金屑古方不见用者，惟作金箔，入药甚便。又古方金石凌、红雪、紫雪辈，皆取金银煮汁，此通用经炼者，假其气尔。〔时珍曰〕金乃西方之行，性能制木，故疗惊痫风热肝胆之病，而古方罕用，惟服食家言之。淮南三十六水法，亦化为浆服饵。葛洪抱朴子言：饵黄金不亚于金液。其法用豕负革肪、苦酒炼之百遍即柔，或以樗皮治之，或以牡荆酒、慈石消之为水，或以雄黄、雌黄合饵，皆能地仙。又言丹砂化为圣金，服之升仙。别录、陈藏器亦言久服神仙。其说盖自秦皇、汉武时方士传流而来，岂知血肉之躯，水谷为赖，可能堪此金石重坠之物久在肠胃乎？求生而丧生，可谓愚也矣。故太清法云：金禀中宫阴己之气，性本刚，服之伤损肌肉。又东观秘记云：亡人以黄金塞九窍，则尸不朽。此虽近于理，然亦海盗矣，曷若速化归虚之为愈也哉。

银（别录中品）

【校正】并入开宝生银。

【释名】白金纲目、鏐〔时珍曰〕尔雅：白金谓之银，甚美者曰鏐。说文云：鏐，白金也。梵书谓之阿路巴。

【集解】〔别录曰〕银屑生永昌，采无时。〔弘景曰〕银之所出处，亦与金同，但是生土中也。炼饵法亦似金。永昌属益州，今属宁州。〔恭曰〕银与金，生不同处，所在皆有，而以虢州者为胜，此外多铅矿为劣。高丽作帖者，云非银矿所出，然色青不如虢州者。〔志曰〕生银出饶州乐平诸坑银矿中，状如硬锡，文理粗错自然者真。〔颂曰〕银在矿中与铜相杂，土人采得，以铅再三煎炼方成，故为熟银。生银则生银矿中，状如硬锡。其金坑中所得，乃在土石中渗漏成条，若丝发状，土人谓之老翁须，极难得。方书用生银，必得此乃真。〔珣曰〕按南越志：波斯国有天生药银，用为试药指环。又烧朱粉瓮下，多年沉积有银，号杯铅银，光软甚好，与波斯银功力相似，只是难得。今时烧炼家，每一斤生铅，只得一二铢。山海经云：东北乐平郡堂少山出银甚多。黔中生银体硬，不堪入药。〔宗奭曰〕银出于矿，须煎炼成，故名熟银。其生银即不自矿中出而特然生者，又谓之老翁须，其入用大同。世之术士，以朱砂而成，以铅汞而成，以焦铜而成者，既无造化之气，岂可入药，不可不别。〔时珍曰〕闽、浙、荆、湖、饶、信、广、滇、贵州交趾诸处，山中皆产银，有矿中炼出者，有沙土中炼出者，其生银，俗称银笋、银牙者也，亦曰出山艮。独孤滔丹房镜源所谓铅坑中出褐色石，形如笋，打破即白，名曰自然芽，曰自然铅，亦曰生铅，此有变化之道，不堪服食者，是也。管子云：上有铅，下有银。地镜图云：山有葱，下有银。银之气，入夜正白，流散在地，其精变为白雄鸡。宝藏论云：银有十七种。又外国四种。天生牙，生银坑内石缝中，状如乱丝，色红者上，入火紫自如草根者次之，衔黑石者最奇，生乐平、鄱阳产铅之山，一名龙牙，一名龙须，是正生银无毒，为至药根本也。生银生石矿中，成片块，大小不定，状如硬锡。母砂银，生五溪丹砂穴中，色理红光。黑铅银，得子母之气。此四种为真银。有水银银、草砂银、曾青银、石绿银、雄黄银、雌黄银、硫黄银、胆矾银、灵草银，皆是以药制成者；丹阳银、铜银、铁银、白锡银，皆以药点化者，十三种皆假银也。外国四种：新罗银、波斯银、林邑银、云南银，并精好。

银屑

【修治】〔弘景曰〕医方镇心丸用之，不可正服。为屑，当以水银研令消也。〔恭曰〕方家用银屑，取见成银箔，以水银消之为泥，合消石及盐研为粉，烧出水银，淘去盐石，为粉极细，用之乃佳，不得只磨取屑耳。〔时珍曰〕入药只用银箔易细，若用水银盐消制者，反有毒矣。龙木论谓之银液。又有锡箔可伪，宜辨之。

【气味】辛，平，有毒。〔珣曰〕大寒，无毒。详生银下。

【主治】安五脏，定心神，止惊悸，除邪气，久服轻身长年。别录。定志，去惊痫，小儿癫疾狂走。甄权。破冷除风。青霞子。银箔坚骨，镇心明目，去风热癫病入丸散用。李珣。

生银

【气味】辛，寒，无毒。〔独孤滔云〕铅内银有毒。〔保升曰〕畏黄连、甘草、飞廉、石亭脂。砒石，恶羊血、马目毒公。〔大明曰〕冷，微毒。畏磁石，恶锡，忌生血。〔时珍曰〕荷叶、蕈灰能粉银。羚羊角、乌贼鱼骨、鼠尾、龟壳、生姜、地黄、磁石，俱能瘦银。羊脂、紫苏子，油皆能柔银。

【主治】热狂惊悸，发病恍惚，夜卧不安谵语，邪气鬼祟。服之明目镇心，安神定志。小儿诸热丹毒，并以水磨服之，功胜紫雪。开宝。小儿中恶，热毒烦闷，水磨服之。大明。煮水入葱白、粳米作粥食，治胎动不安，漏血。时珍。

【发明】〔好古曰〕白银属肺。〔颂曰〕银屑，葛洪肘后方治痈肿五石汤中用之。〔宗奭曰〕本草言银屑有毒，生银无毒，释者略漏不言。盖生银已发于外，无蕴郁之气，故无毒；矿银蕴于石中，郁结之气全未敷畅，故有毒也。〔时珍曰〕此说非矣。生银初煎出如缦理，乃其天真，故无毒。熔者投以少锎，则成丝文金花，铜多则反败银，去铜则复还银，而初入少铜终不能出，作伪者又制以药石铅锡。且古法用水银煎消，制银箔成泥入药，所以银屑有毒。银本无毒，其毒则诸物之毒也。今人用银器饮食，遇毒则变黑；中毒死者，亦以银物探试之，则银之无毒可征矣。其入药，亦是平肝镇怯之义。故太清服炼书言，银裹西方辛阴之神，结精为质，性则戾，服之能伤肝，是也。抱朴子言银化水服，可成地仙者，亦方士谬言也，不足信。〔敩曰〕凡使金银铜铁，只可浑安在药中，借气生药力而已，勿入药服，能消人脂。

【附录】**黄银**拾遗。〔恭曰〕黄银本草不载，俗云为器辟恶，乃为瑞物。〔藏器曰〕黄银载在瑞物图经，既堪为器，明非瑞物。〔时珍曰〕按方勺泊宅编云：黄银出蜀中，色与金无异，但上石则白色。熊太古冀越集云：黄银绝少，道家言鬼神畏之。六帖载唐太宗赐房玄龄带云：世传黄银鬼神畏之。春秋运斗枢云：人君秉金德而生，则黄银见世。人以鍮石为黄银，非也。鍮石，即药成黄铜也。**乌银**〔藏器曰〕今人用硫黄熏银，再宿泻之，则色黑矣。工人用为器。养生者以器煮药，兼于一二丈处，夜承露醴饮之，长年辟恶。

锡吝脂（纲目）

锡吝脂银矿

【集解】〔时珍曰〕此乃波斯国银矿也。一作悉蔺脂。

【主治】目生翳膜，用火烧铜针轻点，乃傅之，不痛。又主一切风气，及三焦消渴饮水，并入丸药用。时珍。

银膏（唐本草）

【集解】〔恭曰〕其法用白锡和银箔及水银合成之，凝硬如银，合炼有法。〔时珍曰〕今方士家有银脆，恐即此物也。

【气味】辛，大寒，有毒。

【主治】热风，心虚惊悸，恍惚狂走，膈上热，头面热，风冲心上下，安神定志，镇心明目，利水道，治人心风健忘，亦补牙齿缺落。苏恭。

朱砂银（日华）

【集解】〔时珍曰〕此乃方士用诸药合朱砂炼制而成者。鹤顶新书云：丹砂受青阳之气，始生矿石，二百年成丹砂而青女孕，三百年而成铅，又二百年而成银，又二百年复得太和之气，化而为金。又曰：金公以丹砂为子，是阴中之阳，阳死阴凝，乃成至宝。

【气味】冷，无毒。〔大明曰〕畏石亭脂、磁石、铁，忌一切血。

【主治】延年益色，镇心安神，止惊悸，辟邪，治中恶蛊毒，心热煎烦，忧忘虚劣。大明。

赤铜（唐本草）

【释名】红铜纲目、赤金弘景屑名铜落、铜末、铜花、铜粉、铜砂〔时珍曰〕铜与金同，故字从金、同也。

【集解】〔弘景曰〕铜为赤金，生熟皆赤，而本草无用。今铜青及大钱皆入方用，并是生铜，应在下品之例也。〔时珍曰〕铜有赤铜、白铜、青铜。赤铜出川、广、云、贵诸处山中，土人穴山采矿炼取之。白铜出云南，青铜出南番，惟赤铜为用最多，且可入药。人以炉甘石炼为黄铜，其色如金。砒石炼为白铜，杂锡炼为响铜。《山海经》言出铜之山四百六十七，今则不知其几也。《宝藏论》云：赤金一十种，丹阳铜、武昌白慢铜、一生铜、生银铜，皆不由陶冶而生者，无毒，宜作鼎器。波斯青铜，可为镜。新罗铜，可作钟。石绿、石青、白、青等铜，并是药制成。铁铜以苦胆水浸至生赤，煤熬炼成而黑坚。锡坑铜大软，可点化。自然铜见本条。《鹤顶新书》云：铜与金银同一根源也，得紫阳之气而生绿，绿二百年而生石，铜始生于中，其气禀阳，故质刚戾。《管子》云：上有陵石，下有赤铜。《地镜图》云：山有慈石，下有金若铜。草茎黄秀，下有铜器。铜器之精，为马为僮。《抱朴子》云：铜有牝牡。在火中尚赤时，令童男、童女以水灌之，铜自分为两段，凸起者牡也，凹下者牝也。以牝为雌剑，牡为雄剑，带之入江湖，则蛟龙水神皆畏避也。

赤铜屑

【修治】〔时珍曰〕即打铜落下屑也。或以红铜火煅水淬，亦自落下。以水淘净，用好酒入砂锅内炒见火星，取研末用。

【气味】苦，平，微毒。〔时珍曰〕苍术粉铜，巴豆、牛脂软铜，慈姑、乳香哑铜，物性然也。

【主治】贼风反折，熬使极热，投酒中，服五合，日三。或以五斤烧赤，纳二斗酒中百遍，如上服之。又治腋臭，以醋和如麦饭，袋盛，先刺腋下脉去血，封之，神效。唐本。明目，治风眼，接骨焊齿，疗女人血气及心痛。大明。同五倍子，能染须发。时珍。

【发明】〔时珍曰〕太清服炼法云：铜禀东方乙阴之气结成，性利，服之伤肾。既云伤肾，而又能接骨，何哉？〔藏器曰〕赤铜屑主伤寒，能焊人骨，及六畜有损者，细研酒服，直入骨损处。六畜死后，取骨视之，犹有焊痕，可验。打熟铜不堪用。〔慎微曰〕

《朝野佥载》云：定州崔务坠马折足，医者取铜末和酒服之，遂瘥，及亡后十年改葬，视其胫骨折处，犹有铜束之也。

自然铜（宋开宝）

【释名】 石髓铅〔志曰〕其色青黄如铜，不从矿炼，故号自然铜。

【集解】〔志曰〕自然铜生邕州山岩间出铜处，于坑中及石间采得，方圆不定，其色青黄如铜。〔颂曰〕今信州、火山军铜坑中及石间皆有之。信州出一种如乱铜丝状，云在铜矿中，山气熏蒸，自然流出，亦若生银老翁须之类，入药最好。火山军出者，颗块如铜，而坚重如石，医家谓之鈆石，用之力薄，采无时。今南方医者说：自然铜有两三体，一体大如麻黍，或多方解，累累相缀，至如斗大者，色煌煌明烂如黄金、鍮石，入药最上。一体成块，大小不定，亦光明而赤。一体如姜石铁屎之类。又有如不治而成者，形大小不定，皆出铜坑中，击之易碎，有黄赤，有青赤，炼之乃成铜也。其说分析颇精，而未尝见似乱丝者。又云：今市人多以鍞石为自然铜，烧之成青焰如硫黄者是也。此亦有两三种：一种有壳如禹余粮，击破其中光明如鉴，色黄类鍮石也。一种青黄而有墙壁，成文如束针。一种碎理如团砂者，皆光明如铜，色多青白而赤少者，烧之皆成烟焰，顷刻都尽。今医家多误以此为自然铜，市中所货往往是此，而自然铜用须火煅，此乃畏火，不必形色，只此可辨也。〔独孤滔曰〕自然铜出信州铅山县，银场铜坑中深处有铜矿，多年矿气结成，似焉气①勃也。色紫重，食之苦涩者是真。今人以大硫石为自然铜，误矣。〔承曰〕今辰州川泽中，出一种自然铜，形圆似蛇含，大者如胡桃，小者如栗，外有皮，黑色光润，破之与鍞石无别，但比鈆石不作臭气耳，入药用之殊验。〔敩曰〕石髓铅即自然铜。勿用方金牙，真相似，若误饵之，吐杀人。石髓铅似干银泥，味微甘也。〔时珍曰〕按《宝藏论》云：自然铜生曾青、石绿穴中，状如寒林草根，色红腻，亦有墙壁。又一类似丹砂，光明坚硬有棱，中含铜脉，尤佳。又一种似木根，不红腻，随手碎为粉，至为精明，近铜之山则有之。今俗中所用自然铜，皆非也。

【修治】〔敩曰〕采得石髓铅捶碎，同甘草汤煮二伏时，至明漉出，摊令干，入臼中捣了，重筛过，以醋浸一宿，至明，用六一泥泥瓷盒子，盛二升，文武火中养三日夜，才干用盖盖了，火煅两伏时，去土研如粉用。凡修事五两，以醋两镒为度。〔时珍曰〕今人只以火煅醋淬七次，研细水飞过用。

---

① 焉气：《大观本草》、《政和本草》自然铜条，均作"马屁"。

【气味】辛，平，无毒。〔大明曰〕凉。

【主治】折伤，散血止痛，破积聚。开宝。消瘀血，排脓、续筋骨，治产后血邪，安心，止惊悸，以酒磨服。大明。

【发明】〔宗奭曰〕有人以自然铜饲折翅胡雁，后遂飞去。今人打扑损，研细水飞过，同当归、没药各半钱，以酒调服，仍手摩病处。〔震亨曰〕自然铜，世以为接骨之药，然此等方尽多，大抵宜补气、补血、补胃。俗工惟在速效，迎合病人之意，而铜非煅不可用，若新出火者，其火毒、金毒相扇，挟香药热毒，虽有接骨之功，燥散之祸，甚于刀剑，戒之。〔时珍曰〕自然铜接骨之功，与铜屑同，不可诬也。但接骨之后，不可常服，即便理气活血可尔。

铜矿石（矿音古猛切，亦作铆　唐本草）

【释名】〔时珍曰〕矿，粗恶也。五金皆有粗石衔之，故名。麦之粗者曰䴥，犬之恶者亦曰犷。

【集解】〔恭曰〕铜矿石，状如姜石而有铜星，熔之取铜也，出铜山中。许慎《说文》云：矿，铜铁朴石也。

【气味】酸，寒，有小毒。

【主治】丁肿恶疮，为末敷之。驴马脊疮，臭腋，磨汁涂之。唐本。

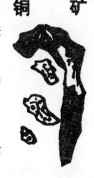

铜矿

铜青（宋嘉祐）

【释名】铜绿。

【集解】〔藏器曰〕生熟铜皆有青，即是铜之精华，大者即空绿，以次空青也。铜青则是铜器上绿色者，淘洗用之。〔时珍曰〕近时人以醋制铜生绿，取收晒干货之。

【气味】酸，平，微毒。

【主治】妇人血气心痛，合金疮止血，明目，去肤赤息肉。藏器。主风烂眼泪出。之才。治恶疮、疳疮，吐风痰，杀虫。时珍

【发明】〔时珍曰〕铜青乃铜之液气所结，酸而有小毒，能入肝胆，故吐利风痰，明目杀疳，皆肝胆之病也。《抱朴子》云：铜青涂木，入水不腐。

铅（日华）

【释名】青金说文、**黑锡**、**金公**纲目、**水中金**〔时珍曰〕铅易沿流，故谓之铅。锡为白锡，故此为黑锡。而神仙家拆其字为金公，稳其名为水中金。

铅

锡同

【集解】〔颂曰〕铅生蜀郡平泽，今有银坑处皆有之，烧矿而取。〔时珍曰〕铅生山穴石间，人挟油灯，入至数里，随矿脉上下曲折研取之。其气毒人，若连月不出，则皮肤痿黄，腹胀不能食，多致疾而死。《地镜图》云：草青茎赤，其下多铅。铅锡之精为老妇。独孤滔云：嘉州、利州出草节铅，生铅未锻者也。打破脆，烧之气如硫黄。紫背铅，即熟铅，铅之精华也，有变化，能碎金刚钻。雅州出钓脚铅，形如皂子大，又如蝌蚪子，黑色，生山涧沙中，可干汞。卢氏铅粗恶力劣，信州铅杂铜气，阴平铅出剑州，是铜铁之苗，并不可用。《宝藏论》云：铅有数种，波斯铅，坚白为天下第一。草节铅，出犍为，银之精也。衔银铅，银坑中之铅也，内含五色。并妙。上饶乐平铅，次于波斯、草节。负版铅，铁苗也，不可用。倭铅，可勾金。土宿真言本草云：铅乃五金之祖，故有五金狴犴、追魂使者之称，言其能伏五金而死八石也。雌黄乃金之苗，而中有铅气，是黄金之祖矣。银坑有铅，是白金之祖矣；信铅杂铜，是赤金之祖矣；与锡同气，是青金之祖矣。朱砂伏于铅而死于硫，硫恋于铅而伏于砒，铁恋于磁而死于铅，雄恋于铅而死于五加。故金公变化最多，一变而成胡粉，再变而成黄丹，三变而成密陀僧，四变而为自霜。《雷氏炮炙论》云：令铅住火，须仗修天；如要形坚，岂忘紫背。注云：修天，补天石也。紫背，天葵也。

【修治】〔时珍曰〕凡用以铁铫熔化泻瓦上，滤去渣脚，如此数次收用。其黑锡灰，则以铅沙取黑灰。白锡灰，不入药。

【气味】甘，寒，无毒。〔藏器曰〕小毒。

【主治】镇心安神，治伤寒毒气，反胃呕哕，蛇蝎所咬，炙熨之。大明。**疗瘿瘤，鬼气疰忤。错为末，和青木香，敷疮肿恶毒。**藏器。**消瘰疬痈肿，明目固牙，乌须发，治实女，杀虫坠痰，治噎膈消渴风痫，解金石药霉。**时珍。

黑锡灰

【主治】积聚，杀虫，同槟榔末等分，五更米饮服。震亨。

【发明】〔好古曰〕黑锡属肾。〔时珍曰〕铅禀北方癸水之气，阴极之精，其体重实，其性濡滑，其色黑，内通于肾，故局方黑锡丹、宣明补真丹皆用之。得汞交感，即能治一切阴阳混淆，上盛下虚，气升不降，发为呕吐眩运、噎膈反胃危笃诸疾，所谓镇坠之剂，有反正之功。但性带阴毒，不可多服，恐伤人心胃耳，铅性又能入肉，故女子以铅珠妊耳，即自穿孔；实女无窍者，以铅作铤，逐日纴之，久久自开，此皆昔人所未知者也。

铅变化为胡粉、黄丹、密陀僧、铅白霜，其功皆与铅同。但胡粉入气分，黄丹入血分，密陀僧镇坠下行，铅白霜专治上焦胸膈，此为异耳。方士又铸为梳，梳须发令光黑，或用药煮之，尤佳。

铅霜（日华）

【释名】**铅白霜**。

【修治】〔颂曰〕铅霜，用铅杂水银十五分之一合炼作片，置醋瓮中密封，经久成霜。〔时珍曰〕以铅打成钱，穿成串，瓦盆盛生醋，以串横盆中，离醋三寸，仍以瓦盆覆之，置阴处，候生霜刷下，仍合住。

【气味】**甘，酸，冷，无毒**。〔宗奭曰〕铅霜涂木瓜，即失酸味，金克木也。

【主治】**消痰，止惊悸，解酒毒，去胸膈烦闷，中风痰实，止渴**。大明。**去膈热涩塞**。宗奭。**治吐逆，镇惊去怯，黑须发**。时珍。

【发明】〔颂曰〕铅霜性极冷，治风痰及婴孺惊滞药，今医家用之尤多。〔时珍曰〕铅霜乃铅汞之气交感英华所结，道家谓之神符白雪，其坠痰去热，定惊止泻，盖有奇效，但非久服常用之物尔。病在上焦者，宜此清镇。

粉锡（本经下品）

【释名】**解锡**本经、**铅粉**纲目、**铅华**纲目、**胡粉**弘景、**定粉**药性、**瓦粉**汤液、**光粉**日华、**白粉**汤液、**水粉**纲目、**官粉**〔弘景曰〕即今化铅所作胡粉也，而谓之粉锡，以与今乖。〔时珍曰〕铅、锡一类也，古人名铅为黑锡，故名粉锡。释名曰：胡者糊也，和脂以糊面也。定、瓦言其形，光、白言其色。俗呼吴越者为官粉，韶州者为韶粉，辰州者为辰粉。

【正误】〔恭曰〕铅丹、胡粉，实用炒锡造，陶言化铅误矣。〔震亨曰〕胡粉是锡粉，非铅粉也。古人以锡为粉，妇人用以附面者，其色类肌肉，不可入药。〔志曰〕粉锡、黄丹二物，俱是化铅为之。英公李勣序云：铅锡莫辨者，谓此也。按李含光音义云：黄丹、胡粉皆是化铅，未闻用锡者。参同契云：胡粉投炭中，色坏，还为铅。《抱朴子内篇》云：愚人不信黄丹、胡粉是化铅所作。苏恭以二物俱炒锡作，大误矣。〔时珍曰〕锡炒则成黑灰，岂有白粉。苏恭已误，而朱震亨复踵其误，何哉？

【集解】〔时珍曰〕按《墨子》云：禹造粉。张华《博物志》云：纣烧铅锡作粉，则粉之来亦远矣。今金陵、杭州、韶州、辰州皆造之，而辰粉尤真，其色带青。彼人言造法：每铅百斤，熔化，削成薄片，卷作筒，安木甑内，甑下、甑中各安醋一瓶，外以盐泥固济，纸封甑缝。风炉安火四两，养一匕，便扫入水缸内，依旧封养，次次如此，铅尽为度。不尽者，留炒作黄丹。每粉一斤，入豆粉二两，蛤粉四两，水内搅匀，澄去清水。用细灰按成沟，纸隔数层，置粉于上，将干，截成瓦定形，待干收起。而范成大《虞衡志》言：桂林所作铅粉最有名，谓之桂粉，以黑铅着糟瓮中罨化之。何孟春《余冬录》云：嵩阳产铅，居民多造胡粉。其法：铅块悬酒缸内，封闭四十九日，开之则化为粉矣。化不白者，炒为黄丹。黄丹滓为密陀僧。三物收利甚博。其铅气有毒，工人必食肥猪大肉、饮酒及铁浆以厌之。枵腹中其毒，辄病至死。长幼为毒熏蒸，多痿黄瘫挛而毙。其法略皆不同，盖巧者时出新意，以速化为利故尔。又可见昔人炒锡之谬。相感志云：韶粉蒸之不白，以萝卜瓮子蒸之则白。

【气味】 辛，寒，无毒。〔权曰〕甘、辛，凉〔时珍曰〕胡粉能制硫黄。又雌黄得胡粉而失色，胡粉得雌黄而色黑，盖相恶也。又入酒中去酸味，收蟹不沙。

【主治】 伏尸毒螫，杀三虫。本经。**去鳖瘕，疗恶疮，止小便利，堕胎。**别录。**治积聚不消。炒焦，止小儿疳痢。**甄权。**治痈肿瘘烂，呕逆，疗症瘕，小儿疳气。**大明。**止泄痢、久积痢。**宗奭。**治食复劳复，坠痰消胀，治疥癣狐臭，黑须发。**时珍。

【发明】 〔弘景曰〕胡粉金色者，疗尸虫弥良。〔藏器曰〕久痢成疳者，胡粉和水及鸡子白服，以粪黑为度，为其杀虫而止痢也。〔时珍曰〕胡粉，即铅之变黑为白者也。其体用虽与铅及黄丹同，而无消盐火烧之性，内有豆粉、蛤粉杂之，止能入气分，不能入血分，此为稍异。人服食之，则大便色黑者，此乃还其本质，所谓色坏还为铅也。亦可入膏药代黄丹用。

铅丹（本经下品）

【释名】 黄丹弘景、丹粉唐本、朱粉纲目、铅华。

【正误】 见粉锡下。

【集解】 〔别录曰〕铅丹生于铅，出蜀郡平泽。〔弘景曰〕即今熬铅所作黄丹也。俗方稀用，惟仙经涂丹釜所须。云化成九光者，当谓九光丹以为釜尔，无别法也。〔宗奭曰〕铅丹化铅而成，别。录言生于铅，则苏恭炒锡作之说误矣。不惟难辨，锡则色黯，铅则明白，以此为异。〔时珍曰〕按独孤滔《丹房鉴源》云：炒铅丹法：用铅一斤，土硫黄十两，硝石一两，熔铅成汁，下醋点之，滚沸时下硫一块，少顷下消少许，沸定再点醋，依前下少许硝、黄，待为末，则成丹矣。今人以作铅粉不尽者、用硝石、矾石炒成丹。若转丹为铅，只用连须葱白汁拌丹慢煎，煅成金汁倾出，即还铅矣。货者多以盐消砂石杂之。

凡用以水漂去消盐，飞去砂石，澄干，微火炒紫色，地上去火毒，入药。《会典》云：黑铅一斤，烧丹一斤五钱三分也。

【气味】辛，微寒，无毒。〔大明曰〕微咸，凉，无毒。伏砒，制硇、硫。〔震亨曰〕一妇因多子，月内服铅丹二两，四肢冰冷，食不入口。时正仲冬，急服理中汤加附子数十帖乃安。谓之凉无毒可乎？〔时珍曰〕铅丹本无甚毒，此妇产后冬月服之过剂，其病宜矣。

【主治】吐逆胃反，惊痫癫疾，除热下气，炼化还成九光，久服通神明。本经。**止小便，除毒热脐挛，金疮血溢。**别录。**惊悸狂走，消渴。煎膏用，止痛生肌。**甄权。**镇心安神，止吐血及嗽，敷疮长肉，及汤火疮，染须。**大明。**治疟及久积。**宗奭。**坠痰杀虫，去怯除忤恶，止痢明目。**时珍。

【发明】〔成无己曰〕仲景龙骨牡蛎汤中用铅丹，乃收敛神气以镇惊也。〔好古曰〕涩可去脱而固气。〔时珍曰〕铅丹体重而性沉，味兼盐、矾，走血分，能坠痰去怯，故治惊痫癫狂、吐逆反胃有奇功。能消积杀虫，故治疳疾下痢疟疾有实绩。能解热拔毒，长肉去瘀，故治恶疮肿毒，及入膏药，为外科必用之物也。

密陀僧（唐本草）

【释名】没多僧唐本、炉底〔恭曰〕密陀、没多，并胡言也。

【集解】〔恭曰〕出波斯国，形似黄龙齿而坚重，亦有白色者，作理石文。〔颂曰〕今岭南、闽中银铜冶处亦有之，是银铅脚。其初采矿时，银铜相杂，先以铅同煎炼，银随铅出。又采山木叶烧灰，开地作炉，填灰其中，谓之灰池。置银铅于灰上，更加火锻，铅渗灰下，银住灰上，罢火候冷，出银。其灰池感铅银气，积久成此物，未必自胡中来也。〔承曰〕今市中所货，是小瓶实铅丹锻成者，大块尚有瓶形。银冶所出最良，而罕有货者。外国者未尝见之。〔时珍曰〕密陀僧原取银冶者，今既难得，乃取煎销银铺炉底用之。造黄丹者，以脚滓炼成密陀僧，其似瓶形者是也。

【修治】〔敩曰〕凡使捣细，安瓷锅中，重纸袋盛柳蛀末焙之，次下东流水浸满，火煮一伏时，去柳末、纸袋，取用。

【气味】咸、辛，平，有小毒。〔大明曰〕甘，平，无毒。〔时珍曰〕制狼毒。

【主治】久痢，五痔，金疮，面上瘢黚，面膏用之。唐本。〔保升曰〕五痔，谓牡、酒、肠、血、气也。**镇心，补五脏，治惊痫咳嗽，呕逆吐痰。**大明。**疗反胃消渴，疟疾下痢。止血，杀虫，消积。治诸疮，消肿毒，除胡臭，染髭发，**时珍。

【发明】〔时珍曰〕密陀僧感铅银之气；其性重坠下沉，直走下焦，故能坠痰，止吐，消积，定惊痫，治疟痢，止消渴，疗疮肿。洪迈《夷坚志》云：惊气入心络，喑不能言语者，用密陀僧末一匕，茶调服，即愈。昔有人伐薪，为狼所逐而得是疾，或授此方而愈。又一军校采藤逢恶蛇病此，亦用之而愈。此乃惊则气乱，密陀僧之重以去怯而平肝也。其功力与铅丹同，故膏药中用代铅丹云。

锡（拾遗）

【释名】白镴音腊、鈏音引、贺〔时珍曰〕尔雅：锡谓之鈏。郭璞注云：白镴也。方术家谓之贺，盖锡以临贺出者为美也。

【集解】〔别录曰〕锡生桂阳山谷。〔弘景曰〕今出临贺，犹是桂阳地界。铅与锡相似，而入用大异。〔时珍曰〕锡出云南、衡州。许慎《说文》云：锡者，银铅之间也。《土宿本草》云：锡受太阴之气而生，二百年不动成砒，砒二百年而锡始生。锡禀阴气，故其质柔。二百年不动，遇太阳之气乃成银。今人置酒于新锡器内，浸渍日久或杀人者，以砒能化锡，岁月尚近，便被采取，其中蕴毒故也。又曰：砒乃锡根。银色而铅质，五金之中独锡易制，失其药则为五金之贼，得其药则为五金之媒。《星槎胜览》言：满剌加国，于山溪中淘沙取锡，不假煎炼成块，名曰斗锡也。

【正误】〔恭曰〕临贺采者名铅，一名白镴，唯此一处资天下用。其锡，出银处皆有之。体相似，而入用大异。〔时珍曰〕苏恭不识铅锡，以锡为铅，以铅为锡。其谓黄丹、胡粉为炒锡，皆由其不识故也。今正之。

【气味】甘，寒，微毒。〔独孤滔曰〕殳羊角、五灵脂、伏龙肝、马鞭草皆能缩贺。硇、砒能硬锡。巴豆、蓖麻、姜汁、地黄能制锡。松脂焊锡。锡矿缩银。

【主治】恶毒风疮。大明。

【发明】〔时珍曰〕洪迈《夷坚志》云：汝人多病瘿。地饶风沙，沙入井中，饮其水则生瘿。故金房间人家，以锡为井阑，皆夹锡钱镇之，或沉锡井中，乃免此患。

古镜（拾遗）

【校正】并入本经锡铜镜鼻。

【释名】鉴、照子〔时珍曰〕镜者景也，有光景也。鉴者监也，监于前也。《轩辕内传》言：帝会王母，铸镜十二，随月用之。此镜之始也，或云始于尧臣尹寿。

【气味】辛，无毒。〔大明曰〕平，微毒。

【主治】惊痫邪气，小儿诸恶，煮汁和诸药一服，文字弥古者佳。藏器。

辟一切邪魅，女人鬼交，飞尸蛊毒，催生，及治暴心痛，并火烧淬酒服。百虫入耳鼻中，将镜就敲之，即出。大明。小儿疝气肿硬，煮汁服。时珍。

【发明】〔时珍曰〕镜乃金水之精，内明外暗。古镜如古剑，若有神明，故能辟邪魅忤恶。凡人家宜悬大镜，可辟邪魅。刘根传云：人思形状，可以长生。用九寸明镜照面，熟视令自识己身形，久则身神不散，疾患不入。葛洪抱朴子云：万物之老者，其精悉能托人形惑人，唯不能易镜中真形。故道士入山，以明镜径九寸以上者背之，则邪魅不敢近，自见其形，必反却走。转镜对之，视有踵者山神，无踵者老魅也。群书所载，古镜灵异，往往可证，谩撮于左方：龙江录云：汉宣帝有宝镜，如八株钱，能见妖魅，帝常佩之。异闻记云：隋时王度有一镜，岁疫令持镜诣里中，有疾者照之即愈。樵牧闲谈云：孟昶时张敌得一古镜，径尺余，光照寝室如烛，举家无疾，号无疾镜。西京杂记云：汉高祖得始皇方镜，广四尺，高五尺，表里有明，照之则影倒见；以手捧心，可见肠胃五脏；人疾病照之，则知病之所在；女子有邪心，则胆张心动。酉阳杂俎云：无劳县舞溪石窟有方镜，径丈，照人五脏，云是始皇照骨镜。松窗录云：叶法善有一铁镜，照物如水。人有疾病，照见脏腑。宋史云：泰宁县耕夫得镜，厚三寸，径尺二，照见水底，与日争辉。病热者照之，心骨生寒。云仙录云：京师王氏有镜六鼻，常有云烟，照之则左右前三方事皆见。黄巢将至，照之，兵甲如在目前。笔谈云：吴僧一镜，照之知未来吉凶出处。又有火镜取火，水镜取水，皆镜之异者也。

锡铜镜鼻本经下品

【释名】〔弘景曰〕此物与胡粉异类而共条者，古无纯铜作镜，皆用锡杂之，即今破古铜镜鼻尔。用之当烧赤纳酒中若醋中出入百遍，乃可捣也。〔志曰〕凡铸镜皆用锡，不尔即不明白，故言锡铜镜鼻，今广陵者为胜。〔时珍曰〕锡铜相和，得水浇之极硬，故铸镜用之。考工记云，金锡相半，谓之鉴燧之剂，是也。

【气味】酸，平，无毒。〔权曰〕微寒。〔药诀曰〕冷，无毒。

【主治】女子血闭症瘕，伏阳绝孕。本经伏尸邪气。别录。产后余疹刺痛，三十六候，取七枚投醋中熬，呷之。亦可入当归、芍药煎服。甄权。

镜锈即镜上绿也。俗名杨妃垢。

【主治】腋臭，又疗下疳疮，同五倍子末等分，米泔洗后敷之。时珍。

古文钱（日华）

【释名】泉、孔方兄、上清童子纲目、青蚨〔时珍曰〕管子言：禹以历山之金铸币，以救人困，此钱之始也。至周太公立九府泉法，泉体圆含方，轻重以铢，周流四方，有泉之象，故曰泉。后转为钱。鲁褒钱神论云：为世神宝，亲爱如兄，字曰孔方。又昔有钱精，自称上清童子。青蚨血涂子母钱，见虫部。

【集解】〔颂曰〕凡铸铜之物，多和以锡。考工记云：攻金之工，金有六剂，是也。药用古文钱、铜弩牙之类，皆有锡，故其用近之。〔宗奭曰〕古钱其铜焦赤有毒，能腐蚀坏肉，非特为有锡也。此说非是。但取周景王时大泉五十及宝货，秦半两，汉荚钱、大小五铢，吴大泉五百、大钱当千，宋四铢、二铢，及梁四柱、北齐常平五铢之类，方可用。〔时珍曰〕古文钱但得五百年之外者即可用，而唐高祖所铸开元通宝，得轻重大小之中，尤为古今所重。綦毋氏钱神论云：黄金为父，白银为母，铅为长男，锡为适妇，其性坚刚，须水终始，体圆应天，孔方效地，此乃铸钱之法也。三伏铸钱，其汁不清，俗名炉冻，盖火克金也。唐人端午于江心铸镜，亦此意也。

【气味】辛，平，有毒。〔时珍曰〕同胡桃嚼即碎，相制也。

【主治】翳障，明目，疗风赤眼，盐卤浸用。妇人生产横逆，心腹痛，月膈五淋，烧以醋淬用。大明。**大青钱煮汁服，通五淋；磨入目，主盲障肤赤；和薏苡根煮服，止心腹痛。藏器。**

【发明】〔宗奭曰〕古钱有毒，治目中障瘀，腐蚀坏肉，妇人横逆产，五淋，多用之。予少时常患赤目肿痛，数日不能开。客有教以生姜一块，洗净去皮，以古青铜钱刮汁点之。初甚苦，热泪蔑面，然终无损。后有患者，教之，往往疑惑。信士点之，无不一点遂愈，更不须再。但作疮者，不可用也。〔时珍曰〕以胡桃同嚼食二三枚，能消便毒。便毒属肝，金伐木也。

铜弩牙（别录下品）

【释名】〔时珍曰〕黄帝始作弩。刘熙释名云：弩，怒也，有怒势也。其柄曰臂，似人臂也。钩弦者曰牙，似人牙也。牙外曰郭。下曰悬刀。合名之曰机。〔颂曰〕药用铜弩牙，以其有锡也。

【气味】平，微毒。

【主治】妇人难产，血闭，月水不通，阴阳隔塞。别录。

【发明】〔弘景曰〕铜弩牙治诸病，烧赤纳酒中饮汁，古者弥胜。〔刘完素曰〕弩牙速产，以机发而不括，因其用而为使也。

诸铜器（纲目）

【气味】有毒。〔时珍曰〕铜器盛饮食茶酒，经夜有毒。煎汤饮，损人声。〔藏器曰〕铜器上汗有毒，令人发恶疮内疽。

【主治】霍乱转筋，肾堂及脐下疰痛，并炙器隔衣熨其脐腹肾堂。大明。古铜器畜之，辟邪祟。时珍。

【发明】〔时珍曰〕赵希鹄洞天录云：山精水魁多历年代，故能为邪祟。三代钟鼎彝器，历年又过之，所以能辟祟也。

铜钴一作钴镥，熨斗也。

【主治】折伤接骨，捣末研飞，和少酒服，不过二方寸匕。又盛灰火，熨脐腹冷痛。时珍。

铜秤锤

【主治】产难横生，烧赤淬酒服。大明。

铜匙柄

【主治】风眼赤烂，及风热赤眼翳膜，烧热烙之，频用妙。时珍。

铁（本经下品）

【校正】并入别录生铁，拾遗劳铁。

【释名】黑金说文、乌金〔时珍曰〕铁，截也，刚可截物也。于五金属水，故曰黑金。

【集解】〔别录曰〕铁出牧羊平泽及枋城，或析城，采无时。〔弘景曰〕生铁是不破鑐，枪、釜之类。钢铁是杂炼生鑐，作刀、镰者。鑐音柔。〔颂曰〕铁今江南、西蜀有炉冶处皆有之。初炼去矿，用以铸泻器物者，为生铁。再三销拍，可以作鑐者。为鑐铁，亦谓之熟铁。以生柔相杂和，用以作刀剑锋刃者，为钢铁。锻家烧铁赤沸，砧上打下细皮屑者，为铁落。锻灶中飞出如尘，紫色而轻虚，可以莹磨铜器者，为铁精。作针家磨细末者，谓之针砂。取诸铁于器中水浸之，经久色青沫出可以染皂者，为铁浆。以铁拍作片段，置醋糟中积久衣生刮取者，为铁华粉。入火火炼者，为铁粉。又马衔、秤锤、车辖及锯、杵、刀、斧，并俗用有效。〔时珍曰〕铁皆取矿土炒成。秦、晋、淮、楚、湖南、闽、广诸山中皆产铁，以广铁为良。甘肃土锭铁，色黑性坚，宜作刀剑。西番出宾铁尤胜。《宝藏论》云：铁有五种：荆铁出当阳，色紫而坚利；上饶铁次之；宾铁出波斯，坚利可切金玉；太原、蜀山之铁顽滞；刚铁生西南瘴海中山石上，状如紫石英，水火不能坏，穿珠切玉如土也。《土宿本草》云：铁受太阳之气，始生之初，卤石产焉。一百五十年而成慈石，二百年孕而成铁，又二百年不经采炼而成铜，铜复化为白金，白金化为黄金，是铁与金银同一根源也。今取慈石碎之，内有铁片，可验矣。铁禀太阳之气，而阴气不交，故燥而不洁。性与锡相得。《管子》云：上有赭，下有铁。

铁本经〔恭曰〕此柔铁也，即熟铁。〔藏器曰〕经用辛苦者，曰劳铁。

【气味】辛，平，有毒。〔大明曰〕畏磁石、灰炭，能制石亭脂毒。〔敩曰〕铁遇神砂，如泥似粉。〔时珍曰〕铁畏皂荚、猪犬脂、乳香、朴硝、硇砂、盐卤、荔枝。貘食铁而蛟龙畏铁。凡诸草木药皆忌铁器，而补肾药尤忌之，否则反消肝肾，上肝伤气，母气愈虚矣。

【主治】坚肌耐痛。本经。**劳铁疗贼风，烧赤投酒中饮。**藏器。

生铁别录中品

【气味】辛，微寒，微毒。见铁下。

【主治】下部及脱肛。别录。**镇心安五脏，治病疾，黑鬓发。治癣及恶疮疥，蜘蛛咬，蒜磨，生油调敷。**大明。**散瘀血，消丹毒。**时珍。

【发明】〔恭曰〕诸药疗病，并不入散，皆煮取汁用之。〔藏器曰〕铁砂铁精，并入丸散。〔时珍曰〕铁于五金，色黑配水，而其性则制木，故痫疾宜之。素问治阳气太盛，病狂善怒者，用生铁落，正取伐木之义。日华子言其镇心安五脏，岂其然哉？本草载太清服食法，言服铁伤肺者，乃肝字之误。

钢铁（别录中品）

【校正】并入开宝铁粉，拾遗针砂。

【释名】**跳铁**音条。

【集解】〔时珍曰〕钢铁有三种：有生铁夹熟铁炼成者，有精铁百炼出钢者，有西南海山中生成状如紫石英者。凡刀剑斧凿诸刃，皆是钢铁。其针砂、铁粉、铁精，亦皆用钢铁者。按沈括笔谈云：世用钢铁，以柔铁包生铁泥封，炼令相入，谓之团钢，亦曰灌钢，此乃伪钢也。真钢是精铁百炼，至斤两不耗者，纯钢也。此乃铁之精纯，其色明莹，磨之黯然青且黑，与常铁异。亦有炼尽无钢者，地产不同也。又有地溲，淬柔铁二三次，即钢可切玉，见石脑油下。凡铁内有硬处不可打者，名铁核，以香油涂烧之即散。

钢　铁

【气味】甘，平，无毒。

【主治】**金疮，烦满热中，胸膈气塞，食不化。**别录。

铁粉宋开宝〔恭曰〕乃钢铁飞炼而成者。人多取杂铁作屑飞之，其体重，真钢者不尔也。

【气味】咸，平，无毒。

【主治】**安心神，坚骨髓，除百病，变黑，润肌肤，令人不老，体健能食，久服令人身重肥黑。合和诸药，各有所主。**开宝。**化痰镇心，抑肝邪，特异。**许叔微。

【发明】见铁落下。

针砂拾遗〔藏器曰〕此是作针家磨镶细末也。须真钢砂乃堪用，人多以柔铁砂杂和之，飞为粉，人莫能辨也。亦堪染皂。

【主治】功同铁粉。和没食子染须，至黑。藏器。消积聚肿满黄疸，平肝气，散瘿。时珍。

铁落（本经中品）

【释名】铁液别录、**铁屑**拾遗、**铁蛾**〔弘景曰〕铁落，是染皂铁浆也。〔恭曰〕是锻家烧铁赤沸，砧上锻之，皮甲落者。若以浆为铁落，则钢浸之汁，复谓何等？落是铁皮，滋液黑于余铁，故又名铁液。〔时珍曰〕生铁打铸，皆有花出，如兰如蛾，故俗谓之铁蛾，今烟火家用之。铁末浸醋书字于纸，背后涂墨，如碑字也。

【气味】辛，平，无毒。〔别录曰〕甘。

【主治】风热恶疮，疡疽疮痂，疥气在皮肤中。本经。除胸膈中热气，食不下，止烦，去黑子，可以染皂。别录。治惊邪癫痫，小儿客忤，消食及冷气，并煎服之。大明。主鬼打鬼疰邪气，水渍沫出，澄清，暖饮一二杯。藏器。炒热投酒中饮，疗贼风疼。又裹以熨腋下，疗胡臭，有验。苏恭。平肝去怯，治善怒发狂。时珍。

【发明】〔时珍曰〕按《素问病态论》云：帝曰：有病怒狂者，此病安生？岐伯曰：生于阳也。阳气者，暴折而不决，故善怒，病名阳厥。曰：何以知之？曰：阳明者常动，巨阳、少阳不动而动大疾，此其候也。治之当夺其食即已。夫食入于阴，长气于阳，故夺其食即已。以生铁落为饮。夫生铁落者，下气疾也。此素问本文也，愚尝释之云：阳气怫郁而不得疏越，少阳胆木，挟三焦少阳相火、巨阳阴火上行，故使人易怒如狂，其巨阳、少阳之动脉，可诊之也。夺其食，不使胃火复助其邪也。饮以生铁落，金以制木也。木平则火降，故曰下气疾速，气即火也。又李一南[①]永类方云：肿药用铁蛾及人砂入丸子者，一生须断盐。盖盐性濡润，肿若再作，不可为矣。制法：用上等醋煮半日，去铁人，取醋和蒸饼为丸。每姜汤服三四十丸，以效为度。亦只借铁气尔，故曰华子云煎汁服之。不留滞于脏腑，借铁虎之气以制肝木，便不能克脾土，土不受邪，则水自消矣。铁精、铁粉、铁华粉、针砂、铁浆入药，皆同此意。

铁精（本经中品）

【释名】铁花〔弘景曰〕铁精，铁之精华也。出煅灶中，如尘紫色，轻者为佳，亦以摩莹铜器用之。

---

① 李一南：《永类钤方》的作者显李仲南，李一南或有误。

【气味】平，微温。

【主治】明目，化铜。本经。疗惊悸，定心气，小儿风痫，阴癞脱肛。别录。

【发明】见铁落。

铁华粉（宋开宝）

【释名】铁胤粉日华、铁艳粉、铁霜

【修治】〔志曰〕作铁华粉法：取钢煅作叶，如笏或团，平面磨错，令光净，以盐水洒之，于醋瓮中，阴处埋之，一百日铁土衣生，即成粉矣。刮取细捣筛，入乳钵研如面，和合诸药为丸散，此铁之精华，功用强于铁粉也。〔大明曰〕悬干酱瓿上生霜者，名铁胤粉。淘去粗滓咸味，烘干用。

【气味】咸，平，无毒。

【主治】安心神，坚骨髓，强志力，除风邪，养血气，延年变病，去百病，随所冷热，和诸药用，枣膏为丸。开宝。止惊悸虚痫，镇五脏，去邪气，治健忘，冷气心痛，痃癖症结，脱肛痔瘘，宿食等，及傅竹木刺入肉。大明。

【发明】见铁落。

铁锈（拾遗）

【释名】铁衣〔藏器曰〕此铁上赤衣也。刮下用。

【主治】恶疮疥癣，和油涂之。蜘蛛虫咬，蒜磨涂之。藏器。平肝坠热，消疮肿、口舌疮。醋磨，涂蜈蚣咬。时珍。

【发明】〔时珍曰〕按陶华云：铁锈水和药服，性沉重，最能坠热开结，有神也。

铁燕（拾遗）

【释名】刀烟纲目、刀油〔时珍曰〕以竹木燕火，于刀斧刃上烧之，津出如漆者，是也。江东人多用之。

【主治】恶疮蚀匿，金疮毒物伤皮肉，止风水不入，入水不烂，手足皲折①，疮根结筋，瘰疬毒肿，染髭发，令永黑，及热未凝时涂之，少顷当干硬。

---

① 折：《政和本草》铁精条作"坼"。

用之须防水。又杀虫立效。藏器。

铁浆（拾遗）

【集解】〔藏器曰〕陶氏谓铁落为铁浆，非也。此乃取诸铁于器中，以水浸之，经久色青沫出，即堪染皂者。〔承曰〕铁浆是以生铁渍水服饵者。旋入新水，日久铁上生黄膏，则力愈胜。唐太妃所服者，乃此也。若以染皂者为浆，其酸苦臭涩不可近，矧服食乎？

【气味】咸，寒，无毒。

【主治】镇心明目。主癫痫发热，急黄狂走，六畜颠狂，人为蛇、犬、虎、狼、毒刺恶早等啮，服之毒不入肉也。兼解诸毒入腹。藏器。

诸铁器（纲目）

【集解】〔时珍曰〕旧本铁器条繁，今撮为一。大抵皆是借其气，平木解毒重坠，无他义也。

铁杵拾遗，即药杵也。
【主治】妇人横产，胞衣不下，烧赤淬酒饮，自顺。藏器。

铁秤锤宋开宝
【气味】辛，温，无毒。
【主治】贼风。止产后血瘕腹痛，及喉痹热塞，烧赤淬酒，热饮。开宝。治男子疝痛，女子心腹妊娠胀满，漏胎，卒下血。时珍。

铁铳纲目
【主治】催生。烧赤，淋酒入内，孔中流出，乘热饮之，即产。旧铳尤良。

铁斧纲目
【主治】妇人产难横逆，胞衣不出，烧赤淬酒服。亦治产后血瘕，腰腹痛。时珍。

【发明】〔时珍曰〕古人转女为男法：怀妊三月，名曰始胎，血脉未流，象形而变，是时宜服药，用斧置床底，系刃向下，勿令本妇知。恐不信，以鸡试之，则一窠皆雄也。盖胎化之法，亦理之自然。故食牡鸡，取阳精之全于天产者；佩雄黄，取阳精之全于地产者；操弓矢，藉斧斤，取刚物之见于人事者。气类潜感，造化密移，物理所必有。故妊妇见神像异物，多生鬼怪，即其征矣。象牙、犀角，纹逐象生；山药、鸡冠，形随人变。以鸡卵告灶而抱雏，以苦蓒扫猫而成孕。物且有感，况于人乎？〔藏器曰〕凡人身有弩肉，

| 331 |

可听人家钉棺下斧声之时，便下手速擦二七遍，以后自得消平。产妇勿用。

铁刀拾遗

【主治】蛇咬毒入腹，取两刃于水中相摩，饮其汁。百虫入耳，以两刀于耳门上摩敲作声，自出。藏器。磨刀水，服，利小便。涂脱肛痔核，产肠不上，耳中卒痛。时珍。

大刀环纲目

【主治】产难数日不出，烧赤淬酒一杯，顿服。时珍。

剪刀股纲目

【主治】小儿惊风。钱氏有剪刀股丸，用剪刀环头研破，煎汤服药。时珍。

铁锯拾遗

【主治】误吞竹木入咽，烧故锯令赤，渍酒热饮。藏器。

布针拾遗

【主治】妇人横产，取二七枚烧赤淬酒七遍，服。时珍。

铁镟纲目

【主治】胃热呃逆，用七十二个，煎汤啜之。时珍。

铁甲纲目

【主治】忧郁结滞，善怒狂易，入药煎服。时珍。

铁锁纲目

【主治】齆鼻不闻香臭，磨石上取末，和猪脂绵裹塞之，经日肉出，瘥。普济。

钥匙日华

【主治】妇人血噤失音冲恶，以生姜、醋、小便同煎服。弱房人亦可煎服。大明。

铁钉拾遗

【主治】酒醉齿漏出血不止，烧赤注孔中即止。时珍。〔藏器曰〕有犯罪者，遇恩赦免，取枷上铁及钉等收之。后入官带之，得除免。

铁铧（即钟[①]也）纲目

【主治】心虚风邪，精神恍惚，健忘，以久使者四斤，烧赤投醋中七次，打成块，水二斗，浸二七日，每食后服一小盏。时珍。

铁犁镵尖日华

【主治】得水，制朱砂、水银、石亭脂毒。大明。

车辖即车轴铁辖头，一名车釭。宋开宝。

---

① 钟：张本作"锤"。

【主治】喉痹及喉中热塞，烧赤，投酒中热饮。开宝。主小儿大便下血，烧赤，淬水服。时珍。

马衔即马勒口铁也。〔大明曰〕古旧者好，亦可作医工针也。宋开宝。

【主治】小儿痫，妇人难产，临时持之，并煮汁服一盏。开宝。治马喉痹，肿连颊，吐血气数，煎水服之。圣惠。

马镫纲目

【主治】田野磷火，人血所化，或出或没，来逼夺人精气，但以马镫相戛作声即灭。故张华云：金叶一振，游光敛色。时珍。

石之二（玉类一十四种）

玉（别录上品）

【校正】并入别录玉屑。

【释名】玄真〔时珍曰〕按许慎《说文》云：玉乃石之美者。有五德：润泽以温，仁也；理自外可以知中，义也；其声舒扬远闻，智也；不挠而折，勇也；锐廉而不技，洁也。其字象三玉连贯之形。葛洪《抱朴子》云：玄真者，玉之别名也，服之令人身飞轻举。故曰：服玄真者，其命不极。

【集解】〔别录曰〕玉泉，玉屑，生蓝田山谷，采无时。〔弘景曰〕好玉出蓝田及南阳徐善亭部界中，日南、卢容水中，外国于阗、疏勒诸处皆善。洁白如猪膏，叩之鸣者，是真也。其比类者，甚多相似，宜精别之。所以燕石人笥，卞氏长号也。〔珣曰〕《异物志》云：玉出昆仑。别宝经云：凡石韫玉，但将石耿灯看之，内有红光，明如初出日，便知有玉也。〔颂曰〕今蓝田、南阳、日南不闻有玉，惟于阗出之。晋鸿胪卿张匡邺使于阗，作行程记，载其国采玉之地云：玉河，在于阗城外。其源出昆山，西流一千三百里，至于阗界牛头山，乃疏为三河：一曰白玉河，在城东三十里；二曰绿玉河，在城西二十里；三曰乌玉河，在绿玉河西七里。其源虽一，而其玉随地而变，故其色不同。每岁五六月大水暴涨，则玉随流而至。玉之多寡，由水之大小。七八月水退，乃可取，彼人谓之捞玉。其国中有禁，器用服食，往往用玉。中国所有，亦自彼来。王逸玉论载玉之色曰：赤如鸡冠，

玉

黄如蒸粟，自如截肪，黑如纯漆，谓之玉符，而青玉独无说焉。今青白者常有，黑者时有，黄赤者绝无，虽礼之六器，亦不能得其真者。今仪州出一种石，如蒸粟色，彼人谓之粟玉，或云亦黄玉之类，但少润泽，声不清越，为不及也。然服食者，惟贵纯白，他色亦不取焉。〔承曰〕仪州粟玉，乃黄石之光莹者，非玉也。玉坚而有理，火刃不可伤。此石小刀便可雕刻，与阶州白石同体而异色尔。〔时珍曰〕按《太平御览》云：交州出白玉，夫余出赤玉，挹娄出青玉，太秦出菜玉，西蜀出黑玉。蓝田出美玉，色如蓝，故曰蓝田。淮南子云：钟山之玉，炊以炉炭，三日三夜，而色泽不变，得天地之精也。观此诸说，则产玉之处亦多矣，而今不出者，地方恐为害也，故独以于阗玉为贵焉。古礼玄硅苍璧，黄琮赤璋，白琥玄璜，以象天地四时而立名尔。礼记云：石蕴玉则气如白虹，精神见于山川也。博物志云：山有谷者生玉。尸子云：水圆折者有珠，方折者有玉。地镜图云：二月山中草木生光下垂者有玉，玉之精如美女。玉书云：玉有山玄文，水苍文，生于山而木润，产于水而流芳，藏于璞而文采露于外。观此诸说，则玉有山产、水产二种。中国之玉多在山，于阗之玉则在河也。其石似玉者，斌、玞、琨、珉、聪、璎也。北方有罐子玉，雪白有气眼，乃药烧成者，不可不辨，然皆无温润。稗官载：火玉色赤，可鼎；暖玉可辟寒；寒玉可辟暑；香玉有香；软玉质柔；观日玉，洞见日中宫阙，此皆稀世之宝也。〔宗奭曰〕燕玉出燕北，体柔脆如油，和粉色，不入药用。

玉屑别录

【修治】〔弘景曰〕玉屑是以玉为屑，非别一物也。仙经服毂玉，有捣如米粒，乃以苦酒辈，消令如泥，亦有合为浆者。凡服玉皆不得用已成器物，及冢中玉璞。〔恭曰〕饵玉当以消作水者为佳。屑如麻豆服者，取其精润脏腑，滓秽当完出也。又为粉服者，即使人淋壅。屑如麻豆，其义殊深。化水法，在淮南三十六水法中。

【气味】甘，平，无毒。〔珣曰〕咸，寒，无毒。〔时珍曰〕恶鹿角，养丹砂。

【主治】除胃中热，喘息烦满，止渴，屑如麻豆服之，久服轻身长年。别录。润心肺，助声喉，滋毛发。大明。滋养五脏，止烦躁，宜共金、银、麦门冬等同煎服，有益。李珣。

玉泉本经

【释名】玉札本经、玉浆开宝、琼浆〔普曰〕玉泉，一名玉屑。〔弘景曰〕此当是玉之精华者，质色明澈，可消之为水，故名玉泉。今人无复的识者，通一为玉尔。〔志曰〕按别本注云：玉泉者，玉之泉液也。以仙室玉池中者为上，故一名玉液。今仙经三十六水法中，化玉为玉浆，称为玉泉，服之长年不老，然功劣于自然泉液也。〔宗奭曰〕本经言：玉泉生蓝田山谷，采无时。今蓝田无玉，而泉水古今不言采。陶氏言玉为水，故名玉泉。如此则当言玉水，不当言玉泉，泉乃流布之义。今详泉字乃浆之误，去古远，文字脱误也。道藏经有金饭玉浆之文，唐李商隐有琼浆未饮结成冰之诗，是采玉为浆，断无疑矣。别本所注不可取也。若如所言，则举世不能得，亦漫立此名耳。〔时珍曰〕玉泉作玉浆甚是。

别本所注乃玉髓也，别录自有条，诸家未深考尔。

【修治】〔青霞子曰〕作玉浆法：玉屑一升，地榆草一升，稻米一升，取白露二升，铜器中煮，米熟绞汁，玉屑化为水，以药纳入，所谓神仙玉浆也。〔藏器曰〕以玉杀朱草汁，化成醴。朱草，瑞草也。术家取蟾蜍膏软玉如泥，以苦酒消之成水。

【气味】甘，平，无毒。〔普曰〕神农、岐伯、雷公：甘。李当之：平。畏款冬花、青竹。

【主治】五脏百病，柔筋强骨，安魂魄，长肌肉，益气，利血脉，久服耐寒暑，不饥渴，不老神仙。人临死服五斤，三年色不变。本经。疗妇人带下十二病，除气癃，明耳目，久服轻身长年。别录。治血块。大明。

【发明】〔慎微曰〕天宝遗事：杨贵妃含玉咽津，以解肺渴。王莽遗孔休玉曰：君面有疵，美玉可以灭瘢。后魏李预得餐玉之法，乃采访蓝田，掘得若环璧杂器形者，大小百余枚，捶作屑，日食之，经年云有效验，而好酒损志。及疾笃，谓妻子曰：服玉非药之过也。尸体必当有异于人，勿使速殡，令后人知餐服之功。时七月中旬，长安毒热，停尸四日，而体色不变，口无秽气。〔弘景曰〕张华云：服玉用蓝田谷玉白色者，平常服之，则应神仙，有人临死服五斤，死经三年，其色不变。古来发冢见尸如生者，其身腹内外，元不大有金玉。汉制，王公皆用珠襦玉匣，是使不朽故也。炼服之法，水屑随宜。虽曰性平，而服玉者亦多发热，如寒食散状。金玉既天地重宝，不比余石，若未深解节度，勿轻用之。〔志曰〕抱朴子云：服金者，寿如金；服玉者，寿如玉。但其道迟成，须服一二百斤，乃可知也。玉可以乌米酒及地榆酒化之为水，亦可以葱浆消之为粕，亦可饵以为丸，亦可以烧为粉。服之一年以上，入水不沾，入火不灼，刃之不伤，百毒不死。不可用已成之器，伤人无益，得璞玉乃可用也。赤松子以玄虫血渍玉为水服之，故能乘烟霞上下。玉屑与水服之，俱令人不死。所以不及金者，令人数数发热，似寒食散状也。若服玉屑，宜十日一服雄黄、丹砂各一刀圭，散发洗沐冷水，迎风而行，则不发热也。董君异常以玉醴与盲人服，旬日而目愈也。〔时珍曰〕汉武帝取金茎露和玉屑服，云可长生，即此物也。但玉亦未必能使生者不死，惟使死者不朽尔。养尸招盗，反成暴弃，曷若速朽归虚之为见理哉。

白玉髓（别录有名未用）

【校正】并入拾遗玉膏。

【释名】玉脂纲目、玉膏拾遗、玉液。

【集解】〔别录曰〕生蓝田玉石间。〔时珍曰〕此即玉膏也，别本以为玉泉者是矣。《山海经》云：密山上多丹木。丹水出焉，西流注于稷泽。其中多白玉，是有玉膏。其源沸沸汤汤，黄帝是食是飨。是生玄玉，玉膏所出，以灌丹木。黄帝乃取密山之玉，祭而投之钟山之阳，瑾瑜之玉为良，坚栗精密，泽而有光，五色发作，以和柔刚。天地鬼神，是食是飨。君子服之，以御不祥。谨按密山亦近于阗之间。是食者，服食也。是飨者，祭祀也。服之者，佩服也。玉膏，即玉髓也。《河图玉版》云：少室之山，有白玉膏，服之成仙。《十洲记》云：瀛洲有玉膏如酒，名曰玉醴，饮数升辄醉，令人长生。抱朴子云：生玉之山，有玉膏流出，鲜明如水精，以无心草末和之，须臾成水，服之一升长生。皆指此也。〔藏器曰〕今玉石间水饮之，亦长生润泽。

【气味】甘，平，无毒。

【主治】妇人无子，不老延年。别录。

青玉（别录有名未用）

【释名】谷玉〔时珍曰〕谷，一作毂，又作珏，谷、角二音。二玉相合曰珏，此玉常合生故也。

【集解】〔别录曰〕生蓝田。〔弘景曰〕张华言合玉浆用毂玉，正缥白色，不夹石者。大如升，小者如鸡子，取于穴中者，非今作器物玉也。出裴乡县旧穴中。黄初时，诏征南将军夏侯上求之。〔时珍曰〕按格古论云：古玉以青玉为上，其色淡青，而带黄色。绿玉深绿色者佳，淡者次之。菜玉非青非绿，如菜色，此玉之最低者。

【气味】甘，平，无毒。

【主治】妇人无子，轻身不老长年。别录。

【附录】璧玉〔别录曰〕味甘，无毒，主明目益气，使人多精生子。〔时珍曰〕璧，瑞玉圜也。此玉可为璧，故曰璧玉。璧外圆象天，内方象地。尔雅云：璧大六寸谓之瑄，肉倍好谓之璧，好倍肉谓之瑗。玉英〔别录曰〕味甘，主风瘙皮肤痒。生山窍中，明白可作镜，一名石镜，十二月采。合玉石〔别录曰〕味甘，无毒。主益气，疗消渴，轻身辟谷。生常山中丘，如巇肪。〔时珍曰〕此即碾玉砂也，玉须此石碾之乃光。

青琅玕（本经下品）

【校正】并入拾遗石阑干

【释名】石阑干拾遗、石珠别录、青珠〔时珍曰〕琅玕，象其声也。可碾为珠，故得珠名。

【集解】〔别录曰〕石阑干，生蜀郡平泽，采无时。〔弘景曰〕此蜀都赋所称青珠、黄环者也。琅玕亦是昆仑山上树名，又九真经中大丹名。〔恭曰〕琅玕有数种色，以青者入药为胜，是琉璃之类，火齐宝也。今出巂州以西乌白蛮中，及于阗国。
〔藏器曰〕石阑干生大海底，高尺余，如树，有根茎，茎上有孔，如物点之。
渔人以网罥得之，初从水出微红，后渐青。〔颂曰〕今秘书中有异鱼图，
载琅玕青色，生海中。云海人以网于海底取之，初出水红色，久而青黑，
枝柯似珊瑚，而上有孔窍，如虫蛀，击之有金石之声，乃与珊瑚相类。
其说与别录生蜀郡平泽，及苏恭所云不同，人莫能之识。谨按尚书：雍
州厥贡球琳琅玕。尔雅云：西北之美者，有昆仑墟之璆琳琅玕。孔安国、
郭璞注，皆以为石之似珠者。而《山海经》云，昆仑山有琅玕。若然是石之美者，明莹若
珠之色，而状森植尔。大抵古人谓石之美者，多谓之珠，广雅谓琉璃、珊瑚皆为珠是也。
以上所说，出西北山中，而今图乃云海底得之。盖珍贵之物，山海或俱产焉，今医家亦以
难得而稀用也。〔宗奭曰〕《书》云：雍州厥贡球琳琅玕。西域记云，天竺国正出此物。
苏恭云，是琉璃之类，琉璃乃火成之物，琅玕非火成者，安得同类？〔时珍曰〕按许慎说
文云：琅玕，石之似玉者。孔安国云：石之似珠者。总龟云：生南海石崖间，状如笋，质
似玉。《玉册》云：生南海崖石内，自然感阴阳之气而成，似珠而赤。《列子》云：蓬莱
之山，珠玕之树丛生。据诸说，则琅玕生于西北山中及海山崖间。其云生于海底网取者，
是珊瑚，非琅玕也。在山为琅玕，在水为珊瑚，珊瑚亦有碧色者。今回回地方出一种青珠，
与碧靛相似，恐是琅玕所作者也。《山海经》云：开明山北有珠树。淮南子云：曾城九重，
有珠树在其西。珠树即琅玕也。余见珊瑚下。

【气味】辛，平，无毒。〔之才曰〕杀锡毒，得水银良，畏鸡骨。

【主治】**身痒，火疮痈疡，疥瘙死肌**。本经。**白秃，浸淫在皮肤中，煮炼服
之，起阴气，可化为丹**。别录。**疗手足逆胪**。弘景。**石阑干：主石淋，破血，
产后恶血，磨服，或煮服，亦火烧投酒中服**。藏器。

珊瑚（唐本草）

【释名】钵摆娑福罗梵书

【集解】〔恭曰〕珊瑚生南海，又从波斯国及师子国来。〔颂曰〕 **珊 瑚**

今广州亦有，云生海底作枝柯状，明润如红玉，中多有孔，亦有无孔者，
枝柯多者更难得，采无时。谨按海中经云：取珊瑚，先作铁网沉水底，
珊瑚贯中而生，岁高三二尺，有枝无叶，因绞网出之，皆摧折在网中，
故难得完好者。不知今之取者果尔否？汉积翠池中，有珊瑚高一丈三二尺，
一本三柯，上有四百六十条，云是南越王赵佗所献，夜有光景。晋石崇
家有珊瑚高六七尺。今并不闻有此高大者。〔宗奭曰〕珊瑚有红油色者，

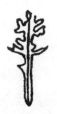

细纵文可爱。有如铅丹色者，无纵文，为下品。入药用红油色者。波斯国海中有珊瑚洲，海人采大舶堕铁网水底取之。珊瑚所生磐石上，自如菌，一岁而黄，三岁变赤，枝干交错，高三四尺。人没水以铁发其根，系网舶上，绞而出之，失时不取则腐蠹。〔时珍曰〕珊瑚生海底，五七株成林，谓之珊瑚林。居水中直而软，见风日则曲而硬，变红色者为上，汉赵佗谓之火树是也。亦有黑色者不佳，碧色者亦良。昔人谓碧者为青琅玕，俱可作珠。许慎说文云：珊瑚色赤，赤生于海，或生于山。据此说，则生于海者为珊瑚，生于山者为琅玕，尤可征矣。互见琅玕下。

【气味】甘，平，无毒。

【主治】**去目中翳膜，消宿血。为末吹，止鼻衄。**唐本。**明目镇心，止惊痫。**大明。**点眼，去飞丝。**时珍。

【发明】〔珣曰〕珊瑚主治与金相似。〔宗奭曰〕今人用为点眼箸，治目翳。〔藏器曰〕珊瑚刺之汁流如血，以金投之为丸名金浆，以玉投之为玉髓，久服长生。

马脑（宋嘉祐）

【释名】玛瑙、文石、摩罗迦隶佛书。〔藏器曰〕赤烂红色，似马之脑，故名，亦云马脑珠。胡人云是马口吐出者，谬言也。〔时珍曰〕按增韵云：玉属也。文理交错，有似马脑，因以名之。拾遗记云是鬼血所化，更谬。

【集解】〔藏器曰〕马脑生西国玉石间，亦美石之类，重宝也。来中国者，皆以为器。又入日本国。用砑木不热者为上，热者非真也。〔宗奭曰〕马脑非玉非石，自是一类。有红、白、黑三种，亦有文如缠丝者。西人以小者为玩好之物，大者碾为器。〔时珍曰〕马脑出西南诸国，云得自然灰即软，可刻也。曹昭格古论云：多出北地、南番、西番，非石非玉，坚而且脆，刀刮不动，其中有人物鸟兽形者最贵。顾荐负暄录云：马脑品类甚多，出产有南北，大者如斗，其质坚硬，碾造费工。南马脑产大食等国，色正红无瑕，可作杯斝。西北者色青黑，宁夏、瓜、沙、羌地砂碛中得者尤奇。有柏枝马脑，花如柏枝。有夹胎马脑，正视莹白，侧视则若凝血，一物二色也。截子马脑，黑白相间。合子马脑，漆黑中有一白线间之。锦江马脑，其色如锦。缠丝马脑，红白如丝。此皆贵品。浆水马脑，有淡水花。酱斑马脑，有紫红花。曲蟮马脑，粉红花。皆价低。又紫云马脑出和州，土马脑出山东沂州，亦有红色云头、缠丝、胡桃花者，又竹叶马脑，出淮右，花如竹叶，并可作桌面、屏风。金陵雨花台小马脑，止可充玩耳。试马脑法：以砑木不热者为真。

马　　脑

【气味】辛，寒，无毒。

【主治】**辟恶，熨目赤烂。**藏器。**主目生障翳，为末日点。**时珍。

宝石（纲目）

宝石

【集解】〔时珍曰〕宝石出西番、回鹘地方诸坑井内，云南、辽东亦有之。有红、绿、碧、紫数色：红者名刺子，碧者名靛子，翠者名马价珠，黄者名木难珠，紫者名蜡子。又有鸦鹊石、猫精石、石榴子、红扁豆等名色，皆其类也。山海经言騩山多玉，凄水出焉，西注于海，中多采石。采石，即宝石也。碧者，唐人谓之瑟瑟。红者，宋人谓之靺鞨。今通呼为宝石。以镶首饰器物，大者如指头，小者如豆粒，皆碾成珠状。张勃《吴录》云：越巂、云南河中出碧珠，须祭而取之，有缥碧、绿碧。此即碧色宝石也。

【主治】去翳明目，入点药用之。灰尘入目，以珠拭拂即去。时珍。

玻璃（拾遗）

【释名】颇黎纲目、水玉拾遗。〔时珍曰〕本作颇黎。颇黎，国名也。其莹如水，其坚如玉，故名水玉，与水精同名。

【集解】〔藏器曰〕玻璃，西国之宝也。玉石之类，生土中。或云干岁水所化，亦未必然。〔时珍曰〕出南番。有酒色、紫色、白色，莹澈与水精相似，碾开有雨点花者为真。外丹家亦用之。药烧者有气眼而轻。玄中记云：大秦国有五色颇黎，以红色为贡。梁四公子记云：扶南人来卖碧颇黎镜，广一尺半，重四十斤，内外皎洁，向明视之，不见其质。蔡绦云：御库有玻璃母，乃大食所产，状如铁滓，煅之但作珂子状，青、红、黄、白数色。

玻璃

【气味】辛，寒，无毒。

【主治】惊悸心热，能安心明目，去赤眼，熨热肿。藏器。摩翳障。大明。

水精（拾遗）

【释名】水晶纲目、水玉纲目、石英〔时珍曰〕莹澈晶光，如水之精英，会意也。《山海经》谓之水玉，《广雅》谓之石英。

【集解】〔时珍曰〕水精亦颇黎之属，有黑、白二色。倭国多水精，第一。南水精白，北水精黑，信州、武昌水精浊。性坚而脆，刀刮不动，色澈如泉，清明而莹，置水中无瑕、不见珠者佳。古语云：水化，谬言也。药烧成者，有气眼，谓之硝子，一名海水精。抱朴子言，交广人作假水精碗，是此。

【气味】辛，寒，无毒。

【主治】熨目，除热泪。藏器。亦入点目药。穿串吞咽中，推引诸哽物。时珍。

【附录】火珠〔时珍曰〕《说文》谓之火齐珠。《汉书》谓之玫瑰（音枚回）。《唐书》云：东南海中有罗刹国，出火齐珠，大者如鸡卵，状类水精，圆白，照数尺。日中以艾承之财得火，用灸艾炷不伤人。今占城国有之，名朝霞大火珠。又续汉书云，哀牢夷出火精、琉璃，则火齐乃火精之讹，正与水精对。硬石音软。〔时珍曰〕出雁门。石次于玉，白色如冰，亦有赤者。《山海经》云：北山多硬①石。《礼》云：士佩硬玫，是也。

琉璃（拾遗）

【释名】火齐〔时珍曰〕《汉书》作流离，言其流光陆离也。火齐，与火珠同名。

【集解】〔藏器曰〕集韵云：琉璃，火齐珠也。南州异物志云：琉璃本质是石，以自然灰治之可为器，石不得此则不可释。佛经所谓七宝者，琉璃、车渠、马脑、玻璃、真珠是也。〔时珍曰〕按《魏略》云：大秦国出金银琉璃，有赤、白、黄、黑、青、绿、缥、绀、红、紫十种。此乃自然之物，泽润光采，逾于众玉。今俗所用，皆销冶石汁，以众药灌而为之，虚脆不真。格古论云：石琉璃出高丽，刀刮不动，色白，厚半寸许，可点灯，

明于牛角者。《异物志》云：南天竺诸国出火齐，状如云母，色如紫金，重沓可开，折之则薄如蝉翼，积之乃如纱縠，亦琉璃、云母之类也。按此石今人以作灯球，明莹而坚耐久。苏颂言亦可入药，未见用者。

【主治】身热目赤，以水浸冷熨之。藏器。

---

① 硬：张本作"璭"。

云母（本经上品）

【释名】云华、云珠、云英、云液、云砂本经、磷石。〔时珍曰〕云母以五色立名，详见下文。按《荆南志》云：华容方台山出云母，土人候云所出之处，于下掘取，无不大获，有长五、六尺可为屏风者，但掘时忌作声也。据此，则此石乃云之根，故得云母之名，而云母之根，则阳起石也。抱朴子有云：服云母十年，云气常覆其上。服其母以致其子，理自然也。

【集解】〔别录曰〕云母生太山山谷、齐山、庐山及琅琊北定山石间，二月采之。云华五色具，云英色多青，云珠色多赤，云液色多白，云砂色青黄，磷石色正白。〔弘景曰〕按仙经云母有八种：向日视之，色青白多黑者名云母，色黄白多青者名云英，色青白多赤者名云珠，如冰露乍黄乍白者名云砂，黄白晶晶者名云液，皎然纯白明澈者名磷石，此六种并好服，各有时月。其黯黯纯黑、有文斑斑如铁者名云胆，色杂黑而强肥者名地涿，此两种并不可服。炼之有法，宜精细。不尔，入腹大害人。今江东惟用庐山者为胜，青州者亦好，以沙土养之，岁月生长。〔颂曰〕今兖州云梦山及江州、淳州、杭越间亦有之，生土石间。作片成层可析，明滑光白为上。其片有绝大而莹洁者，今人以饰灯笼，亦古扇屏之遗意也。江南生者多青黑，不堪入药。谨按方书用云母，皆以白泽者为贵。惟中山卫叔卿单服法，用云母五色具者。葛洪抱朴子云：云母有五种，而人不能别，当举以向日看之，阴地不见杂色也。五色并具而多青者名云英，宜春服之；五色并具而多赤者名云珠，宜夏服之；五色并具而多白者名云液，宜秋服之；五色并具而多黑者多云母，宜冬服之；但有青黄二色者名云砂，宜季夏服之；晶晶纯白者名磷石，四时可服也。古方服五云甚多，然修炼节度，恐非文字可详，不可轻饵也。〔㪍之曰〕青赤黄紫白者并堪服，白色轻薄通透者为上，黑者不任用，令人淋沥发疮。

【修治】〔敩曰〕凡使，黄黑者厚而顽，赤色者，经妇人手把者，并不中用。须要光莹如冰色者为上。每一斤，用小地胆草、紫背天葵、生甘草、地黄汁各一镒，干者细锉，湿者取汁了，于瓷埚中安置，下天池水三镒，着火煮七日夜，水火勿令失度，云母自然成碧玉浆在埚底，却以天池水猛投其中，搅之，浮如蜗涎者即去之。如此三度淘净，取沉香一两捣作末，以天池水煎沉香汤三升以来，分为三度，再淘云母浆了，日晒任用。〔抱朴子曰〕服五云之法：或以桂葱水玉化之为水，或以露于铁器中，以原水熬之为水，或以消石合于筒中理之为水，或以蜜溲之酪，或以秋露渍之百日，韦囊挺以为粉，或以无颠草樗血合饵之。服至一年百病除，三年返老成童，五年役使鬼神。〔胡演曰〕炼粉法：八九月

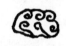

云　　母

问取云母，以矾石拌匀，入瓦罐内封口，三伏时则自柔软，去矾，次日取百草头上露水渍之，百日，韦囊挺以为粉。〔时珍曰〕道书言盐汤煮云母可为粉。又云：云母一斤，盐一斗渍之，铜器中蒸一日，白中捣成粉。又云：云母一斤，白盐一升，同捣细，入重布袋接之，沃令盐味尽，悬高处风吹，自然成粉。

【气味】甘，平，无毒。〔权曰〕有小毒。恶徐长卿，忌羊血、粉。〔之才曰〕泽泻为之使，畏鮀甲及流水。〔弘景曰〕炼之用矾则柔烂，亦是相畏也。百草上露乃胜东流水，亦有用五月茅屋溜水者。〔独孤滔曰〕制汞，伏丹砂。

【主治】身皮死肌，中风寒热，如在车船上，除邪气，安五脏，益子精，明目，久服轻身延年。本经。下气坚肌，续绝补中，疗五劳七伤，虚损少气，止痢，久服悦泽不老，耐寒暑，志高神仙。别录。主下痢肠澼，补肾冷。甄权。

【发明】〔保升曰〕云母属金，故色白而主肺。〔宗奭曰〕古虽有服炼法，今人服者至少，谨之至也。惟合云母膏，治一切痈毒疮等，方见和剂局方。〔慎微曰〕《明皇杂录》云：开元中，名医纪朋，观人颜色谈笑，知病浅深，不待诊脉。帝召入掖庭，看一宫人，每日辰则笑歌啼号若狂疾，而足不能覆地。朋视之曰：此必因食饱而大促力，顿仆于地而然。乃饮云母汤，熟寐而失所苦。问之，乃言太华公主载诞，某当主讴，惧声不能清长，因吃炖蹄羹，饱而歌大曲，唱罢觉胸中甚热，戏于砌台，因坠下，久而方苏，遂病此也。又《经效方》云：青城山丈人观主康道丰，治百病云母粉方：用云母一斤，拆开揉入大瓶内筑实，上浇水银一两封固，以十斤顶火煅赤取出，却拌香葱、紫连翘草二件，合捣如泥，后以夹绢袋盛，于大水盆内摇取粉，余滓未尽，再添草药重捣取粉。以木盘一面，于灰上印一浅坑，铺纸倾粉在内，候干焙之，以面糊丸梧子大。遇有病者，服之无不效。知成都府辛谏议，曾患大风，众医不愈，道丰进此，服之神验。〔抱朴子曰〕他物埋之即朽，着火即焦，而五云入猛火中经时不焦，埋之不腐。故服之者长生，入水不濡，入火不烧，践棘不伤。〔时珍曰〕昔人言云母壅尸，亡人不朽。盗发冯贵人冢，形貌如生，因共奸之；发晋幽公冢，百尸纵横及衣服皆如生人，中并有云母壅之故也。

白石英（本经上品）

【释名】〔时珍曰〕徐锴云：英，亦作瑛，玉光也。今五种石英，皆石之似玉而有光莹者。

【集解】〔别录曰〕白石英生华阴山谷及太山，大如指，长二三寸，六面如削，白澈有光，长五六寸者弥佳。其黄端白棱，名黄石英；赤端白棱，名赤石英；青端赤棱，名青石英；黑泽有光，名黑石英。二月采，亦无时。〔弘景曰〕今医家用新安所出，极细长白澈者。寿阳八公山多大者，不正用之。仙经大小并有用，惟须精白无瑕杂者。如此说，则大者为佳。其四色英，今不复用。〔恭曰〕白石英所在皆有，今泽州、虢州、洛州山中俱出。虢州者大，径三四寸，长五六寸。今通以泽州者为胜。〔宗奭曰〕白石英状如紫石英，但差大而六棱，白色若水精。〔时珍曰〕泽州有英鸡，食石英，性最补。见禽部。

白石英

【气味】甘，微温，无毒。〔别录曰〕辛。〔普曰〕神农：甘。岐伯、黄帝、雷公、扁鹊：无毒。〔之才曰〕恶马目毒公。

【主治】消渴，阴痿不足，咳逆，胸膈间久寒，益气，除风湿痹，久服轻身长年。本经。疗肺痿，下气，利小便，补五脏，通日月光，耐寒热。别录。治肺痈吐脓，咳逆上气，疸黄。甄权。实大肠。好古。

五色石英

【主治】心腹邪气，女人心腹痛，镇心，胃中冷气，益毛发，悦颜色，治惊悸，安魂定魄，壮阳道，下乳。随脏而治：青治肝，赤治心，黄治脾，白治肺，黑治肾。大明。

【发明】〔藏器曰〕湿可去枯，白石英、紫石英之属是也。〔时珍曰〕白石英，手太阴、阳明气分药也，治痿痹肺痈枯燥之病。但系石类，止可暂用，不宜久服。〔颂曰〕古人服食，惟白石英为重。紫石英但入五石饮。其黄赤青黑四种，本草虽有名，而方家都不见用者。乳石论以钟乳为乳，以白石英为石，是六英之贵，惟白石也。又曰：乳者阳中之阴，石者阴中之阳。故阳生十一月后甲子服乳，阴生五月后甲子服石。然而相反畏恶，动则为害不浅。故乳石之发，方治虽多，而罕有济者，诚不可轻饵也。〔宗奭曰〕紫、白二石英，攻疾可暂煮汁用，未闻久服之益。张仲景只令㕮咀，不为细末，岂无意焉？若久服，宜详审之。

紫石英（本经上品）

【集解】〔别录曰〕紫石英生太山山谷，采无时。〔普曰〕生太山或会稽，欲令如削，紫色达头如樗蒲者。〔弘景曰〕今第一用太山石，色重澈下有根。次出雹零山，亦好。又有南城石，无根。又有青绵石，色亦重黑明澈。又有林邑石，腹里必有一物如眼。吴兴石，四面才有紫色，无光泽。会稽诸暨石，形色如石榴子。先时并杂用，今惟采太山最胜。仙经不正用，而俗方重之。〔禹锡曰〕按《岭表录》云：泷州山中多紫石英，其色淡紫，其质莹澈，随其大小皆五棱，两头如箭镞。煮水饮之，暖而无毒，比之北中白石英，其力倍矣。〔宗奭曰〕紫石英明澈如水精，但色紫而不匀。〔时珍曰〕按《太平御览》云：自大岘至太山，皆有紫石英。太山所出，甚瓔玮。平氏阳山县所出，

紫石英

色深特好。乌程县北垒山所出，甚光明，但小黑。东莞县爆山所出，旧以贡献。江夏矾山亦出之。永嘉固陶村小山所出，芒角甚好，但色小薄尔。

【修治】〔时珍曰〕凡入丸散，用火煅醋淬七次，研末水飞过，晒干入药。

【气味】甘，温，无毒。〔别录曰〕辛。〔普曰〕神农、扁鹊：味甘，平。李当之：大寒。雷公：大温。岐伯：甘，无毒。〔之才曰〕长石为之使。畏扁青、附子、恶鮀甲、黄连、麦句姜。得茯冬①、人参，疗心中结气。得天雄、菖蒲，疗霍乱。〔时珍曰〕服食紫石英，乍寒乍热者，饮酒良。

【主治】心腹咳逆邪气，补不足，女子风寒在子宫，绝孕十年无子。久服温中，轻身延年。本经。疗上气心腹痛，寒热邪气结气，补心气不足，定惊悸，安魂魄，填下焦，止消渴，除胃中久寒，散痈肿，令人悦泽。别录。养肺气，治惊痫，蚀脓。甄权。

【发明】〔好古曰〕紫石英，入手少阴、足厥阴经。〔权曰〕虚而惊悸不安者，宜加用之。女子服之有子。〔颂曰〕乳石论，无单服紫石者，惟五石散中用之。张文仲《备急方》，有镇心单服紫石煮水法。胡洽及《千金方》，则多杂诸药同用。今方治妇人及心病，时有使者。〔时珍曰〕紫石英，手少阴、足厥阴血分药也。上能镇心，重以去怯也；下能益肝，湿以去枯也。心生血，肝藏血，其性暖而补，故心神不安，肝血不足，及女子血海虚寒不孕者宜之。别录言其补心气、甄权言其养肺者，殊味气阳血阴营卫之别。惟本经所言诸证，甚得此理。

菩萨石（日华）

【释名】放光石、阴精石纲目（义见。）下
【集解】〔宗奭曰〕嘉州峨眉山出菩萨石，色莹白明澈，若太山狼牙石、上饶水精之类，日中照之有五色，如佛顶圆光，因以名之。〔时珍曰〕出峨眉、五台、匡庐岩窦间。其质六棱，或大如枣栗，其色莹洁，映日则光采微芒，有小如樱珠，则五色粲然可喜，亦石英之类也。丹炉家煅制作五金三黄匮。

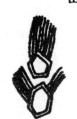

【气味】甘，平，无毒。
【主治】解药毒蛊毒，及金石药发动作痈疽渴疾，消扑损瘀血，止热狂惊痫，通月经，解风肿，除淋，井水磨服。蛇虫蜂蝎狼犬毒箭等伤，并末傅之。大明。明目去翳。时珍。

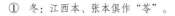

① 冬：江西本、张本俱作"苓"。

第九卷　石部目录

石之三（石类上三十二种）

本草纲目

第九卷　石部

第九卷　石部

石之三（石类上三十二种）

丹砂（本经上品）

【释名】朱砂〔时珍曰〕丹乃石名，其字从井中一点，象丹在井中之形，义出许慎《说文》。后人以丹为朱色之名，故呼朱砂。

【集解】〔别录曰〕丹砂生符陵山谷，采无时。光色如云母可拆者良，作末名真朱。〔弘景曰〕即今朱砂也。俗医别取武都仇池雄黄夹雌黄者，名为丹砂用之，谬矣。符陵是涪州接巴郡南，今无复采者。乃出武陵、西川诸蛮夷中，皆通属巴地，故谓之巴砂。仙经亦用越砂，即出广州临漳者。此二处并好，惟须光明莹澈为佳。如云母片者，谓之云母砂。如樗蒲子、紫石英形者，谓之马齿砂，亦好。如大小豆及大块圆滑者，谓之豆砂。细末碎者，谓之末砂。此二种粗，不入药用，但可画用尔。朱砂皆凿坎人数丈许。虽同出一郡县，亦有好恶。地有水井，胜火井也。仙方炼饵，最为长生之宝。〔恭曰〕丹砂大略二种，有土砂、石砂。其土砂，复有块砂、末砂，体并重而色黄黑，不任画，用疗疮疥亦好，但不入心腹之药，然可烧之，出水银乃多也。其石砂有十数品：最上者为光明砂，云一颗别生一石龛内，大者如鸡卵，小者如枣栗，形似芙蓉，破之如云母，光明照彻，在龛中石台上生，得此者带之辟恶，为上。其次或出石中，或出水内，形块大者如拇指，小者如杏仁，光明无杂，名马牙砂，一名无重砂，入药及画俱善，俗

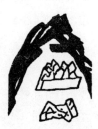

丹　砂

间亦少有之。其磨篕新井、别井、水井、火井、芙蓉、石末、石堆、豆末等砂，形类颇相似。入药及画，当择去其杂土石，便可用矣。别有越砂，大者如拳、小者如鸡鸭卵，形虽大，其杂土石，不如细而明净者。经言末之名真朱者，谬矣，岂有一物以全末殊名乎？〔敩曰〕砂凡百等，不可一一论。有妙硫砂，如拳许大，或重一镒，有十四面，面如镜，若遇阴沉天雨，即镜面上有红浆汁出。有梅柏砂，如梅子许大，夜有光生，照见一室。有白庭砂，如帝珠子许大，面上有小星现。有神座砂、金座砂、玉座砂，不经丹灶，服之而自延寿命。次有白金砂、澄水砂、阴成砂、辰锦砂、芙蓉砂、镜面砂、箭镞砂、曹末砂、土砂、金星砂、平面砂、神末砂等，不可一一细述也。〔颂曰〕今出辰州、宜州、阶州，而辰砂为最。生深山石崖间，土人采之，穴地数十丈始见其苗，乃白石，谓之朱矿床。砂生石上，其大块者如鸡子，小者如石榴子，状若芙蓉头，箭镞，连床者紫黯若铁色，而光明莹澈，碎之崭岩作墙壁，又似云母片可拆者，真辰砂也，无石者弥佳。过此皆淘土石中得之，非生于石床者。宜砂绝有大块者，碎之亦作墙壁，但罕有类物状，而色亦深赤，为用不及辰砂，盖出土石间，非白石床所生也。然近宜州邻地春州、融州皆有砂，故其水尽赤。每烟雾郁蒸之气，亦赤黄色，土人谓之朱砂气，尤能作瘴疬为人患也。阶砂又次之，不堪入药，惟可画色尔。凡砂之绝好者，为光明砂，其次谓之颗块，其次谓之鹿簌，其下谓之末砂。惟光明砂入药，余并不用。〔宗奭曰〕丹砂今人谓之朱砂。辰州砂多出蛮峒锦州界猺獠峒老鸦井。其井深广数十丈，先聚薪于井焚之。其青石壁迸裂处，即有小龛。龛中自有白石床，其石如玉。床上乃生砂，小者如箭镞，大者如芙蓉，光明可鉴，研之鲜红，砂泊床大者重七八两至十两。晃州所出形如箭镞带石者，得自土中，非此比也。〔承曰〕金州、商州亦出一种砂，色微黄，作土气，陕西、河东、河北、汴东、汴西并以入药，长安、蜀州研以代银朱作漆器。又信州近年出一种砂，极有大者，光芒墙壁，略类宜州所产。然有砒气，破之多作生砒色。若入药用，见火恐杀人。今浙中市肆往往货之，不可不审。〔时珍曰〕丹砂以辰、锦为最。麻阳即古锦州地。佳者为箭镞砂，结不实者为肺砂，细者为末砂。色紫不染纸者为旧坑砂，为上品；色鲜染纸者为新坑砂，次之。苏颂、陈承所谓阶州、金、商州砂者，乃陶弘景所谓武都雄黄，非丹砂也。范成大桂海志云：本草以辰砂为上，宜砂次之。然宜州出砂处，与湖北大牙山相连。北为辰砂，南为宜砂，地脉不殊，无甚分别，老者亦出白石床上。苏颂乃云：宜砂出土石间，非石床所生，是未识此也。别有一种色红质嫩者，名土坑砂，乃土石间者，不甚耐火。邕州亦有砂，大者数十、百两，作块黑暗，少墙壁，不堪入药，惟以烧取水银。颂云融州亦有，今融州元砂，乃邕州之讹也。臞仙《庚辛玉册》云：丹砂石以五溪山峒中产者，得正南之气为上。麻阳诸山与五溪相接者，次之。云南、波斯、西胡砂，并光洁可用。柳州一种砂，全似辰砂，惟块圆如皂角子，不入药用。商州、黔州土丹砂，宣、信州砂，皆内含毒气及金银铜铅气，不可服。张果丹砂要诀云：丹砂者，万灵之主，居之南方。或赤龙以建号，或朱鸟以为名。上品生于辰、锦州石穴，中品生于交、桂，下品生于衡、邵。各有数种，清浊体异，真伪不同。

辰、锦上品砂，生白石床之上，十二枚为一座，色如未开莲花，光明耀日。亦有九枚为一座。七枚、五枚者次之。每座中有大者为主，四围小者为臣朝护，四面杂砂一二斗抱之。中有芙蓉头成颗者，亦入上品。又有如马牙光明者，为上品；白光若云母，为中品。又有紫灵砂，圆长似笋而红紫，为上品；石片棱角生青光，为下品。交、桂所出，但是座上及打石得，形似芙蓉头面光明者，亦入上品；颗粒而通明者，为中品；片段不明澈者，为下品。衡、邵所出，虽是紫砂，得之砂石中者，亦下品也。有溪砂，生溪州砂石之中；土砂，生土穴之中，土石相杂，故不入上品，不可服饵。唐李德裕黄冶论云：光明砂者，天地自然之宝，在石室之间，生雪床之上。如初生芙蓉，红芭未拆。细者环拱，大者处中，有辰居之象，有君臣之位。光明外澈，采之者，寻石脉而求，此造化之所铸也。〔土宿真君曰〕丹砂受青阳之气，始生矿石，二百年成丹砂而青女孕，又二百年而成铅，又二百成银，又二百年复得太和之气，化而为金，故诸金皆不若丹砂金为上也。

【修治】〔敩曰〕凡修事朱砂，静室焚香斋沐后，取砂以香水浴过，拭干，碎捣之，钵中更研三伏时。取一瓷锅子，每朱砂一两，用甘草二两，紫背天葵一镒，五方草一镒，着砂上，以东流水煮三伏时，勿令水阙。去药，以东流水淘净干熬，又研如粉。用小瓷瓶入青芝草、山须草半两盖之，下十斤火煅，从巳至午方歇，候冷取出，细研用。如要服，则以熬蜜丸细麻子大，空腹服一丸。〔时珍曰〕今法惟取好砂研末，以流水飞三次，用其末。砂多杂石末、铁屑，不堪入药。又法：以绢袋盛砂，用荞麦灰淋汁，煮三伏时取出，流水浸洗过，研粉飞晒用。又丹砂以石胆、消石和埋土中，可化为水。

【气味】甘，微寒，无毒。〔普曰〕神农：甘。岐伯：苦，有毒。扁鹊：苦。李当之：大寒。〔权曰〕有大毒。〔大明曰〕凉，微毒。〔之才曰〕恶磁石，畏碱水，忌一切血。〔时珍曰〕丹砂，别录云无毒，岐伯、甄权言有毒，似相矛盾。按何孟春余冬录云：丹砂性寒而无毒，入火则热而有毒，能杀人，物性逐火而变。此说是也。丹砂之畏慈石、碱水者，水克火也。〔敩曰〕铁遇神砂，如泥似粉。〔土宿真君曰〕丹砂用阴地厥、地骨皮、车前草、马鞭草、皂荚、石韦、决明、瞿麦、南星、白附子、乌头、三角酸、藕荷、桑椹、地榆、紫河车、地丁，皆可伏制。而金公以砂为子，有相生之道，可变化。

【主治】身体五脏百病，养精神，安魂魄，益气明目，杀精魅邪恶鬼。久服通神明不老。能化为汞。本经。通血脉，止烦满消渴，益精神，悦泽人面，除中恶腹痛，毒气疥瘘诸疮。轻身神仙。别录。镇心，主尸疰抽风。甄权。润心肺，治疮痂息肉，并涂之。大明。治惊痫，解胎毒痘毒，驱邪疟，能发汗。时珍。

【发明】〔保升曰〕朱砂法火色赤而主心。〔杲曰〕丹砂纯阴，纳浮溜之火而安神明，凡心热者非此不能除。〔好古曰〕乃心经血分主药，主命门有余。〔青霞子曰〕丹砂外包八石，内含金精，禀气于甲，受气于丙，出路见壬，结块成庚，增光归戊，阴阳升降，各本其原，自然不死。若以气衰血败，体竭骨枯，八石之功，稍能添益。若欲长生久视，保命安神，须饵丹砂。且丹石见火，悉成灰烬；丹砂伏火，化为黄银。能重能轻，能神能云，黄①黑能白，能暗能明。一斛人擎，力难升举；万斤遇火，轻速上腾。鬼神寻求，莫知所在。〔时珍曰〕丹砂生于炎方，禀离火之气而成，体阳而性阴，故外显丹色而内含真汞。其气不热而寒，离中有阴也。其味不苦而甘，火中有土也。是以同远志、龙骨之类，则养心气；同当归、丹参之类，则养心血；同枸杞、地黄之类，则养肾；同厚朴、川椒之类，则养脾；同南星、川乌之类，则祛风。可以明目，可以安胎，可以解毒，可以发汗，随佐使而见功，无所往而不可。夏子益奇疾方云：凡人自觉本形作两人，并行并卧，不辨真假者，离魂病也。用辰砂、人参、茯苓，浓煎日饮，真者气爽，假者化也。类编云：钱丕少卿夜多恶梦，通宵不寐，自虑非吉。遇邓州推官胡用之曰：昔常如此。有道士教载辰砂如箭镞者，涉旬即验，四五年不复有梦。因解髻中一绛囊遗之。即夕无梦，神魂安静。道书谓丹砂辟恶安魂，观此二事可征矣。〔抱朴子曰〕临沅县廖氏家，世世寿考。后徙去，子孙多夭折。他人居其故宅，复多寿考。疑其井水赤，乃掘之，得古人埋丹砂数十斛也。饮此水而得寿，况炼服者乎？〔颂曰〕郑康成注周礼，以丹砂、石胆、雄黄、矾石、慈石为五毒。古人惟以攻疮疡，而本经以丹砂为无毒，故多炼治服食，鲜有不为药患者，岂五毒之说胜乎？当以为戒。〔宗奭曰〕朱砂镇养心神，但宜生使。若炼服，少有不作疾者。一医疾，服伏火者数粒，一旦大热，数夕而毙。沈存中云：表兄李胜炼朱砂为丹，岁余，沐浴再入鼎，误遗一块。其徒丸服之，遂发懵冒，一夕而毙。夫生朱砂，初生小儿便可服；因火力所变，遂能杀人，不可不谨。〔陈文中曰〕小儿初生，便服朱砂、轻粉、白蜜、黄连水，欲下胎毒。此皆伤脾败阳之药，轻粉下痰损心，朱砂下涎损神，儿实者服之软弱，弱者服之易伤，变生诸病也。〔时珍曰〕叶石林《避暑录》载：林彦振、谢任伯皆服伏火丹砂，俱病脑疽死。张杲医说载：张慤服食丹砂，病中消数年，发鬓疽而死。皆可为服丹之戒。而周密野语载：临川周推官平生屡弱，多服丹砂、乌、附药，晚年发背疽。医悉归罪丹石，服解毒药不效。疡医老祝诊脉曰：此乃极阴证，正当多服伏火丹砂及三建汤。乃用小剂试之，复作大剂，三日后用膏敷贴，半月而疮平，凡服三建汤一百五十服。此又与前诸说异。盖人之脏腑禀受万殊，在智者辨其阴阳脉证，不以先入为主。非妙人精微者，不能企此。

水银（本经中品）

【释名】汞别录、**澒汞同**、**灵液**纲目、**姹女**药性。〔时珍曰〕其状如水似银，故名水银。澒者，流动貌。方术家以水银和牛、羊、豕三脂杵成膏，以通草为炷，照于有金宝处一，即知金银铜铁铅玉龟蛇妖怪，故谓之灵液。〔颂曰〕广雅：水银谓之澒。丹灶家名汞，其字亦通用尔。

---

① 黄：《政和本草》丹砂条作"能"。

【集解】〔别录曰〕水银生符陵平土，出于丹砂。〔弘景曰〕今水银有生熟。此云生符陵平土者，是出朱砂腹中，亦有别出沙地者，青白色，最胜。出于丹砂者，是今烧粗末朱砂所得，色小白浊，不及生者。甚能消化金银，使成泥，人以镀物是也。烧时飞着釜上灰，名汞粉，俗呼为水银灰，最能去风。〔恭曰〕水银出于朱砂，皆因热气，未闻朱砂腹中自出之者。火烧飞取，人皆解法。南人蒸取之，得水银虽少，而朱砂不损，但色少变黑尔。〔颂曰〕今出秦州、商州、道州、邵武军，而秦州乃来自西羌界。经云出于丹砂者，乃是山石中采粗次朱砂，作炉置砂于中，下承以水，上覆以盆，器外加火煅养，则烟飞于上，水银溜于下，其色小白浊。陶氏言别出沙地者青白色，今不闻有此。西羌人亦云如此烧取，但其山中所生极多，至于一山自拆裂，人采得砂石，皆大块如升斗，碎之乃可烧煅，故西来水银极多于南方者。又取草汞法：用细叶马齿苋干之，十斤得水银八两或十两。先以槐木槌之，向日东作架晒之，三二日即干。如经年久，烧存性，盛入瓦瓮内，封口，埋土坑中四十九日，取出自成矣。〔时珍曰〕汞出于砂为真汞，雷敩言有草汞。陶弘景言有沙地汞，淮南子言弱土之气生白礜石，礜石生白澒。苏颂言陶说者不闻有之。按陈霆墨谈云，拂林国当日没之处，地有水银海，周围四五十里。国人取之，近海十里许掘坑井数十，乃使健夫骏马，皆贴金箔，行近海边。日照金光晃耀，则水银滚沸如潮而来，其势若粘裹。其人即回马疾驰，水银随赶。若行缓，则人马扑灭也。人马行速，则水银势远力微，遇坑堑而溜积于中。然后取之，用香草同煎，则成花银，此与中国所产不同。按此说似与陶氏沙地所出相合。又与陈藏器言人服水银病拘挛，但炙金物熨之，则水银必出蚀金之说相符。盖外番多丹砂，其液自流为水银，不独炼砂取出，信矣。胡演丹药秘诀云：取砂汞法：用瓷瓶盛朱砂，不拘多少，以纸封口，香汤煮一伏时，取入水火鼎内，炭塞口，铁盘盖定。凿地一孔，放碗一个盛水，连盘覆鼎于碗上，盐泥固缝，周围加火煅之，待冷取出，汞自流入碗矣。邕州溪峒烧取极易，以百两为一铫，铫之制似猪胖，外糊厚纸数重，贮之即不走漏。若撒失在地，但以川椒末或茶末收之，或以真金及鍮石引之即上。〔嘉谟曰〕取去汞之砂壳，名天流，可点化。

【修治】〔敩曰〕凡使勿用草汞并旧朱漆中者，经别药制过者，在尸中过者，半生半死者。其朱砂中水银色微红，收得后用壶芦贮之，免遗失。若先以紫背天葵并夜交藤自然汁二味同煮一伏时，其毒自退。若修十两，二汁各七镒。

【气味】辛，寒，有毒。〔权曰〕有大毒。〔大明曰〕无毒。〔之才曰〕畏慈石、砒霜。〔宗奭曰〕水银得铅则凝，得硫则结，并枣肉研则散，别法煅为腻粉，粉霜，唾研之死虱，铜得之则明，灌尸中则后腐，以金银铜铁置其上则浮，得紫河车则伏，得川椒则收。可以勾金，可为涌泉匮，盖借死水银之气也。〔土宿真君曰〕荷叶、松叶、松脂、谷精草、营草、金星草、瓦松、夏枯草、忍冬、莨菪子、雁来红、马蹄香、独脚莲、水慈姑、皆能制汞。

【主治】疥瘘痂疡白秃，杀皮肤中虱，堕胎除热，杀金银铜锡毒。熔化还复为丹，久服神仙不死。本经。以敷男子阴，阴消无气。别录。利水道，去热毒。藏器。主天行热疾，除风，安神镇心，治恶疮痂疥，杀虫，催生，下死胎。大明。治小儿惊热涎潮。宗奭。镇坠痰逆，呕吐反胃。时珍。

【发明】〔弘景曰〕还复为丹，事出仙经。酒和日暴，服之长生。〔权曰〕水银有大毒，朱砂中液也。乃还丹之元母，神仙不死之药，能伏炼五金为泥。〔抱朴子曰〕丹砂烧之成水银，积变又还成丹砂，其去凡草木远矣，故能令人长生。金汞在九窍，则死人为之不朽，况服食乎？〔藏器曰〕水银入耳，能食人脑至尽；入肉令百节挛缩，倒阴绝阳。人患疮疥，多以水银涂之，性滑重，直入肉，宜谨之。头疮切不可用，恐入经络，必缓筋骨，百药不治也。〔宗奭曰〕水银入药，虽各有法，极须审谨，有毒故也。妇人多服绝娠。今有水银烧成丹砂，医人不晓误用，不可不谨。唐韩愈云：太学士李于遇方士柳泌，能烧水银为不死药。以铅满一鼎，按中为空，实以水银，盖封四际，烧为丹砂。服之下血，四年病益急，乃死。余不知服食说自何世起，杀人不可计，而世慕尚之益至，此其惑也。在文书所记及耳闻者不说。今直取目见，亲与之游，而以药败者六七公，以为世诫。工部尚书归登，自说服水银得病，有若烧铁杖自颠贯其下，撞而为火，射窍节以出，狂痛呼号泣绝。其祸席得水银，发且止，唾血十数年以毙。殿中御史李虚中，疽发其背死。刑部尚书李逊谓余曰：我为药误。遂死。刑部侍郎李建，一旦无病死。工部尚书孟简，邀我于万州，屏人曰：我得秘药，不可独不死。今遗子一器，可用枣肉为丸服之。别一年而病。后有人至，讯之，曰：前所服药误，方且下之，下则平矣。病二岁卒。东川节度御史大夫卢坦，溺血，肉痛不可忍，乞死。金吾将军李道古，以柳泌得罪，食泌药，五十死海上。此皆可为戒者。蕲不死乃速得死，谓之智，可不可也？五谷三牲，盐醯果蔬，人所常御。人相厚勉，必日强食。今惑者皆曰：五谷令人夭，三牲皆杀人，当务减节。一筵之馔，禁忌十之二三。不信常道而务鬼怪，临死乃悔。后之好者又曰：彼死者皆不得其道也，我则不然。始动曰：药动故病，病去药行，乃不死矣。及且死又悔。呜呼！可哀也已。〔时珍曰〕水银乃至阴之精，禀沉着之性。得凡火煅炼，则飞腾灵变；得人气熏蒸，则入骨钻筋，绝阳蚀脑。阴毒之物无似之者。而大明言其无毒，本经言其久服神仙，甄权言其分丹元母，抱朴子以为长生之药。六朝以下贪生者服食，致成废笃而丧厥躯，不知若干人矣。方士固不足道，本草其可妄言哉？水银但不可服食尔，而其治病之功，不可掩也。同黑铅结砂，则镇坠痰涎；同硫黄结砂，则拯救危病。此乃应变之兵，在用者能得肯綮而执其枢机焉而。余见铅白霜及灵砂下。

水银粉（宋嘉祐）

【释名】**汞粉、轻粉**拾遗、**峭粉**日华、**腻粉**〔时珍曰〕轻言其质，峭言其状，腻言其性。昔萧史与秦穆公炼飞去丹，第一转乃轻粉，即此。

【修治】〔时珍曰〕升炼轻粉法：用水银一两，白矾二两，食盐一两，同研不见星，铺于铁器内，以小乌盆覆之。筛灶灰，盐水和，封固盆口。以炭打二炷香取开，则粉升于盆上矣。其自如雪，轻盈可爱。一两汞，可升粉八钱。又法：水银一两，皂矾七钱，白盐五钱，同研，如上升炼。又法：先以皂矾四两，盐一两，焰硝五钱，共炒黄为由。水银一两，又曲二两，白矾二钱，研匀，如上升炼。海客论云：诸矾不与水银相合，而绿矾和盐能制水银成粉，何也？盖水银者金之魂魄，绿矾者铁之精华，二气同根，是以暂制成粉。无盐则色不白。

【气味】辛，冷，无毒。〔大明曰〕畏磁石、石黄，忌一切血，本出于丹砂故也。〔时珍曰〕温燥有毒，升也，浮也。黄连、土茯苓、陈酱、黑铅、铁浆，可制其毒。

【主治】通大肠，转小儿疳瘪瘰疬，杀疮疥癣虫，及鼻上酒皶。风疮瘙痒。藏器。治痰涎积滞，水肿鼓胀，毒疮。时珍。

【发明】〔宗奭曰〕水银粉下膈涎，并小儿涎潮瘈疭药多用。然不可常服及过多，多则损人。若兼惊则危，须审之。盖惊为心气不足，不可下。下之里虚，惊气入心，不可治。其人本虚、更须禁此，慎之至也。〔刘完素曰〕银粉能伤牙齿。盖上下齿龈属手足阳明之经，毒气感于肠胃，而精神气血水谷既不胜其毒，则毒即循经上行，而至齿龈嫩薄之分为审也。〔时珍曰〕水银乃至阴毒物，因火煅丹砂而出，加以盐、矾炼而为轻粉，加以硫黄升而为银朱，轻飞灵变，化纯阴为燥烈。其性走而不守，善劫痰涎，消积滞。故水肿风痰湿热毒疮被劫，涎从齿龈而出，邪郁为之暂开，而疾因之亦愈。若服之过剂，或不得法，则毒气被蒸，窜入经络筋骨，莫之能出。痰涎既去，血液耗亡，筋失所养，营卫不从。变为筋挛骨痛，发为痈肿疳漏，或手足皲裂，虫癣顽痹，经年累月，遂成废痼，其害无穷。观丹客升炼水银轻粉，鼎器稍失固济，铁石撼透，况人之筋骨皮肉乎？陈文中言轻粉下痰而损心气，小儿不可轻用，伤脾败阳，必变他证，初生尤宜慎之。而演山氏谓小儿在胎，受母饮食热毒之气，蓄在胸膈，故生下个个发惊，宜三日之内与黄连去热，腻粉散毒，又与人参朱砂蜜汤解清心肺，积毒既化，儿可免此患。二说不同，各有所见。一谓无胎毒者，不可轻服；一谓有胎毒者，宜预解之。用者宜审。

粉霜（纲目）

【释名】**水银霜、白雪**纲目、**白灵砂**〔时珍曰〕以汞粉转升成霜，故曰粉霜。抱朴子云：白雪，粉霜也。以海卤为匮，盖以土鼎。勿泄精华，七日乃成。要足阳气，不为阴侵。惟姜、藕、地丁、河车可以炼之点化。在仙为玄壶，在人为精原，在丹为木精，在造化为白雪，在天为甘露。

【修治】〔时珍曰〕升炼法：用真汞粉一两，入瓦罐内令匀。以灯盏仰盖罐口，盐泥涂缝。先以小炭火铺罐底四围，以水湿纸不住手在灯盏内擦，勿令间断。逐渐加火，至罐颈住火。冷定取出，即成霜如白蜡。按外台秘要载古方崔氏造水银霜法云：用水银十两，石硫黄十两，各以一铛熬之。良久银热黄消，急倾为一铛，少缓即不相入，仍急搅之。良久硫成灰，银不见，乃下伏龙肝末十两，盐末一两。搅之。别以盐末铺铛底一分，入药在上，又以盐末盖面一分，以瓦盆覆之，盐土和泥涂缝，炭火煅一伏时，先文后武，开盆刷下，凡一转。后分旧土为四分，以一分和霜，入盐末二两，如前法飞之讫。又以土一分，盐末二两，和飞如前，凡四转。土尽更用新土，如此七转，乃成霜用之。此法后人罕知，故附于此云。

【气味】辛，温，有毒。〔时珍曰〕畏养麦秆灰、硫黄。

【主治】下痰涎，消积滞，利水，与轻粉同功。时珍。

【发明】〔元素曰〕粉霜、轻粉，亦能洁净府，去膀胱中垢腻，既毒而损齿，宜少用之。〔时珍曰〕其功过与轻粉同。

银朱（纲目）

【释名】猩红、紫粉霜〔时珍曰〕昔人谓水银出于丹砂，熔化还复为朱者，即此也。名亦由此。

【集解】〔时珍曰〕胡演丹药秘诀云：升炼银朱，用石亭脂二斤，新锅内熔化，次下水银一斤，炒作青砂头，炒不见星。研末罐盛，石版盖住，铁线缚定。盐泥固济，大火煅。待冷取出，贴罐者为银朱，贴口者为丹砂。今人多以黄丹及矾红杂之，其色黄黯，宜辨之。真者谓之水华朱。每水银一斤，烧朱一十四两八分，次朱三两五钱。

【气味】辛，温，有毒。

【主治】破积滞，劫痰涎，散结胸，疗疥癣恶疮，杀虫及虱，功同粉霜。时珍。

【发明】〔明珍曰〕银朱乃硫黄同汞升炼而成，其性燥烈，亦能烂龈挛筋，其功过与轻粉同也。今厨人往往以之染色供馔，宜去之。

灵砂（证类）

【释名】二气砂〔慎微曰〕芊亭客话载，以灵砂饵胡孙、鹦鹋、鼠、犬等，变其心，辄会人言，丹之通为灵者。〔时珍曰〕此以至阳勾至阴，脱阴反阳，故曰灵砂。

【修治】〔慎微曰〕灵砂，用水银一两，硫黄六铢，细研炒作青砂头，后入水火既济炉，抽之如束针纹者，成就也。〔时珍曰〕按胡演丹药秘诀云：升灵砂法：用新锅安逍遥炉上，蜜揩锅底，文火下烧，入硫黄二两熔化，投水银半斤，以铁匙急搅，作青砂头。如有焰起，喷醋解之。待汞不见星，取出细研，盛入水火鼎内，盐泥固济，下以自然火升之，干水十二盏为度，取出如束针纹者，成矣。庚辛玉册云：灵砂者，至神之物也。硫汞制而成形，谓之丹基。夺天地造化之功，窃阴阳不测之妙。可以变化五行，炼成九还。其未升鼎者，谓之青金丹头；已升鼎者，乃曰灵砂。灵砂有三：以一伏时周天火而成者，谓之金鼎灵砂；以九度抽添用周天火而成者，谓之九转灵砂；以地数三十日炒炼而成者，谓之医家老火灵砂。并宜桑灰淋醋煮伏过用，乃良。

【气味】甘，温，无毒。

【主治】五脏百病，养神安魂魄，益气明目，通血脉，止烦满，益精神，杀精魅恶鬼气。久服通神明不老，轻身神仙，令人心灵。慎微。主上盛下虚，痰涎壅盛，头旋吐逆，霍乱反胃，心腹冷痛，升降阴阳，既济水火，调和五脏，辅助元气。研末，糯糊为丸，枣汤服，最能镇坠，神丹也。时珍。

【发明】〔时珍曰〕硫黄，阳精也；水银，阴精也。以之相配夫妇之道，纯阴纯阳二体合璧。故能夺造化之妙，而升降阴阳，既济水火，为扶危拯急之神丹，但不可久服尔。苏东坡言，此药治久患反胃，及一切吐逆，小儿惊吐，其效如神，有配合阴阳之妙故也。时珍常以阴阳水送之，尤妙。

雄黄（本经中品）

【释名】黄金石本经、石黄唐本、熏黄〔普曰〕雄黄生山之阳，是丹之雄，所以名雄黄也。〔恭曰〕出石门者名石黄，亦是雄黄，而通名黄金石，石门者为劣尔。恶者名熏黄，止用熏疮疥，故名之。〔藏器曰〕今人敲取石黄中精明者为雄黄，外黑者为熏黄。雄黄烧之不臭，熏黄烧之则臭，以此分别。〔权曰〕雄黄，金之苗也。故南方近金冶处时有之，但不及西来者真好尔，〔宗奭曰〕非金苗也。有金窟处无雄黄。〔时珍曰〕雄黄入点化黄金用，故名黄金石，非金苗也。

【集解】〔别录曰〕雄黄生武都山谷、敦煌山之阳，采无时。〔弘景曰〕武都，氐羌也，是为仇池。宕昌亦有之，小劣。敦煌在凉州西数千里，近来纷扰，皆用石门、始兴石黄之好者耳。凉州黄好者作鸡冠色，不臭而坚实。其黯黑及虚软者，不好也。〔恭曰〕宕昌、武都者为佳，块方数寸，明澈如鸡冠，或以为枕，服之辟恶。其青黑坚者，不入药用。贞观年中，以宕州新出有得方数尺者，但重脆不可

雄　　黄

全致之耳。〔禹锡曰〕水经注云：黄水出零陵县，西北连巫山，溪出雄黄，颇有神异。常以冬月祭祀，凿石深数丈，方采得之，故溪水取名焉。又抱朴子云：雄黄当得武都山所出者，纯而无杂，其赤如鸡冠，光明晔晔者，乃可用。其但纯黄似雌黄色无光者，不任作仙药，可合理病药耳。〔颂曰〕今阶州即古武都山中有之。形块如丹砂，明澈不夹石，其色如鸡冠者真。有青黑色而坚者名熏黄，有形色似真而气臭者名臭黄，并不入服食，只可疗疮疥。其臭以醋洗之便去，足以乱真，尤宜辨。又阶州接西戎界，出一种水窟雄黄，生于山岩中有水流处。其石名青烟石、白鲜石。雄黄出其中，其块大者如胡桃，小者如栗豆，上有孔窍，其色深红而微紫，体极轻虚而功用更胜，丹灶家尤贵重之。〔时珍曰〕武都水窟雄黄，北人以充丹砂，但研细色带黄耳。《丹房鉴源》云：雄黄千年化为黄金。武都者上，西番次之。铁色者上，鸡冠次之。以沉水银脚铁末上拭了，旋有黄衣生者为真。一云：验之可以燃虫死者为真，细嚼口中含汤不臭辣者次之。〔敩曰〕凡使勿用臭黄，气臭；黑鸡黄，色如乌鸡头；夹腻黄，一重黄，一重石，并不堪用。真雄黄，似鹧鸪鸟肝色者为上。

【修治】〔敩曰〕每雄黄三两，以甘草、紫背天葵、地胆、碧棱花各五两，细锉，东流水入坩锅中，煮三伏时，漉出，捣如粉，水飞澄去黑者，晒干再研用。其内有劫铁石，又号赴矢黄，能劫于铁，并不入药用。〔思邈曰〕凡服食用武都雄黄，须油煎九日九夜，乃可入药；不尔有毒，慎勿生用。〔时珍曰〕一法：用米醋入萝卜汁煮干用良。〔抱朴子曰〕饵法：或以蒸煮，或以消石化为水，或以猪脂裹蒸之于赤土下，或以松脂和之，或以三物炼之，如布，白如冰。服之令人长生，除百病，杀三虫。伏火者，可点铜成金，变银成金。

【气味】**苦，平、寒，有毒。**〔别录曰〕甘，大温。〔权曰〕辛，有大毒。〔大明曰〕微毒。〔土宿真君曰〕南星、地黄、莴苣、五加皮、紫河车、地榆、五叶藤、黄芩、白芷、当归、地锦、鹅肠草、鸡肠草、苦参、鹅不食草、圆桑、猯脂，皆可制雄黄。

【主治】**寒热，鼠瘘恶疮，疽痔死肌，杀精物恶鬼邪气百虫毒，胜五兵。炼食之，轻身神仙。**本经。**疗疥虫䘌疮，目痛，鼻中息肉，及绝筋破骨，百节中大风，积聚癖气，中恶腹痛鬼疰，杀诸蛇虺毒，解藜芦毒，悦泽人面。饵服之者，皆飞入脑中，胜鬼神，延年益寿，保中不饥。得铜可作金。**别录。**主疥癣风邪，癫痫岚瘴，一切虫兽伤。**大明。**搜肝气，泻肝风，消涎积。**好古。**治疟疾寒热，伏暑泄痢，酒饮成癖，惊痫，头风眩运，化腹中瘀血，杀劳虫疳虫。**时珍。

【发明】〔权曰〕雄黄能杀百毒，辟百邪，杀蛊毒。人佩之，鬼神不敢近；入山林，虎狼伏；涉川水，毒物不敢伤。〔抱朴子曰〕带雄黄入山林，即不畏蛇。若蛇中人，以少许傅之，登时愈。吴楚之地，暑湿郁蒸，多毒虫及射工、沙虱之类，但以雄黄、大蒜等分，合捣一丸佩之。或已中者，涂之亦良。〔宗奭曰〕焚之，蛇皆远去。治蛇咬方，见五灵脂下。《唐书》云：甄立言究习方术，为太常丞。有尼年六十余，患心腹鼓胀，身体羸瘦，已二年。立言诊之，曰：腹内有虫，当是误食发而然。令饵雄黄一剂，须臾吐出一蛇，如拇指，无目，烧之犹有发气，乃愈。又《明皇杂录》云：有黄门奉使交广回。太医周顾曰：此人腹中有蛟龙。上惊问黄门有疾否？曰：臣驰马大庾岭，热困且渴，遂饮涧水，竟腹中坚痞如石。周遂以硝石、雄黄煮服之。立吐一物，长数寸，大如指，视之鳞甲皆具。此皆杀蛊毒之验也。〔颂曰〕雄黄治疮疡尚矣。周礼：疡医，疗疡以五毒攻之。郑康成注云：今医方有五毒之药，作之，合黄堥，置石胆、丹砂、雄黄、矾石、磁石其中，烧之三日三夜，其烟上着，鸡羽扫取以注疮，恶肉破骨则尽出也。杨亿笔记载：杨蜗少时，有疡生于颊，连齿辅车，外肿若覆瓯，内溃出脓血，痛楚难忍，百疗弥年不瘥。人令依郑法烧药注之，少顷，朽骨连牙溃出，遂愈，信古方攻病之速也。黄堥音武，即今有盖瓦合也。〔时珍曰〕五毒药，范汪东阳方变为飞黄散，治缓疽恶疮，蚀恶肉。其法取瓦盆一个，安雌黄于中，丹砂居南，慈石居北，曾青居东，白石英居西，矾石居上，石膏次之，钟乳居下，雄黄覆之，云母布于下，各二两末。以一盆盖之，羊毛泥固济，作三隅灶，以陈苇烧一日，取其飞黄用之。夫雄黄乃治疮杀毒要药也，而入肝经气分，故肝风肝气、惊痫痰涎、头痛眩运、暑疟泄痢、积聚诸病，用之有殊功。又能化血为水。而方士乃炼治服饵，神异其说，被其毒者多矣。按洪迈《夷坚志》云：虞雍公允文感暑痢，连月不瘥。忽梦至一处，见一人如仙官，延之坐。壁间有药方，其辞云：暑毒在脾，湿气连脚；不泄则痢，不痢则疟。独炼雄黄，蒸饼和药；别作治疗，医家大错。公依方，用雄黄水飞九度，竹筒盛。蒸七次，研末，蒸饼和丸梧子大。每甘草汤下七丸，日三服，果愈。太平广记载成都刘无名服雄黄长生之说，方士言尔，不可信。

熏黄【主治】恶疮疥癣，杀虫虱。和诸药熏嗽。

雌黄（本经本品）

【释名】坐，七火切。〔时珍曰〕生山之阴，故曰雌黄。《土宿本草》云：阳石气未足者为雌，已足者为雄，相距五百年而结为石。造化有夫妇之道。故曰雌雄。

【集解】〔《别录》曰〕雌黄生武都山谷，与雄黄同山生。其阴山有金，金精熏则生雌黄。采无时。〔弘景曰〕今雌黄出武都仇池者，谓之武都仇池黄，色小赤。出扶南林邑者，谓之昆仑黄，色如金，而似云母甲错，画家所重。既有雌雄之名，又同山之阴阳，合药便当以武都为胜。《仙经》无单服法，惟以合丹砂、雄黄飞炼为丹尔。金精是雌黄，铜精是空青，而服空青反胜于雌黄，其义难了。〔敩曰〕雌黄一块重四两，拆开得千重，软如烂金者，佳。其夹石及黑如铁色者，不可用。〔时珍曰〕按独孤滔《丹房鉴源》云：背阴者，雌黄也。淄成者，即黑色轻干，如焦锡块。臭黄作者，硬而无衣。试法：但于甲上磨之，上色者好。又烧熨斗底，以雌划之，

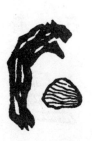

雌　黄

如赤黄线一道者好。舶上来如喫血者上，湘南者次之，青者尤佳。叶子者为上，造化黄金非此不成。亦能柔五金，干汞，转硫黄，伏粉霜。又云：雄黄变铁，雌黄变锡。

【修治】〔敩曰〕凡修事，勿令妇人、鸡、犬、新犯淫人、有患人、不男人、非形人，及曾是刑狱臭秽之地，犯之则雌黄黑如铁色，不堪用也，反损人寿。每四两，用天碧枝、和阳草、粟遂子草各五两，入瓷锅中煮三伏时，其色如金汁，一垜在锅底下。用东流水猛投于中，如此淘三度，去水拭干，臼中捣筛，研如尘用。又曰：雌得芹花，立便成庚。芹花一名立起草，形如芍药，煮雌能住火也。

【气味】辛，平，有毒。〔《别录》曰〕大寒。不入汤用。〔土宿真君曰〕芎藭、地黄、独帚、益母、羊不食草、地榆、五加皮、瓦松、冬瓜汁，皆可制伏。又雌见铅及胡粉则黑。

【主治】**恶疮头秃痂疥，杀毒虫虱身痒邪气诸毒。炼之久服，轻身增年不老。**本经。蚀鼻中息肉，下部䘌疮，身面白驳，散皮肤死肌，及恍惚邪气，杀蜂蛇毒。久服令人脑满。别录。**治冷痰劳喊，血气虫积，心腹痛，癫痫，解毒。**时珍。

【发明】〔保升曰〕雌黄法土，故色黄而主脾。〔时珍曰〕雌黄、雄黄同产，但以山阳山阴受气不同分别。故服食家重雄黄，取其得纯阳之精也；雌黄则兼有阴气故尔。若夫治病，则二黄之功亦仿佛，大要皆取其温中、搜肝杀虫、解毒祛邪焉尔。

石膏（本经中品）

【释名】**细理石**别录、**寒水石**纲目。〔震亨曰〕火煅细研醋调，封丹灶，其固密甚于脂膏。此盖兼质与能而得名，正与石脂同意。〔时珍曰〕其纹理细密，故名细理石；其性大寒如水，故名寒水石与凝水石。同名异物。

【集解】〔《别录》曰〕石膏生齐山山谷及齐卢山、鲁蒙山，采无时。细理白泽者良，黄者令人淋。〔弘景曰〕二郡之山，即青州、徐州也。今出钱塘县，皆在地中，雨后时时自出，取之如棋子，白澈最佳。彭城者亦好。近道多有而大块，用之不及彼也。《仙经》不须此。〔恭曰〕石膏、方解石大体相似。而以未破为异。今市人皆以方解代石膏，未见有真石膏也。石膏生于石旁。其方解不因石而生，端然独处，大者如升，小者如拳，或在土中，或生溪水。

其上皮随土及水苔色，破之方解，大者方尺。今人以此为石膏，疗风去热虽同，而解肌发汗不如真者。〔《大明》曰〕石膏通亮，理如云母者上。又名方解石。〔敩曰〕凡使勿用方解石。方解虽白不透明，其性燥。若石膏则出剑州若山县义情山，其色莹净如水精，性良善也。〔颂曰〕石膏今汾、孟、虢、耀州、兴元府亦有之。生于山石上，色至莹白，与方解石肌理形段刚柔绝类相似。今难得真者。用时，惟以破之皆作方棱者，为方解石。今石膏中时时有莹澈可爱有纵理而不方解者，或以为石膏，然据本草又似长石。或又谓青石间往往有白脉贯彻类肉之膏肪者，为石膏，此又本草所谓理石也。不知石膏定是何物？今且依市人用方解石尔。〔阎孝忠曰〕南方以寒水石为石膏，以石膏为寒水石，正与汴京相反，乃大误也。石膏洁白坚硬，有墙壁。寒水石则软烂，以手可碎，外微青黑，中有细文。又一种坚白全类石膏，而敲之成方者，名方解石也。〔承曰〕陶言钱塘山中雨后时自出。今钱塘人凿山取之甚多，捣作齿药货用，浙人呼为寒水石，入药最胜他处者。〔宗奭曰〕石膏纷辩不决，未悉厥理。本草只言生齐山、卢山、蒙山，细理白泽者良，即知他处者非石膏也。〔震亨曰〕本草药之命名，多有意义，或以色，或以形，或以气，或以质，或以味，或以能，或以时是也。石膏固济丹炉，苟非有膏，岂能为用？此盖兼质与能而得名。昔人以方解为石膏，误矣。石膏味甘而辛，本阳明经药，阳明主肌肉。其甘也，能缓脾益气，止渴去火，其辛也，能解肌出汗，上行至头，又入太阴、少阳。彼方解石，止有体重质坚性寒而已，求其有膏而可为三经之主治者焉在哉？〔时珍曰〕石膏有软、硬二种。软石膏，大块生于石中，作层如压扁米糕形，每层厚数寸。有红白二色，红者不可服，白者洁净，细文短密如束针，正如凝成白蜡状，松软易碎，烧之即白烂如粉。其中明洁，色带微青，而文长细如白丝者，名理石也。与软石膏乃一物二种，碎之则形色如一，不可辨矣。硬石膏，作块而生，直理起棱，如马齿坚白，击之则段段横解，光亮如云母、白石英，有墙壁，烧之亦易散，仍硬不作粉。其似硬石膏成块，击之块块方解，墙壁光明者，名方解石也，烧之则姹散亦不烂。与硬石膏乃一类二种，碎之则形色如一，不可辨矣。自陶弘景、苏恭、大明、雷敩、苏颂、阎孝忠皆以硬者为石膏，软者为寒水石，至朱震亨始断然以软者为石膏，而后人遵用有验，千古之惑始明矣。盖昔人所谓寒水石者，即软石膏也；所谓硬石膏者，乃长石也。石膏、理石、长石、方解石四种，性气皆寒，俱能去大热结气；但石膏又能解肌发汗为异尔。理石即石膏之类，长石即方解之类，俱可代用，各从其类也。今人以石膏收豆腐，乃昔人所不知。

【修治】〔敩曰〕凡使，石臼中捣成粉，罗过，生甘草水飞过，澄晒筛研用。〔时珍曰〕古法惟打碎如豆大，绢包入汤煮之。近人因其性寒，火煅过用，或糖拌炒过，则不妨脾胃。

【气味】辛，微寒，无毒。〔《别录》曰〕甘，大寒。〔好古曰〕入足阳明、手太阴、少阳经气分。〔之才曰〕鸡子为之使。恶莽草、巴豆，马目毒公。畏铁。

【主治】中风寒热，心下逆气惊喘，口干舌焦，不能息，腹中坚痛，除邪鬼，产乳金疮。本经。除时气头痛身热，三焦大热，皮肤热，肠胃中结气，解肌发汗，止消渴烦逆，腹胀暴气，喘咽热，亦可作浴汤。别录。治伤寒头痛如烈，壮热皮如火燥。和葱煎茶，去头痛。甄权。治天行热狂，头风旋，下乳，揩齿益齿。大明。除胃热肺热，散阴邪，缓脾益气。李杲。止阳明经头痛，发热恶寒，日晡潮热，大渴引饮，中暑潮热，牙痛。元素。

【发明】〔成无己曰〕风，阳邪也；寒，阴邪也，风喜伤阳，寒喜伤阴。营卫阴阳，为风寒所伤，则非轻剂所能独散，必须轻重之剂同散之，乃得阴阳之邪俱去，营卫之气俱和。是以大青龙汤，以石膏为使。石膏乃重剂，而又专达肌表也。又云：热淫所胜，佐以苦甘。知母、石膏之苦甘以散热。〔元素曰〕石膏性寒，味辛而淡，气味俱薄，体重而沉，降也阴也，乃阳明经大寒之药。善治本经头痛牙痛，止消渴中暑潮热，然能寒胃，令人不食，非腹有极热者，不宜轻用。又阳明经中热，发热恶寒燥热，日晡潮热，肌肉壮热，小便浊赤，大渴引饮，自汗，苦头痛之药，仲景用白虎汤是也。若无以上诸证，勿服之。多有血虚发热象白虎证，及脾胃虚劳，形体病证，初得之时，与此证同。医者不识而误用之，不可胜救也、〔杲曰〕石膏，足阳明药也。故仲景治伤寒阳明证，身热、目痛、鼻干、不得卧。身以前，胃之经也。胸前，肺之室也。邪在阳明，肺受火制，故用辛寒以清肺气，所以有白虎之名。又治三焦皮肤大热，入手少阳也。凡病脉数不退者，宜用之；胃弱者，不可用。〔宗奭曰〕孙兆言，四月以后天气热时，宜用白虎。但四方气候不齐，岁中运气不一，亦宜两审。其说甚雅。〔时珍曰〕东垣李氏云，立夏前多服白虎汤者，令人小便不禁，此乃降令太过也。阳明津液不能上输于肺，肺之清气亦复下降故尔。初虞世古今录验方，治诸蒸病有五蒸汤，亦是白虎加人参、茯苓、地黄、葛根，因病加减。王焘外台秘要：治骨蒸劳热久嗽，用石膏文如束针者一斤，粉甘草一两，细研如面，日以水调三四服。言其无毒有大益，乃养命上药，不可忽其贱而疑其寒。名医录言，睦州杨士丞女，病骨蒸内热外寒，众医不瘥，处州吴医用此方而体遂凉。愚谓此皆少壮肺胃火盛，能食而病者言也。若衰暮及气虚血虚胃弱者，恐非所宜。广济林训导年五十，病痰嗽发热。或令单服石膏药至一斤许，遂不能食，而咳益频，病益甚，遂至不起。此盖用药者之瞽瞽也，石膏何与焉。杨士瀛云：石膏煅过，最能收疮晕，不至烂肌。按刘跂钱乙传云：宗室子病呕泄，医用温药加喘。乙曰：病本中热，奈何以刚剂燥之，将不得前后溲，宜与石膏汤。宗室与医皆不信。后二日果来召。乙曰：仍石膏汤证也。竟如言而愈。又按：古方所用寒水石，是凝水石；唐宋以来诸方所用寒水石，即今之石膏也，故寒水石诸方多附于后。近人又以长石、方解石为寒水石，不可不辨之。

【附录】玉火石〔颂曰〕密洲九仙山东南隅地中，出一种石，青白而脆，击之内有火，谓之玉火石。彼医用之。其味甘、微辛，温。疗伤寒发汗，止头目昏眩痛，功与石膏等，土人以当石膏用之。龙石膏〔《别录》〕有名未用。无毒，主消渴益寿。生杜陵，如铁脂中黄。

理石（本经中品）

【释名】肌石别录、立制石本经。〔时珍曰〕理石即石膏之顺理而微硬有肌者，故曰理石、肌石。〔弘景曰〕《仙经》时，呼为长理石。石胆一名立制，今此又名立制，疑必相乱。

【集解】〔《别录》曰〕理石如石膏，顺理而细，生汉中山谷及卢山，采无时，〔弘景曰〕汉中属梁州，卢山属青州。今出宁州。俗用亦稀。〔恭曰〕此石夹两石间如石脉，打用之，或在土中重叠而生。皮黄赤，肉白，作斜理文，全不似石膏。市人或刮削去皮，以代寒水石，并以当礜石，并是假伪。今卢山亦无此物，见出襄州西泛水侧。〔宗奭曰〕理石如长石。但理石如石膏，顺理而细；其非顺理而细者，为长石。疗体亦不相远。〔时珍曰〕理石，即石膏中之长文细直如丝而明洁色带微青者。唐人谓石膏为寒水石，长石为石膏，故苏恭言其不似石膏也。此石与软石膏一类二色，亦可通用，详石膏下。

【气味】甘，寒，无毒。〔《别录》曰〕大寒。〔之才曰〕滑石为之使，恶麻黄。

【主治】身热，利胃解烦，益精明目，破积聚，去三虫。本经。除营卫中去来大热结热，解烦毒，止消渴，及中风痿痹。别录。渍酒服，疗癖，令人肥悦。苏恭。

【附录】白肌石〔《别录》有名未用曰〕味辛，无毒。主强筋骨，止渴不饥，阴热不足。一名肌石，一名洞石，生广卷山青石间。〔时珍曰〕按此即理石也，其形名气味主疗皆同。

长石（本经中品）

【释名】方石本经、直石别录、土石别录、硬石膏纲目。

【集解】〔《别录》曰〕长石，理如马齿，方而润泽，玉色。生长子山谷及太山、临淄，采无时。〔弘景曰〕长子县属上党，临淄县属青州。俗方、仙经并无用此者。〔恭曰〕此石状同石膏而厚大，纵理而长，文似马齿。今均州辽坂山有之，土人以为理石。〔颂曰〕今惟潞州有之，

如苏恭所说。按本经理石、长石二物，味效亦别。又云：理石似石膏，顺理而细。陶隐居言，亦呼为长理石。今灵宝丹用长理石为一物。医家相承用者，乃似石膏，与今潞州所出长石无异，而诸郡无复出理石者，医方亦不见单用，往往呼长石为长理石。〔时珍曰〕长石，即俗呼硬石膏者，状似软石膏而块不扁，性坚硬洁白，有粗理，起齿棱，击之则片片横碎，光莹如云母、白石英，亦有墙壁似方解石，但不作方块尔。烧之亦不粉烂而易散，方解烧之亦然，但姹声为异尔。昔人以此为石膏，又以为方解，今人以此为寒水石，皆误矣。但与方解乃一类二种，故亦名方石，气味功力相同，通用无妨。唐宋诸方所用石膏，多是此石，昔医亦以取效，则亦可与石膏通用，但不可解肌发汗耳。

【气味】辛、苦，寒，无毒。

【主治】身热，胃中结气，四肢寒厥，利小便，通血脉，明目去翳眇，下三虫，杀蛊毒。久服不饥。本经。止消渴，下气，除胁肋肺间邪气。别录。

方解石（别录下品）

方 解 石

【释名】黄石〔志曰〕敲破，块块方解，故以为名。

【集解】〔别录曰〕方解石生方山，采无时。〔弘景曰〕本经长石一名方石，疗体相似，疑即此也。〔恭曰〕此物大体与石膏相似，不附石而生，端然独处。大者如升，小者如拳，甚大者方尺。或在土中，或生溪水，其上皮随土及水苔色，破之方解。今人以为石膏，用疗风去热虽同，而解肌发汗不及也。〔志曰〕今沙州大鸟山出者佳。〔颂曰〕方解石本草言生方山，陶隐居疑与长石为一物，苏恭云疗热不减石膏。若然，似可通用，但主头风不及石膏也。其肌理形段刚柔皆同，但以附石不附石为言，岂得功力顿异？如雌黄、雄黄亦有端然独处者，亦有附石生者，不闻别有名号，功力相异也。〔时珍曰〕方解石与硬石膏相似，皆光洁如白石英，但以敲之段段片碎者为硬石膏，块块方棱者为方解石，盖一类三种，亦可通用。唐宋诸方皆以此为石膏，今人又以为寒水石，虽俱不是，而其性寒治热之功，大抵不相远，惟解肌发汗不能如硬石膏为异尔。

【气味】苦、辛，大寒，无毒。〔之才曰〕恶巴豆。

【主治】胸中留热结气，黄疸，通血脉，去蛊毒。别录。

滑石（本经上品）

滑 石

【释名】画石衍义、液石别录、脆石音辽、脱石音夺、冷石弘景、番石别录、共石宗画石，因其软滑可写画也。〔时珍曰〕滑石性滑利窍，其质又滑腻，故以名之。表画家用刷纸代粉，最白腻。脆乃脂膏也，因以名县。脱乃肉鱼骨也。此物最滑腻，无硬者为良，故有诸名。

【集解】〔《别录》曰〕滑石生赭阳山谷，及太山之阴，或掖北白山，或卷山，采无时。〔弘景曰〕滑石色正白，仙经用之为泥。今出湘州、始安郡诸处。初取软如泥，久渐坚强，人多以作冢中明器物。赭阳属南阳，掖县属青州东莱，卷县属司州荥阳。又有冷石，小青黄，并冷利，能熨油污衣物。〔恭曰〕此石所在脆有。岭南始安出者，自如凝脂，极软滑。出掖县者，理粗质青有黑点，惟可为器，不可入药。齐州南山神通寺南谷亦大有，色青白不佳，而滑腻则胜。〔藏器曰〕始安、掖县所出二石，形质既异，所用又殊。始安者软滑而白，宜入药。东莱者硬涩而青，乃作器石也。〔敩曰〕凡使有多般：其白滑石如方解石，色似冰白，画石上有白腻文者，真也。乌滑石似墨，画石上有青白腻文，入用亦妙。绿滑石性寒有毒，不入药用。黄滑石似金颗颗圆。画石上有青黑色者，勿用，杀人。冷滑石青苍色，画石上作白腻文，亦勿用之。〔颂曰〕今道、永、莱、濠州皆有之，凡二种。道、永州出者白滑如凝脂。《南城志》云：赟城县出赟石，即滑石也。土人以为烧器，烹鱼食，是也。莱、濠州出者理粗质青，有黑点，亦谓之斑石。二种皆可作器，甚精好。初出软柔，彼人就穴中制作，用力殊少也。本草所载土地皆是北方，而今医家所用白色者，自南方来。或云沂州所出甚白佳，与本草所云太山之阴相合，而彼土不取为药。今濠州所供青滑石，云性寒无毒，主心气涩滞，与本经大同小异。又张勃吴录地理志及大康地记云：郁林州布山县马湖马岭山皆有𥖧，甚毒杀人，有冷石可以解之。石色赤黑，味苦，屑之着疮中，并以切齿立苏，一名切齿石。今人多用冷石作粉，治痱疮，或云即滑石也，但味之甘苦不同尔。〔时珍曰〕滑石，广之桂林各邑及瑶峒中皆出之，即古之始安也。白黑二种，功皆相似。山东蓬莱县桂府村所出者亦佳，故医方有桂府滑石，与桂林者同称也。今人亦以刻图书，不甚坚牢。滑石之根为不灰木，滑石之中有光明黄子为石脑芝。

【修治】〔敩曰〕凡用白滑石，先以刀刮净研粉，以牡丹皮同煮一伏时，去牡丹皮，取滑石，以东流水淘过，晒干用。

【气味】甘，寒，无毒。〔《别录》曰〕大寒。〔之才曰〕石韦为之使，恶曾青，制雄黄。

【主治】身热泄澼，女子乳难癃闭，利小便，荡胃中积聚寒热，益精气。久服轻身耐饥长年。本经。通九窍六腑津液，去留结，止渴，令人种中。别录。燥湿，分水道，实大肠，化食毒，行积滞，逐凝血，解燥渴，补脾胃，降心火，偏主石淋为要药。震亨。疗黄疸水肿脚气，吐血衄血，金疮血出，诸疮肿毒。时珍。

【发明】〔颂曰〕古方治淋沥，多单使滑石。又与石韦同捣末，饮服刀圭，更快。又主石淋，取十二分研粉，分作两服，水调下。烦热定，即停后服。〔权曰〕滑石疗五淋，主产难，服其末。又末与丹参、蜜、猪脂为膏，入其月即空心酒下弹丸大，临产倍服，令胎滑易生，除烦热心躁。〔元素曰〕滑石气温味甘，治前阴窍涩不利，性沉重，能泄上气令下行，故曰滑则利窍，不与诸淡渗药同。〔好古曰〕入足太阳经。滑能利窍，以通水道，为至燥之剂。猪苓汤用滑石、阿胶，同为滑剂以利水道；葱、豉、生姜同煎，去滓澄清以解利。淡味渗泄为阳，故解表利小便也。若小便自利者，不宜用。〔时珍曰〕滑石利窍，不独小便也。上能利毛腠之窍，下能利精溺之窍，盖甘淡之味，先入于胃，渗走经络，游益津气，上输于肺，下通膀胱。肺主皮毛，为水之上源。膀胱司津液，气化则能出。故滑石上能发表，下利水道，为荡热燥湿之剂。发表是荡上中之热，利水道是荡中下之热；发表是燥上中之湿，利水道是燥中下之湿。热散则三焦宁而表里和，湿去则阑门通而阴阳利。

刘河间之用益原散，通治表里上下诸病，盖是此意，但未发出耳。

不灰木（宋开宝）

不灰木

【释名】无灰木见下。

【集解】〔颂曰〕不灰木出上党，今泽、潞山中皆有之，盖石类也。其色白，如烂木，烧之不然，以此得名。或云滑石之根也，出滑石处皆有之。采无时。〔藏器曰〕要烧成灰，但斫破，以牛乳煮了，黄牛粪烧之，即成灰。〔时珍曰〕不灰木有木、石二种：石类者其体坚重，或以纸裹蘸石脑油然灯，彻夜不成灰，人多用作小刀靶。《开山图》云：徐无山出不灰之木，生火之石。山在今顺天府玉田县东北。庚辛玉册云：不灰木，阴石也。生西南蛮夷中，黎州、茂州者好，形如针，文全若木，烧之无烟。此皆言石者也。伏深齐地记云：东武城有胜火木，其木经野火烧之不灭，谓之不灰木。杨慎《丹铅录》云：《太平寰宇记》云：不木灰俗多为铤子，烧之成炭而不灰，出胶州。其叶如蒲草，今人束以为燎，谓之万年火把。此皆言木者也。时珍常得此火把，乃草叶束成，而中夹松脂之类，一夜仅烧一二寸尔。

【附录】松石〔颂曰〕今处州出一种松石，如松干，而实石也。或云松久化为石。人多取饰山亭及琢为枕。虽不入药，与不灰相类，故附之。

【气味】甘，大寒，无毒。〔独孤滔曰〕煮汞，结草砂，煅三黄，匮五金。

【主治】热痱疮，和枣叶、石灰为粉，傅之。开宝。除烦热阳厥。时珍。

【发明】〔时珍曰〕不灰木性寒，而同诸热药治阴毒。刘河间宣明方，治阳绝心腹痛痛，金针丸中亦用服之。盖寒热并用，所以调停阴阳也。

五色石脂（本经上品）

五色石脂

【校正】并入五种石脂。

【释名】〔时珍曰〕膏之凝者曰脂。此物性粘，固济炉鼎甚良，盖兼体用而名也。

【集解】〔《别录》曰〕五色石脂生南山之阳山谷中。又曰：青石脂生齐区山及海涯。黄石脂生嵩高山，色如莺雏。黑石脂生颍川阳城。白石脂生太山之阴。赤石脂生济南、射阳，又太山之阴。并采无时。〔普曰〕五色石脂，一名五色符。青符生南山或海涯。黄符生嵩山，色如狲脑、雁雏。

黑符生洛西山空地。白符生少室天娄山或太山。赤符生少室或太山，色绛滑如脂。〔弘景曰〕今俗惟用赤石、白石二脂。好者出吴郡，亦出武陵、建平、义阳。义阳者出盟县界东八十里，状如犹脑，赤者鲜红可爱，随采复生。余三色石脂无正用，但黑石脂入画用耳。〔恭曰〕义阳即申州，所出乃桃花石，非石脂也。白石脂今出慈阳诸山，胜于余处者。赤石脂今出赣州卢氏县，泽州陵川县，又慈州吕乡县，宜州诸山亦有，并色理鲜腻为佳。二脂太山不闻有之，旧出苏州余杭山，今不收采。〔承曰〕今苏州见贡赤白二石脂，但入药不甚佳。惟延州山中所出最良，揭两石中取之。〔颂曰〕白石脂、赤石脂，今惟潞州出之，潞与慈州相近也。〔宗奭曰〕赤、白石脂四方皆有，以理腻粘舌缀唇者为上。

【修治】〔敩曰〕凡使赤脂，研如粉，新汲水飞过三度，晒干用。〔时珍曰〕亦有火煅水飞者。

【气味】五种石脂，并甘、平。〔大明曰〕并温，无毒。畏黄芩、大黄、官桂。

【主治】黄疸，泄痢肠澼脓血，阴蚀下血赤白，邪气痈肿，疽痔恶疮，头疡疥瘙。久服补髓益气，肥健不饥，轻身延年。五石脂各随五色，补五脏。本经。治泄痢，血崩带下，吐血衄血，涩精淋沥，除烦，疗惊悸，壮筋骨，补虚损。久服悦色。治疮疖痔漏，排脓。大明。

青石脂

【气味】酸，平，无毒。〔普曰〕青符：神农：甘。雷公：酸，无毒。桐君：辛，无毒。李当之：大寒。

【主治】养肝胆气，明目，疗黄疸泄痢肠澼，女子带下百病，及痔恶疮。久服补髓益气，不饥延年。别录。

黄石脂

【气味】苦，平，无毒。〔普曰〕黄符：雷公：苦。李当之：小寒。〔之才曰〕曾青为之使，恶细辛，畏蜚蠊，黄连、甘草。〔敩曰〕服之忌卵味。

【主治】养脾气，安五脏，调中，大人小儿泄痢肠澼下脓血，去白虫，除黄疸痈疽虫。久服，轻身延年。别录。

黑石脂〔《别录》曰〕一名石墨，一名石涅。〔时珍曰〕此乃石脂之黑者，亦可为墨，其性粘舌，与石炭不同，南人谓之画眉石。许氏《说文》云：黛，画眉石也。

【气味】咸，平，无毒。〔普曰〕黑符：桐君：甘，无毒。

【主治】养肾气，强阴，主阴蚀疮，止肠澼泄痢、疗口疮咽痛。久服益气不饥延年。别录。

白石脂

【气味】甘、酸，平，无毒。〔普曰〕白符，一名随。岐伯、雷公：酸，无毒。桐君：甘，无毒。扁鹊：辛。李当之：小寒。〔权曰〕甘、辛。〔杲曰〕温。〔之才曰〕得厚朴、米汁饮，止便脓。燕屎为之使，恶松脂，畏黄芩。〔颂曰〕畏黄连、甘草、飞廉、马目毒公。

【主治】养肺气，厚肠，补骨髓，疗五脏惊悸不足，心下烦，止腹痛下水，小肠澼热，溏便脓血，女子崩中漏下赤白沃，排痈疽疮痔。久服安心不饥，轻身长年。别录。涩大汤。甄权。

赤石脂

【气味】甘、酸、辛，大温，无毒。〔普曰〕赤符：神农、雷公：甘。黄帝、扁鹊：无毒。李当之：小寒。〔之才曰〕畏芫花，恶大黄、松脂。〔颂曰〕古人亦单服食，云发则心痛，饮热酒不解。用绵裹葱、豉，煮水饮之。

【主治】养心气，明目益精，疗腹痛肠澼，下痢赤白，小便利，及痈疽疮痔，女子崩中漏下，产难胞衣不出。久服补髓好颜色，益智不饥，轻身延年。别录。补五脏虚乏。甄权。补心血，生肌肉，厚肠胃，除水湿，收脱肛。时珍。

【发明】〔弘景曰〕五色石脂，本经疗体亦相似，别录分条具载，今俗惟用赤、白二脂断下痢耳。〔元素曰〕赤、白石脂俱甘、酸，阳中之阴，固脱。〔杲曰〕降也，阳中阴也。其用有二：固肠胃有收敛之能，下胎衣无推荡之峻。〔好古曰〕涩可去脱，石脂为收敛之剂，赤入丙，白入庚。〔时珍曰〕五石脂皆手足阳明药也。其味甘，其气温，其体重，其性涩。涩而重，故能收湿止血而固下；甘而温，故能益气生肌而调中。中者，肠胃肌肉惊悸黄疸是也；下者，肠澼泄痢崩带失精是也。五种主疗，大抵相同。故《本经》不分条目，但云各随五色补五脏。《别录》虽分五种，而性味主治亦不甚相远，但以五味配五色为异，亦是强分尔。赤白二种，一入气分，一入血分，故时用尚之。张仲景用桃花汤治下痢便脓血。取赤石脂之重涩，入下焦血分而固脱；干姜之辛温，暖下焦气分而补虚；粳米之甘温，佐石脂、干姜而润肠胃也。

桃花石（唐本草）

【集解】〔恭曰〕桃花石出申州钟山县，似赤石脂，但舐之不着舌者是也。〔珣曰〕其状亦似紫石英，色若桃花，光润而重，目之可爱。〔颂曰〕今信阳州有之，形块似赤石脂、紫石英辈，采无时。陶弘景言，赤石脂出义阳者，状如狗脑，鲜红可爱。苏恭非之，云是桃花石，久服肥人，今土人以疗痢。功用亦不相远。〔宗奭曰〕桃花石有赤、白二等：有赤地淡白点如桃花片者，有淡白地赤点如桃花片者。人往往镌磨为器用，人亦罕服之。〔时珍曰〕此即赤白石脂之不粘舌、坚而有花点者，非别一物也，故其气味功用皆同石脂。昔张仲景治痢用赤石脂名桃花汤，和剂局方治冷痢有桃花丸，皆即此物耳。

【气味】甘，温，无毒。

【主治】大肠中冷脓血痢。久服，令人肥悦能食。唐本。

炉甘石（纲目）

【释名】**炉先生**〔土宿真君曰〕此物点化为神药绝妙，九天三清俱尊之曰炉先生，非小药也。〔时珍曰〕炉火所重，其味甘，故名。

【集解】〔时珍曰〕炉甘石所在坑冶处皆有，川蜀、湘东最多，而太原、泽州、阳城、高平、灵丘、融县及云南者为胜，金银之苗也。其块大小不一，状似羊脑，松如石脂，亦粘舌。产于金坑者，其色微黄，为上。产于银坑者，其色白，或带青，或带绿，或粉红。赤铜得之，即变为黄，今之黄铜，皆此物点化也。造化指南云：炉甘石受黄金、白银之气熏陶，三十年方能结成。以大秙浸及砒煮过，皆可点化，不减三黄。崔昉《外丹本草》云：用铜一斤，炉甘石一斤，炼之即成鍮石一斤半。非石中物取出乎？真鍮石生波斯，如黄金，烧之赤而不黑。

【修治】〔时珍曰〕凡用炉甘石，以炭火煅红，童子小便淬七次，水洗净，研粉，水飞过，晒用。

【气味】甘，温，无毒。

【主治】**止血，消肿毒，生肌，明目去翳退赤，收湿除烂。同龙脑点，治目中一切诸病。**时珍。

【发明】〔时珍曰〕炉甘石，阳明经药也。受金银之气，故治目病为要药。时珍常用炉甘石煅淬、海螵蛸、硼砂各一两，为细末，以点诸目病，甚妙。入朱砂五钱，则性不粘也。

井泉石（宋嘉祐）

【释名】〔时珍曰〕性寒如井泉，故名。

【集解】〔禹锡曰〕井泉石，近道处处有之，以出饶阳郡者为胜。生田野中间，穿地深丈余得之。形如土色，圆方长短大小不等，内实而外圆，重重相叠，采无时。又一种如姜石者，时人多指为井泉石。非是。〔颂曰〕深州城西二十里，剧家村出之。

井 泉 石

【修治】〔禹锡曰〕凡用，细研水飞过。不尔，令人淋。

【气味】甘，大寒，无毒。

【主治】**诸热，解心脏热结，热嗽，小儿热疳，雀目青盲，眼赤肿痛，消肿毒。得决明、菊花，疗小儿眼疳生翳膜。得大黄、栀子，治眼睑肿赤。**嘉祐。

无名异（宋开宝）

无 名 异

【释名】〔时珍曰〕无名异，瘦词也。

【集解】〔志曰〕无名异出大食国，生于石上，状如黑石灰。番人以油炼如黳石，嚼之如饧。〔颂曰〕今广州山石中及宜州八星龙济山中亦有之。黑褐色，大者如弹丸，小者如黑石子，采无时。〔敩曰〕无名异形似石炭，味别。〔时珍曰〕生川、广深山中，而桂林极多，一包数百枚，小黑石子也，似蛇黄而色黑，近处山中亦时有之。用以煮蟹，杀腥气；煎炼桐油，收水气；涂剪剪灯，则灯自断也。

【气味】甘，平，无毒。〔颂曰〕咸，寒。伏硫黄。

【主治】金疮折伤内损，止痛，生肌肉。开宝。消肿毒痈疽，醋摩傅之。苏颂。收湿气。时珍

【发明】〔时珍曰〕按雷敩炮炙论序云：无名止楚，截指而似去甲毛。崔昉外丹本草云：无名异，阳石也。昔人见山鸡被网损其足，脱去，衔一石摩其损处，遂愈而去；乃取其石理伤折大效，人因敷之。

蜜栗子（纲目）

蜜 栗 子

【集解】〔时珍曰〕蜜栗子生川、广、江、浙金坑中。状如蛇黄而有刺，上有金线缠之，色紫褐，亦无名异之类也。丹炉家采作五金匮药，制三黄。

【主治】金疮折伤，有效。时珍。

石钟乳（本经上品）

【释名】留公乳别录、虚中吴普、芦石别录、鹅管石纲目、夏石别录、黄石砂药性。〔时珍曰〕石之津气，钟聚成乳，滴溜成石，故名石钟乳。芦与鹅管，象其空中之状也。

【集解】〔《别录》曰〕石钟乳生少室山谷及太山，采无时。〔普曰〕生太山山谷阴处岸下，溜汗所成，如乳汁，黄白色，空中相通，二月、三月采，阴干。〔弘

景曰〕第一出始兴，而江陵及东境各山石洞亦皆有。惟通中轻薄如鹅翎管，碎之如爪甲，中无雁齿，光明者为善。长挺乃有一二尺者。色黄，以苦酒洗刷则白。仙经少用，而俗方所重。〔恭曰〕第一始兴，其次广、连、澧、朗、郴等州者，虽厚而光润可爱，饵之并佳。今峡州、青溪、房州三洞出者，亚于始兴。自余非其土地，不可轻服。多发淋渴，止可捣筛，白练裹之，合诸药草浸酒服之。陶云有一二尺者，谬说也。

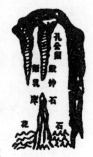

〔思邈曰〕乳石必须土地清白光润，罗纹、鸟翩、蝉翼一切皆成，白者可用。其非土地者，慎勿服之，杀人甚于鸩毒。〔志曰〕别本注云：凡乳生于深洞幽穴，皆龙蛇潜伏，或龙蛇毒气，或洞口阴阳不均，或通风气，雁齿涩，或黄或赤，乳无润泽，或煎炼火色不调，一煎已后不易水，则生火毒，服即令人发淋。又乳有三种：石乳者，其山洞纯石，以石津相滋，阴阳交备，蝉翼纹成，其性温；竹乳者，其山洞遍生小竹，以竹津相滋，乳如竹状，其性平；茅山之乳者，其山有土石相杂，遍生茅草，以茅津相滋为乳，乳色稍黑而滑润，其性微寒。一种之中，有上中下色，皆以光泽为好。余处亦有，不可轻信。〔炳曰〕如蝉翅者上，爪甲者次，鹅管者下。明白而薄者可服。〔颂曰〕今道州江华县及连、英、韶、阶、峡州山中皆有之。生岩穴阴处，溜山液而成，空中相通，长者六七寸，如鹅翎管状，色白微红。唐李补阙炼乳法云：取韶州钟乳，无问厚薄，但令颜色明净光泽者，即堪入炼，惟黄、赤二色不任用。柳宗元书亦云：取其色之美而已，不必惟土之信。是此药所重，惟在明白者，不必如上所说数种也。今医家但以鹅管中空者为最。又本经中品载殷孽云：钟乳根也。孔公孽，殷孽根也。石花、石床并与殷孽同。又有石脑，亦钟乳之类。凡此五种，医家亦复稀用，但用钟乳尔。〔时珍曰〕按范成大《桂海志》所说甚详明。云桂林接宜、融山洞穴中，钟乳甚多。仰视石脉涌起处，即有乳床，白如玉雪，石液融结成者。乳床下垂，如倒数峰小山，峰端渐锐且长如冰柱，柱端轻薄中空如鹅翎。乳水滴沥不已，且滴且凝，此乳之最精者，以竹管仰承取之。炼治家又以鹅管之端，尤轻明如云母爪甲者为胜。

【修治】〔敩曰〕凡使勿用头粗厚并尾大者，为孔公石，不用。色黑及经大火惊过，并久在地上收者，曾经药物制者，并不得用。须要鲜明、薄而有光润者，似鹅翎筒子为上，有长五六寸者。凡修事法：钟乳八两，用沉香、零陵香、藿香、甘松、白茅各一两，水煮过，再煮汁，方用煮乳，一伏时漉出。以甘草、紫背天葵各二两同煮，漉出拭干，缓火焙之，入白杵粉，筛过入钵中。令有力少壮者二三人不住研，三日三夜勿歇。然后以水飞，澄过绢笼，于日中晒干，入钵再研二万遍，乃以瓷盒收之。〔慎微曰〕太清经炼钟乳法：取好细末置金银器中，瓦一片密盖，勿令泄气，蒸之，自然化作水也。李补阙炼乳法见后。

【气味】甘，温。无毒。〔普曰〕神农：辛。桐君、黄帝、医和：甘。扁鹊：甘，无毒。〔权曰〕有大毒。〔之才曰〕蛇床为之使。恶牡丹、玄石、牡蒙。畏紫石英、蘘草。忌羊血。〔时珍曰〕相感志云：服乳石，忌参、术，犯者多死。〔土宿真君曰〕钟乳产于阳洞之内，阳气所结，伏之可柔五金。麦门冬、独蒜、韭实、胡葱、胡荽、猫儿眼草，皆可伏之。

【主治】咳逆上气，明目益精，安五脏，通百节，利九窍，下乳汁。本经。益气，补虚损，疗脚弱疼冷，下焦伤竭，强阴。久服延年益寿，好颜色，不老，令人有子。不炼服之，令人淋。别录。主泄精寒嗽，壮元气，益阳事，通声。甄权。补五劳七伤。大明。补髓，治消渴引饮。青霞子。

【发明】〔慎微曰〕柳宗元与崔连州书云：草木之生也依于土，有居山之阴阳，或近木，或附石，其性移焉。况石钟乳直产于石，石之精粗疏密，寻尺特异，而穴之上下，土之厚薄，石之高下不可知；则其依而产者，固不一性。然由其精密而出者，则油然而清，泊然而辉，其窍滑以夷，其肌廉以微，食之使人荣华温柔，其气宣流，生胃通肠，寿考康宁。其粗疏而下者，则奔突结涩，乍大乍小，色如枯骨，或类死灰，奄顿不发，丛齿积类，重浊顽璞；食之使人偃蹇壅郁，泄火生风，戟喉痒肺，幽关不聪心烦喜怒，肝举气刚，不能平和。故君子慎取其色之美，而不必惟土之信，以求其至精，凡为此也。〔震亨曰〕石钟乳为慓悍之剂。《内经》云：石药之气悍，仁哉言也。凡药气之偏者，可用于暂而不可久，夫石药又偏之甚者也。自唐时太平日久，膏粱之家惑于方士服食以长生之说，以石药体厚气厚，习以成俗，迨宋至今，犹未已也。斯民何辜，受此气悍之祸而莫之能救，哀哉！本草赞其久服延年之功，柳子厚又从而述美之，予不得不深言也。〔时珍曰〕石钟乳乃阳明经气分药也，其气慓疾，令阳气暴充，饮食倍进，而形体壮盛。昧者得此自庆，益肆淫泆，精气暗损，石气独存，孤阳愈炽。久之营卫不从，发为淋渴，变为痈疽，是果乳石之过耶？抑人之自取耶？凡人阳明气衰，用此合诸药以救其衰，疾平则止，夫何不可？五谷五肉久嗜不已，犹有偏绝之弊，况石药乎？《种树书》云：凡果树，作穴纳钟乳末少许固密，则子多而味美。纳少许于老树根皮间，则树复茂。信然，则钟乳益气，令人有子之说，亦可类推。但恐嗜欲者未获其福，而先受其祸也。然有禀赋异常之人，又不可执一而论。《张杲医说》载：武帅雷世贤多侍妾，常饵砂、母、钟乳，日夜煎炼，以济其欲。其妾父苦寒泄不嗜食，求丹十粒服之，即觉脐腹如火，少焉热狂，投井中，救出遍身发紫泡，数日而死。而世贤服饵千计，了无病恼，异哉！沈括笔谈载：夏英公性豪侈，而禀赋异于人。才睡即身冷而僵如死者，常服仙茅、钟乳、硫黄，莫知纪极。每晨以钟乳粉入粥食之。有小吏窃食，遂发疽死。此与终身服附子无恙者，同一例也。沈括又云：医之为术，苟非得之于心，未见能臻其妙也。如服钟乳，当终身忌术，术能动钟乳也。然有药势不能蒸，须要其动而激发者。正如火少，必借风气鼓之而后发，火盛则鼓之反为害。此自然之理也。凡服诸药，皆宜仿此。又《十便良方》云：凡服乳人，服乳三日，即三日补之；服乳十日，即十日补之。欲饱食，以牛羊獐鹿等骨煎汁，任意作羹食之。勿食仓米、臭肉，及犯房事，一月后精气满盛，百脉流通，身体觉热，绕脐肉起，此为得力，可稍近房事，不可频数，令药气顿竭，更害人，戒之慎之！名之为乳，以其状人之乳也。与神丹相配，与凡石迥殊，故乳称石。语云：上士服石服其精，下士服石服其滓。滓之与精，其力远也。此说虽明快，然须真病命门火衰者宜之，否则当审。

孔公蘖（本经中品）

【释名】孔公石纲目、通石〔时珍曰〕孔窍空通，附垂于石，如木之芽蘖，故曰孔公蘖，而俗讹为孔公尔。〔恭曰〕此蘖次于钟乳，状如牛羊角，中有孔通，故名通石。别录误以此为殷蘖之根，而俗犹呼为孔公蘖是也。

【集解】〔别录曰〕孔公蘖，殷蘖根也。青黄色，生梁山山谷。〔弘景曰〕梁山属冯翊郡，此即今钟乳床也，亦出始兴，皆大块，打破之。凡钟乳之类有三种，同一体。从石室上汁溜积久盘结者，为钟乳床，即孔公蘖也。其以次小宠炱者，为殷蘖，大如牛羊角，长一二尺，今人呼此为孔公蘖也。殷蘖复溜，轻好者为钟乳。虽同一类，而疗体各异，贵贱悬殊。三种同根，而所生各处，当是随其土地为胜尔。〔保升曰〕钟乳之类凡五种：钟乳、殷蘖、孔公蘖、石床、石花也。虽同一体，而主疗各异。〔颂曰〕孔公蘖、殷蘖既是钟乳同生，则有蘖处皆当有乳，今不闻有之。岂用之既寡，则采者亦稀乎？抑时人不知蘖中有乳，不尽采乎？不能尽究也。〔恭曰〕孔公蘖次于钟乳，别录误以为殷蘖之根。殷蘖即孔公蘖之根。俗人乃以孔公蘖为殷蘖，陶氏依之，以孔公蘖为钟乳床，非矣。〔时珍曰〕以姜石、通石二石推之，则似附石生而粗者，为殷蘖；接殷蘖而生，以渐空通者，为孔公蘖；接孔公蘖而生者，为钟乳，当从苏恭之说为优。盖殷蘖如人之乳根，孔公蘖如乳房，钟乳如乳头也。

【气味】辛，温，无毒。〔普曰〕神农：辛。岐伯：咸。扁鹊：酸，无毒。〔大明曰〕甘，暖。〔权曰〕甘，有小毒。〔之才曰〕木兰为之使，恶细辛、术，忌羊血。

【主治】伤食不化，邪结气恶，疮疽瘘痔，利九窍，下乳汁。本经。男子阴疮，女子阴蚀，及伤食病，常欲眠睡。别录。主腰冷膝痹毒气，能使喉声圆亮。甄权。轻身充肌。青霞子。

【发明】〔弘景曰〕二蘖不堪丸散，止可水煮汤，并酒浸饮之，甚疗脚弱脚气。

殷孽（本经上品）

【释名】姜石〔时珍曰〕殷，隐也。生于石上，隐然如木之孽也。〔恭曰〕此即孔公孽根也，盘结如姜，故名姜石。俗人乃以孔公孽为之，误矣。详孔公孽下。

【集解】〔别录曰〕殷孽，钟乳根也。生赵国山谷，又梁山及南海，采无时。〔弘景曰〕赵国属冀州，亦出始兴。

【气味】辛，温，无毒。〔之才曰〕恶防己，畏术。

【主治】烂伤瘀血，泄痢寒热，鼠瘘症瘕结气，脚冷疼弱。 本经。**熏筋骨弱并痔瘘，及下乳汁。** 别录。

【发明】见孔公孽下。

【附录】石床 唐本草。〔恭曰〕味甘，温，无毒。酒渍服，与殷孽同功。一名乳床，一名逆石，一名石笋。生钟乳堂中，采无时。钟乳水滴下凝积，生如笋状，久渐与上乳相接为柱也。陶谓孔公孽为乳床，非也。殷孽、孔公孽在上，石床、石花在下，性体虽同，上下有别。**石花** 唐本草。〔恭曰〕味甘，温，无毒。主腰脚风冷，渍酒服，与殷孽同功。一名乳花。生乳穴堂中，乳水滴石上，散如霜雪者。三月、九月采之。〔大明曰〕壮筋骨，助阳道。〔宗奭曰〕石花白色，圆如覆大马杓，上有百十枝，每枝各槎牙分歧如鹿角。上有细纹起，以指撩之，铮铮然有声。其体甚脆，不禁触击。多生海中石上，世方难得，家中曾得一本。本条所注皆非是。〔时珍曰〕石花是钟乳滴于石上迸散，日久积成如花者。苏恭所说甚明。寇宗奭所说，乃是海中石梅石柏之类，亦名石花，不入药用，非本草石花，正自误矣。**石骨**〔恭曰〕石骨，服之力胜钟乳，似骨，如玉坚润，生五石脂中。

土殷孽（别录下品）

【释名】土乳 唐本。〔志曰〕此则土脂液也，生于土穴，状如殷孽，故名。

【集解】〔《别录》曰〕生高山崖上之阴，色白如脂，采无时。〔弘景自〕此犹似钟乳、孔公孽之类，故亦有孽名，但在崖上尔，今不知用。〔恭曰〕此即土乳也。出渭州障县三交驿西北坡平地上窟中，见有六十余坎，昔人采处。土人云：服之亦同钟乳，而不发热。陶及本草云，生崖上，非也。〔时珍曰〕此即钟乳之生于山崖土中者，南方名山多有之。

土 殷 孽

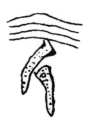

人亦掘为石山，货之充玩，不知其为土钟乳也。

【气味】咸，平，无毒。

【主治】妇人阴蚀，大热，干痂。别录。

石脑（《别录》中品）

【释名】石饴饼别录、石芝纲目、化公石》〔时珍曰〕其状如结脑，故名。昔有化公服此，又名化公石。

【集解】〔别录曰〕石脑生名山土石中，采无时。〔弘景曰〕此石亦钟乳之类，形如曾青而白色黑斑，而软易破。今茅山东及西平山并有之，凿土龛取出。〔恭曰〕出徐州宋里山，初在烂石中，入土一丈以下得之，大如鸡卵，或如枣许，触着即散如面，黄白色。土人号为握雪礜石，云服之长生。〔保升曰〕苏恭引握雪礜石为注，非矣。〔时珍曰〕按《抱朴子·内篇》云：石脑芝生滑石中，亦如石中黄子状，但不皆有耳。打破大滑石千计，乃可得一枚。初破之，在石中五色光明而自得，服一升得长生，乃石芝也。《别录》所谓石脑及诸仙服食，当是此物也。苏恭所说本是石脑，而又以注握雪礜石，误矣。握雪乃石上之液，与此不同。见后本条。

石　脑

【气味】甘，温，无毒。

【主治】风寒虚损，腰脚疼痹，安五脏，益气。别录。

【发明】〔弘景曰〕俗方不见用，仙经有刘君导仙散用之。又真诰云：李整采服，疗风痹、虚损，而得长生。〔恭曰〕隋时化公所服，亦名石脑。〔时珍曰〕真诰载姜伯真在大横山服石脑，时时使人身热而不渴，即此。

石髓（拾遗）

【集解】〔藏器曰〕石髓生临海华盖山石窟。土人采取澄淘如泥，作丸如弹子，有白有黄弥佳。〔时珍曰〕按列仙传言，卬疏煮石髓服，即锺乳也。仙经云：神山五百年一开，石髓出，服之长生。王列入山见石裂，得髓食之，因撮少许与嵇康，化为青石。《北史》云：龟兹国北大山中，有如膏者，流出成川，行数里入地，状如醒醐，服之齿发更生，病人服之皆愈。方镇《编年录》云：高展为并州判官，一日见砌间沫出，以手撮涂老吏面，皱皮顿改，如少年色。展以为神药，问承天道士。道士曰：此名地脂，食之不死。乃发砌，无所见。此数说皆近石髓也。

【气味】甘，温，无毒。

【主治】寒热，羸瘦无颜色，积聚，心腹胀满，食饮不消，皮肤枯槁，小便数疾，癖块，腹内肠鸣，下痢，腰脚疼冷性壅，宜寒瘦人。藏器。

石脑油（宋《嘉祐》）

【校正】并入拾遗石漆。

【释名】石油纲目、石漆拾遗、猛火油、雄黄油、硫黄油纲目。

石脑油

【集解】〔禹锡曰〕石脑油宜以瓷器贮之。不可近金银器，虽至完密，直尔透过。道家多用，俗方不甚须。〔宗奭曰〕真者难收，多渗蚀器物。入药最少。烧炼家研生砒入油，再研如膏，入坩锅内，瓦盖置火上，俟油泣尽出之，又研又入油，又上火炼之，砒即伏矣。〔时珍曰〕石油所出不一，出陕之肃州、鄜州、延州、延长，及云南之缅甸，广之南雄者，自石岩流出，与泉水相杂，汪汪而出，肥如肉汁。土人以草挹入缶中，黑色颇似淳漆，作雄硫气。土人多以然灯甚明，得水愈炽，不可入食。其烟甚浓，沈存中宦西时，扫其煤作墨，光黑如漆，胜于松烟。张华博物志载：延寿县南山石泉注为沟，其水有脂，挹取着器中，始黄后黑如凝膏，然之极明，谓之石漆。段成式《酉阳杂俎》载：高奴县有石脂水，腻浮水上如漆，采以膏车及然灯。康誉之《昨梦录》载：猛火油出高丽东，日烘石热所出液也，惟真琉璃器可贮之。入水涓滴，烈焰遽发，余力入水，鱼鳖皆死。边人用以御敌。此数说，皆石脑油也。国朝正德末年，嘉州开盐井，偶得油水，可以照夜，其光加倍。沃之以水则焰弥甚，扑之以灰则灭。作雄硫气，土人呼为雄黄油，亦曰硫黄油。近复开出数井，官司主之。此亦石油，但出于井尔。盖皆地产雄、硫、石脂诸石，源脉相通，故有此物。王冰谓龙火得湿而焰，遇水而潘，光焰诣天，物穷方止，正是此类，皆阴火也。

【附录】地溲〔时珍曰〕沟涧流水，及引水灌田之次，多有之。形状如油，又如泥，色如黄金，甚腥烈。冬月收取，以柔铁烧赤投之，二三次，刚可切玉。

【气味】辛，苦，有毒。〔独孤滔曰〕化铜，制砒。

【主治】小儿惊风，化涎，可和诸药作丸散。嘉祐。涂疮癣虫癞，治汁、箭入肉药中用之。时珍。

【发明】〔时珍曰〕石油气味与雄、硫同，故杀虫治疮。其性走窜，诸器皆渗，惟瓷器、琉璃不漏。故钱乙治小儿惊热膈实，呕吐痰涎，银液丸中，用和水银、轻粉、龙脑、蝎尾、白附子诸药为丸，不但取其化痰，亦取其能透经络、走关窍也。

石炭（纲目）

【释名】煤炭、石墨、铁炭、乌金石纲目、**焦石**（时珍曰）

石炭即乌金石，上古以书字，谓之石墨，今俗呼为煤炭，煤墨音相近也。拾遗记言焦石如炭，岭表录言康州有焦石穴，即此也。

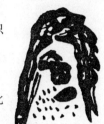

【集解】〔时珍曰〕石炭南北诸山产处亦多，昔人不用，故识之者少。今则人以代薪炊爨，煅炼铁石，大为民利。土人皆凿山为穴，横入十余丈取之。有大块如石而光者，有疏散如炭末者，俱作硫黄气，以酒喷之则解。入药用坚块如石者。昔人言夷陵黑土为劫灰者，即此疏散者也。《孝经·援神契》云：王者德至山陵，则出黑丹。水经言：石炭可书，然之难尽，烟气中人。《酉阳杂俎》云：无劳县出石墨，爨之弥年不消。《夷坚志》云：彰德南郭村井中产石墨。宜阳县有石墨山。汧阳县有石墨洞。燕之西山，楚之荆州、兴国州、江西之庐山、袁州、丰城、赣州，皆产石炭，可以炊爨。并此石也。又有一种石墨，舐之粘舌，可书字画眉，名画眉石者，即黑石脂也。见石脂下。

【附录】然石〔时珍曰〕曹叔雅异物志云：豫章有黄色，而理疏，以水灌之，便热可以烹鼎，冷则再灌，张华谓之然石高安亦有之。

【气味】甘、辛，温，有毒。〔时珍曰〕人有中煤气毒者，昏瞀至死，惟饮冷水即解。〔独孤滔曰〕去锡晕，制三黄、硇砂、硝石。

【主治】妇人血气痛，及诸疮毒，金疮出血，小儿痰痫。时珍。

石灰（本经中品）

【释名】石垩弘景、**垩灰**本经、**希灰**别录、**锻石**日华、**白虎**纲目、**矿灰**纲目。

【集解】〔《别录》曰〕石灰生中山川谷。〔弘景曰〕近山生石，青白色，作灶烧竟，以水沃之，即热蒸而解。俗名石垩。〔颂曰〕所在近山处皆有之，烧青石为灰也。又名石锻。有风化、水化二种：风化者，取锻了石置风中自解，此为有力；水化者，以水沃之，热蒸而解，其力差劣。〔时珍曰〕今人作窑烧之，一层柴或煤炭一层在下，上累青石，自下发火，层层自焚而散。入药惟用风化、不夹石者良。

【气味】辛。温，有毒。〔大明曰〕甘，无毒。〔独孤滔曰〕伏雄黄、硫黄、硇砂，去锡晕。

【主治】疽疡疥瘙，热气，恶疮癞疾，死肌堕眉，杀痔虫，去黑子息肉。本经。疗髓骨疽。别录。治疬疥，蚀恶肉，止金疮血，甚良。甄权。生肌长肉，止血，白癜疬疡，瘢疵痔瘘，瘿赘疣子。妇人粉刺，产后阴不能合。解酒酸，治酒毒，暖水脏，治气。大明。堕胎。保升。散血定痛，止水泻血痢，白带白淫，收脱肛阴挺，消积聚结核，贴口歪，黑须发。时珍。

【发明】〔弘景曰〕石灰性至烈，人以度酒饮之，则腹痛下利。古今多以构冢，用捍水而辟虫。故古冢中水洗诸疮，皆即瘥。〔恭曰〕别录及今人用疗金疮，止血大效。若五月五日采繁缕、葛叶、鹿活草、槲叶、芍药、地黄叶、苍耳叶、青蒿叶，合石灰捣，为团如鸡卵，暴干末。以疗疮生肌，大妙神验。〔权曰〕止金疮血，和鸡子白、败船茹甚良。不入汤饮。〔颂曰〕古方多用合百草团末，治金疮殊胜。今医家或以腊月黄牛胆汁搜和，纳入胆中风干研用，更胜草药者。古方以诸草杂石灰熬煎，点疣痣黑子。丹灶家亦用之。〔时珍曰〕石灰，止血神品也。但不可着水，着水即烂肉。

古墓中石灰，名地龙骨。

【主治】顽疮瘘疮，脓水淋漓，敛诸疮口。棺下者尤佳。时珍。

舱船油石灰，名水龙骨。

【主治】金疮跌扑伤损，破皮出血，及诸疮瘘，止血杀虫。时珍

石面（纲目）

【集解】〔时珍曰〕石面不常生，亦瑞物也。或曰饥荒则生之。唐玄宗天宝三载，武威番禾县醴泉涌出，石化为面，贫民取食之。宪宗元和四年，山西云、蔚、代三州山谷间，石化为面，人取食之。宋真宗祥符五年四月，慈州民饥，乡宁县山生石脂如面，可作饼饵。仁宗嘉祐七年三月，彭城地生面；五月，钟离县地生面。哲宗元丰三年五月，青州临朐、益都石皆化面，人取食之。搜集于此，以备食者考求云。

【气味】甘，平，无毒。

【主治】益气调中，食之止饥。时珍。

浮石（日华）

【校正】并入拾遗水花

【释名】海石纲目、水花。

【集解】〔时珍曰〕浮石，乃江海间细沙、水沫凝聚，日久结成者。状如水沫及锺乳石，有细孔如蛀窠，白色，体虚而轻。今皮作家用磨皮垢甚妙。海中者味咸，入药更良。〔抱朴子云〕烧泥为瓦，燔木为炭，水沫为浮石，此皆去其柔脆，变为坚刚也。交州记云：海中有浮石，轻虚可以磨脚，煮水饮之止渴。即此也。

【气味】咸，平，无毒。〔时珍曰〕不寒。

【主治】煮汁饮，止渴，治淋，杀野兽毒。大明。止咳。弘景。去目翳。宗奭。清金降火，消积块，化老痰。震亨。消瘤瘿结核疝气，下气，消疮肿。时珍。

【发明】〔藏器曰〕水花主远行无水止渴，和苦栝楼为丸，每旦服二十丸，永无渴也。〔震亨曰〕海石治老痰积块，咸能软坚也。〔时珍曰〕浮石乃水沫结成，色白而体轻，其质玲珑，肺之象也。气味咸寒，润下之用也。故入肺除上焦痰热，止咳嗽而软坚。清其上源，故又治诸淋。按余琰《席上腐谈》云：肝属木，当浮而反沈；肺属金，当沈而反浮，何也？肝实而肺虚也。故石入水则沈，而南海有浮水之石；木入水则浮，而南海有沈水之香。虚实之反如此。

【附录】晕石拾遗。〔藏器曰〕生海底，状如姜石，紫褐色，极紧似石，是咸水结成，自然生晕。味咸，寒，无毒。主石淋，磨汁饮之，亦烧赤投酒中饮。

石芝（纲目）

【集解】〔葛洪曰〕芝有石、木、草、菌、肉五类，各近百种。道家有石芝图。石芝者，石象芝也。生于海隅名山岛屿之涯，有积石处。其状如肉，有头尾四足如生物，附于大石。赤者如珊瑚，白者如截肪，黑者如泽漆，青者如翠羽，黄者如紫金，皆光明洞彻。大者十余斤，小者三四斤，须斋祭取之，捣末服。其类有七明九光芝，生临水高山石崖之间，状如盘碗，不过径尺，有茎连缀之，起三四寸。有七孔者名七明，九孔者名九光，光皆如星，百步内夜见其光。常以秋分伺之，捣服方寸匕，入口则翕然身热，五味甘美。得尽一斤，长生不老，可以夜视也。玉脂芝，生于有玉之山。玉膏流出，百千年凝而成芝。有鸟兽之形，色无常彩，多似玄玉、苍玉及水精。得而末之，以无心草汁和之，须臾成水。服至一升，长生也。石蜜芝生少室石户中。有深谷不可过，但望见石蜜从石户上人石偃盖中，良久辄有一滴。得服一升，长生不老也。石桂芝生石穴中，有枝条似桂树，而实石也。高尺许，光明而味辛。〔时珍曰〕神仙之说，渺茫不知有无。然其所述之物，则非无也。贵州普定分司署内有假山，山间有树，根干枝条皆石，而中有叶如榴，袅袅茂翠，开花似桂微黄。嘉靖丁巳，金事焦希程赋诗纪之，以比康于断松化石之事，而不知其名。时珍按图及抱朴子之说，此乃石桂芝也。海边有石梅，枝干横斜，石柏，叶如侧柏，亦是石桂之类云。

【**主治**】诸芝捣末，或化水服，令人轻身，长生不老。葛洪。

第十卷　石部目录

石之四（石类下三十九种）

上附方旧二十五，新九十五

第十卷　石部

石之四（石类下三十九种）

阳起石（本经中品）

【释名】羊起石别录、白石本经、石生别录。〔时珍曰〕以能命名。

【集解】〔《别录》曰〕阳起石生齐山、山谷及琅琊或云山，云母根也。采无时。〔普曰〕生太山。〔弘景曰〕此所出与云母同，而甚似云母，但厚异尔。今从乃出益州，与矾石同处，色小黄黑。但矾石、云母根未知何者是？俗用乃稀，仙经服之。〔恭曰〕此石以白色肌理似殷蘖，仍夹带云母滋润者为良，故本经一名白石。今用纯黑如炭者，误矣。云母之黑者名云胆，服之损人，则黑阳起石亦必恶矣。今齐山在齐州西北，无阳起石。石乃在齐山西北六七里卢山出之。《本经》云：山或卢字讹也。太山、沂州惟有黑者，白者独出齐州。〔珣曰〕太山所出黄者绝佳，邢州鹊山出白者亦好。〔颂曰〕今惟出齐州，他处不复有。齐州惟一土山，石出其中，彼人谓之阳起山。其山常有温暖气，虽盛冬大雪遍境，独此山无积白，盖石气熏蒸使然也。山惟一穴，官中常禁闭。至初冬则州发丁夫，遣人监取。岁月积久，其穴益深，镌凿他石，得之甚难。以白色明莹若狼牙者为上，亦有挟他石作块者不堪。每岁采择上供之余，州中货之，不尔无由得也。货者虽多，而精好者亦难得。旧说是云母根，其中犹带云母，今不复见此矣。古方服食不见用者，今补下药多使之。〔时珍曰〕今以云头雨脚轻松如狼牙者为佳，其铺茸苗角者不佳。王建平《典术》乃云：黄白而赤重厚

阳 起 石

者佳，云母之根也。庚辛《玉册》云：阳起，阳石也。齐州拣金山出者胜，其尖似箭镞者力强，如狗牙者力微，置大雪中倏然没者为真。

【修治】〔大明曰〕凡入药烧后水煅用之，凝白者佳。〔时珍曰〕凡用火中煅赤，酒淬七次，研细水飞过，日干。亦有用烧酒浸过，同樟脑入罐升炼，取粉用者。

【气味】咸，微温，无毒。〔普曰〕神农、扁鹊：酸，无毒。桐君、雷公、岐伯：咸，无毒。李当之：小寒。〔权曰〕甘，平。〔之才曰〕桑螵蛸为之使，恶泽泻、菌桂、雷丸、石葵、蛇蜕皮，畏菟丝子，忌羊血，不入汤。

【主治】崩中漏下，破子脏中血，症瘕结气，寒热腹痛，无子，阴痿不起，补不足。本经。**疗男子茎头寒，阴下湿痒，去臭汗，消水肿。久服不饥，令人有子。**别录。**补肾气精乏，腰疼膝冷湿痹，子宫久冷，冷症寒瘕，止月水不定。**甄权。**治带下温疫冷气，补五劳七伤。**大明。**补命门不足。**好古。**散诸热肿。**时珍。

【发明】〔宗奭曰〕男子妇人下部虚冷，肾气乏绝，子脏久寒者，须水飞用之。凡石药冷热皆有毒，亦宜斟酌。〔时珍曰〕阳起石，右肾命门气分药也，下焦虚寒者宜用之，然亦非久服之物。张子和《儒门事亲》云：喉痹，相火急速之病也，相火，龙火也，宜以火逐之。一男子病缠喉风肿，表里皆[1]，药不能下。以凉药灌入鼻中，下十余行。外以阳起石烧赤、伏龙肝等分细末，日以新汲水调扫百遍。三日热始退，肿始消。此亦从治之道也。

慈石（本经中品）

慈 石

【释名】玄石本经、**处石**别录、**铁石**衍义、**吸针石**〔藏器曰〕慈石取铁，如慈母之招子，故名。〔时珍曰〕石之不慈者，不能引铁，谓之玄石，而别录复出玄石于后。

玄 石

【集解】〔《别录》曰〕慈石生太山川谷及慈山山阴，有铁处则生其阳。采无时。〔弘景曰〕今南方亦有好者。能悬吸铁，虚连三为佳。仙经丹房黄白术中多用之。〔藏器曰〕出雄州北山。〔颂曰〕今慈州、徐州及南海傍山中皆有之，慈州者岁贡最佳，能吸铁虚连十数铁，或一二斤刀器，回转不落者，尤良。采无时。其石中有孔，孔中黄赤色，其上有细毛，功用更胜。按《甫州异物志》云：涨海崎头水浅而多慈石，徼外大舟以铁叶固之者，至此皆不得过。以此言之，海南所出尤多也。〔敩曰〕凡使勿误用玄中石并中麻石。此二石惧以慈石，只是吸铁不得。

---

① 皆：张子和《儒门事亲》卷三，此后有"作"字。此处恐引抄有误。

而中麻石心有赤，皮粗，是铁山石也。误服令人生恶疮，不可疗。真慈石一片，四面吸铁一斤者，此名延年沙；四面只吸铁八两者，名续采石；四面吸五两者，名慈石。〔宗奭曰〕慈石其毛轻紫，石上颇涩，可吸连铁，俗谓之炒铁石。其玄石，即慈石之黑色者。慈磨铁锋，则能指南，然常偏东，不全南也。其法取新矿中独缕，以半芥子许蜡，缀于铁腰，无风处垂之，则针常指南。以针横贯灯心，浮水上，亦指南。然常偏丙位，盖丙为大火，庚辛受其制，物理相感尔。〔土宿真君曰〕铁受太阳之气，始生之初，石产焉。一百五十年而成慈石，又二百年孕而成铁。

【修治】〔敩曰〕凡修事一斤，用五花皮一镒，地榆一镒，故绵十五两，二件并锉。于石上捶，碎作二三十块。将石入瓷瓶中，下草药，以东流水煮三日夜，漉出拭干，布裹再捶细，乃碾如尘，水飞过再碾用。〔宗奭曰〕入药须火烧醋淬，研末水飞。或醋煮三日夜。

【气味】**辛，寒，无毒。**〔权曰〕咸，有小毒。〔大明曰〕甘，涩，平。〔藏器曰〕性温，云寒误也。〔之才曰〕柴胡为之使，杀铁毒，消金，恶牡丹、莽草，畏黄石脂。〔独孤滔曰〕伏丹砂，养汞，去铜晕。

【主治】**周痹风湿，肢节中痛，不可持物，洗洗酸消，除大热烦满及耳聋。**本经。**养肾脏，强骨气，益精除烦，通关节，消痈肿鼠瘘，颈核喉痛，小儿惊痫，炼水饮之，亦令人有子。**别录。**补男子肾虚风虚，身强，腰中不利，加而用之。**甄权。**治筋骨羸弱，补五劳七伤，眼昏，除烦躁。小儿误吞针铁等，即研细末，以筋肉莫令断，与末同吞，下之。**大明。**明目聪耳，止金疮血。**时珍。

【发明】〔宗奭曰〕养肾气，填精髓，肾虚耳聋目昏者皆用之。〔藏器曰〕重可去怯，慈石、铁粉之类是也。〔时珍曰〕慈石法水，色黑而入肾，故治肾家诸病而通耳明目。一士子频病目，渐觉昏暗生翳。时珍用东垣羌活胜风汤加减法与服，而以磁朱丸佐之。两月遂如故。盖慈石入肾，镇养真精，使神水不外移；朱砂入心，镇养心血，使邪火不上侵；而佐以神曲，消化滞气，生熟并用，温养脾胃发生之气，乃道家黄婆媒合婴姹之理，制方者宜窥造化之奥乎？方见孙真人《千金方》神麹丸，但云明目，百岁可读细书，而未发出药微义也，孰谓古方不可治今病耶？独孤滔云：慈石乃坚顽之物，无融化之气，止可假其而服食，不可久服渣滓，必有大患。夫药以治病，中病则止，砒硇犹可饵服，何独慈石不可服耶？慈石既炼末，亦非坚顽之物，惟在用者能得病情而中的尔。淮南万毕术云：慈石悬井，亡人自归。注云：以亡人衣裹慈石悬于井中，逃人自反也。

慈石毛

【气味】**咸，温，无毒。**

【主治】**补绝伤，益阳道，止小便白数，治腰脚，去疮瘘，长肌肤，令人有子，宜入酒。**〔藏器曰〕本经言石不言毛，毛、石功状殊也。

玄石（别录中品）

【释名】玄水石别录、处石〔时珍曰〕玄以色名。

【集解】〔《别录》曰〕玄石生太山之阳，山阴有铜。铜者雌，铁者雄。〔弘景曰〕本经慈石一名玄石。《别录》又出玄石，一名处石。名既同，疗体又相似，而寒温铜铁畏恶有异。俗方不用，亦无识者，不知与慈石相类否？〔恭曰〕此物，铁液也。慈石中有细孔，孔中黄赤色，初破好者能拾铁吸铁。其无孔而光泽纯黑者，玄石也。不能拾，疗体亦劣于慈石。〔颂曰〕今北番以慈石作礼物，其块多光泽，吸铁无力，疑即此玄石也。医方罕用。〔时珍曰〕慈石生山之阴有铁处，玄石生山之阳有铜处，虽形相似，性则不同，故玄石不能吸铁。

【气味】咸，温，无毒。〔之才曰〕畏松脂、柏实、菌桂。

【主治】大人小儿惊痫，女子绝孕，小腹冷痛，少精身重。服之，令人有子。别录。

代赭石（本经下品）

【释名】须丸本经、血师别录、土朱纲目、铁朱〔《别录》曰〕出代郡者名代赭，出姑幕者名须丸。〔时珍曰〕赭，赤色也；代，即雁门也。今俗呼为土朱、铁朱。《管子》云：山上有赭，其下有铁。铁朱之名或缘此，不独因其形色也。

代 赭 石

【集解】〔《别录》曰〕代赭生齐国山谷，赤红青色如鸡冠，有泽染爪甲不渝者良。采无时。〔弘景曰〕是代郡城门下赤土也。江东久绝，俗用乃疏，而为仙方之要，与戎盐、卤碱皆是急须。〔恭曰〕此石多从代州来，云山中采得，非城门下土也。今齐州亭山出赤石，其色有赤红青者。其赤者亦如鸡冠且润泽，土人惟采以丹榴柱，而紫色且暗，与代州出者相似，古来用之。今灵州鸣沙县界河北，平地掘深四五尺得者，皮上赤滑，中紫如鸡肝，大胜齐、代所出者。〔颂曰〕今河东汴东山中亦有之。古方紫丸治小儿用代赭，云无真，以左顾牡蛎代使，乃知真者难得。今医家所用，多择取大块，其上文头有如浮沤丁者为胜，谓之丁头代赭。《北山经》云：少阳之山，中多美赭。《西山经》云：石脆之山，灌水出焉。中有流赭，以涂牛马无病。郭璞注云：赭，赤土也。今人以涂牛角，云辟恶。〔时珍曰〕赭石处处山中有之，以西北出者为良。宋时虞州岁采万斤。崔昉《外丹本草》云：代赭，阳石也。与太乙余粮并生山峡中，研之作朱色，可点书，又可罨金益色赤。张华以赤土拭宝剑，倍益精明，即此也。

【修治】〔敩曰〕凡使研细，以腊水重重飞过，水面上有赤色如薄云者去之。乃用细茶脚汤煮一伏时，取出又研一万匝。以净铁铛烧赤，下白蜜蜡一两，待化投新汲水冲之，再煮一二十沸，取出晒干用。〔时珍曰〕今人惟煅赤以醋淬三次或七次，研，水飞过用，取其相制，并为肝经血分引用也。《相感志》云：代赭以酒醋煮之，插铁钉于内，扇之成汁。

【气味】苦，寒、无毒。〔《别录》曰〕甘。〔权曰〕甘，平。〔之才曰〕畏天雄、附子。干姜为之使。

【主治】鬼疰贼风蛊毒，杀精物恶鬼，腹中毒邪气，女子赤沃漏下。本经。带下百病，产难胞不出，堕胎，养血气，除五脏血脉中热，血痹血瘀。大人小儿惊气入腹，及阴痿不起。别录。安胎健脾，止反胃吐血鼻衄，月经不止，肠风痔瘘，泻痢脱精，遗溺夜多，小儿惊痫疳疾，金疮长肉。辟鬼魅。大明。

【发明】〔好古曰〕代赭入手少阴、足厥阴经。怯则气浮，重所以镇之。代赭之重，以镇虚逆。故张仲景治伤寒汗吐下后心下痞硬，噫气不除者，旋覆代赭汤主之。用旋覆花三两，代赭石一两，人参二两，生姜五两，甘草三两，半夏半斤，大枣十二枚。水一斗，煮六升，去滓，再煎三升，温服一升，日三服。〔时珍曰〕代赭乃肝与包络二经血分药也，故所主治皆二经血分之病。昔有小儿泻后眼上，三日不乳，目黄如金，气将绝。有名医曰：此慢肝惊风也，宜治肝。用水飞代赭石末，每服半钱，冬瓜仁煎汤调下，果愈。

【附录】赭石①〔藏器曰〕出淄川北海山谷土石中，如赤土代赭之类，土人以当朱，呼为赤石，一名零陵，恐是代赭之类。味甘、平、温，无毒。主惊恐，身热邪气，镇心。久服令人眼明悦泽。〔时珍曰〕此亦他方代赭耳，故其功效不甚相远也。

禹余粮（本经上品）

【释名】白余粮别录。〔时珍曰〕石中有细粉如面，故曰余粮，俗呼为太一禹余粮。见太一下。〔承曰〕会稽山中出者甚多。彼人云昔大禹会稽于此，余粮者本为此余。

【集解】〔《别录》曰〕禹余粮生东海池泽，及山岛中或池泽中。〔弘景曰〕今多出东阳，形如鹅鸭卵，外有壳重叠，中有黄细末如蒲黄，无沙者佳。近年茅山凿地大得之，极精好，状如牛黄，重重甲错。其佳处乃紫色靡靡如面，嚼之无复嗜，仙经服食用之。南人又呼平泽中一种藤，叶如菝葜，根作块有节，似菝葜而色赤，味似薯蓣，谓为禹余粮，此与生池泽者复有仿佛。或疑今石即是太一也。〔颂曰〕今惟泽州、潞州有之。旧说形如鹅鸭卵，外有壳。今图上者全是山石之形，都不作卵状，与旧说小异。采无时。张华《博

---

① 赭石：原脱，据本卷"石部目录·石之四"补入。

物志》言：扶海州上有蒣草，其实食之如大麦，名自然谷，亦名禹余粮，世传禹治水弃其所余食于江中而为药。则蒣草与此异物同名，抑与生池泽者同种乎？〔时珍曰〕禹余粮乃石中黄粉，生于池泽；其生山谷者，为太一余粮。本文明白。陶引藤生禹余粮，苏引草生禹余粮，虽名同而实不同，殊为迂远。详太一余粮下。

禹余粮

中有水者石中黄

【修治】〔弘景曰〕凡用，细研水洮，取汁澄之，勿令有沙土也。〔敩曰〕见太一下。

【气味】甘，寒，无毒。〔《别录》曰〕平。〔权曰〕咸。〔之才曰〕牡丹为之使。伏五金，制三黄。

【主治】咳逆寒热烦满，下赤白，血闭症瘕，大热，炼饵服之，不饥轻身延年。本经。疗小腹痛结烦疼。别录。主崩中。甄权。治邪气及骨节疼，四肢不仁，痔瘘等疾。久服耐寒暑。大明。催生，固大肠。时珍。

【发明】〔成无己曰〕重可去怯，禹余粮之重，为镇固之剂。〔时珍曰〕禹余粮手足阳明血分重剂也。其性涩，故主下焦前后诸病。李知先诗曰：下焦有病人难会，须用余粮赤石脂。抱朴子云：禹余粮丸日再服，三日后令人多气力，负担远行，身轻不极。其方药多不录。

太一余粮（本经上品）

【释名】石脑本经、禹哀吴普。〔藏器曰〕太一者，道之宗源。太者大也，一者道也。大道之师，即理化神君，禹之师也。师尝服之，故有太一之名。张司空云：还魂石中黄子，鬼物禽兽守之，不可妄得。会稽有地名蓼，出余粮。土人掘之，以物请买，所请有数，依数必得。此犹有神，岂非太一乎？

【集解】〔《别录》曰〕太一余粮生太山山谷，九月采。〔普曰〕生太山。上有甲，甲中有白，白中有黄，如鸡子黄色。采无时。〔弘景曰〕本草有太一余粮、禹余粮两种，治体相同。而今世惟有禹余粮，不复识太一。《登真隐诀》：长生西镇丸云，太一禹余粮，定六府，镇五脏。合其二名，莫辨何者的是？今人亦总呼为太一禹余粮。有人于铜官采空青于石坎，大得黄赤色石，极似今之余粮，而色过赤好，疑此是太一也。彼人呼为雌黄，涂物正如雄色。〔恭曰〕太一余粮及禹余粮，乃一物而以精粗为名尔。其壳若瓷，方圆不定。初在壳中未凝结，犹是黄水，名石中黄子。久凝乃有数色，或青或白，或赤或黄。年多变赤，因赤渐紫。紫及赤者，俱名太一。其诸色通谓禹余粮。今太山不见采得，而会稽、王屋、泽潞州诸山皆有。陶云黄赤色，疑是太一。然无壳裹，殊非的称。〔敩曰〕凡使，勿误用石中黄并卵石黄，二石真相似。其石中黄向里赤黑黄，味淡微趄。卵石黄味酸，个个印印，内有子一块，不堪用。若误饵之，令人肠干。太一余粮看即如石，轻敲便碎如粉，兼重重如叶子雌黄也。〔宗奭曰〕太一余粮，是用其壳也，故入药须火烧醋淬。石中黄是壳中干者及细末者。石中黄水，是未成余粮黄浊水也。〔时珍曰〕按《别录》言，禹余粮生东海池泽及山岛，太一余粮生太山山谷，石中黄出余粮处有之，乃壳中未成余粮黄浊水也。据此则三者一物也。生于池泽者为禹余粮，生于山谷者为太一余粮，其中水黄浊者为石中黄水，其凝结如粉者为余粮，凝干如石者为石中黄。其说本明，而注者臆度，反致义晦。晋宋以来，不分山谷、池泽所产，故通呼为太一禹余粮。而苏恭复以紫赤色者为太一，诸色为禹余粮。皆由未加详究本文也。寇宗奭及医方乃用石壳为禹余粮，殊不察未成余粮黄浊水之文也。其壳粗顽不入药。庚辛《玉册》云：太一禹余粮，阴石也，所在有之。片片层叠，深紫色。中有黄土，各曰石黄。其性最热，冬月有余粮处，其雪先消。云林石谱云：鼎州祈阁山出石，石中有黄土，目之为太一余粮。色紫黑，碅块大小圆扁，外多粘缀碎石，涤去黄土，即空虚可贮水为砚。滴丹《方鉴》云：五色余粮及石中黄，皆可干汞，出金色。

【修治】〔敩曰〕凡修事，用黑豆五合，黄精五合，水二斗，煮取五升，置瓷锅中，下余粮四两煮之，旋添，汁尽为度，其药气自然香如新米，捣了，又研一万杵，方用。

【气味】甘，平，无毒。〔普曰〕神农、岐伯、雷公：甘，平。李当之：小寒。扁鹊：甘，无毒。〔之才曰〕杜仲为之使。畏贝母、菖蒲、铁落。

【主治】咳逆上气，症瘕血闭漏下，除邪气，肢节不利。久服耐寒暑不饥，轻身飞行千里，神仙。本经。治大饱绝力身重。别录。益脾，安脏气。雷敩。定六腑，镇五脏。弘景。

【发明】〔时珍曰〕禹余粮、太一余粮、石中黄水，性味功用皆同，但入药有精粗之等尔。故服食家以黄水为上，太一次之，禹余粮又次之。列仙传言，巴戎赤斧上华山，饵禹余粮，即此。

石中黄子（唐本草）

【释名】〔宗奭曰〕子当作水。既云黄浊水，焉得名子？

【集解】〔恭曰〕此禹余粮壳中，未成余粮黄浊水也。出余粮处有之。〔颂曰〕今惟河中府中条山谷出之。其石形如面剂，紫黑色。其石皮内黄色者，谓之中黄。葛洪《抱朴子》云：石中黄子所在有之，沁水山尤多。在大石中，其石常润湿不燥，打其石有数十重，见之赤黄溶溶，如鸡子之在壳中也。即当未坚时饮之。不尔，便渐坚凝如石，不中服也。破一石中，多者有一升，少者数合，可顿服之。〔机曰〕石中干者及细末者，当名余粮，不当名石中黄，详本文"未成余粮四字"可见。〔时珍曰〕余粮乃石中已凝细粉也，石中黄则坚凝如石者也，石中黄水则未凝者也。故雷敩云，用余粮勿用石中黄，是矣。

【气味】甘，平，无毒。

【主治】久服，轻身延年不老。唐本。

空青（本经上品）

空　青

【释名】杨梅青〔时珍曰〕空言质，青言色，杨梅言似也。

【集解】〔《别录》曰〕空青生益州山谷，及越，内设巂山有铜处。铜精熏则生空青，其腹中空。三月中采，亦无时。能化铜铁铅锡作金。〔弘景曰〕越巂属益州，益州诸郡无复有，恐久不采之故也。今出铜官者色最鲜深，出始兴者弗如，凉州高平郡有空青山亦甚多。今空青但圆实如铁珠，无空腹者，皆凿土石中取之。而以合丹成，则化铅为金，诸石药中，惟此最贵。医方乃稀用之，而多充画色，殊为可惜。〔恭曰〕出铜处兼有诸青，但空青为难得。今出蔚州、兰州、宣州、梓州。宣州者最好，块段细，时有腹中空者。蔚州、兰州者片块大，色极深，无空腹者。陶氏所谓圆实如铁珠者，乃白青也。〔大明曰〕空青大者如鸡子，小者如相思子，其青厚如荔枝壳，其内有浆酸甜。〔藏器曰〕铜之精华，大者即空绿，次即空青也。〔颂曰〕今饶、信州亦时有之，状若杨梅，故名杨梅青。其腹中空、破之有浆者，绝难得。〔宗奭曰〕真宗常诏取空青中有水者，久而方得。其杨梅青，信州穴山而取，极难得，治医[1]极有功，中亦或有水者，用与空青同，第有优劣尔。〔时珍曰〕张果《玉洞要诀》云：空青似杨梅，受赤金之精，甲乙阴灵之气，近泉而生，久而含润。新从坎中出，钻破中有水，久即干如珠，金星灿灿。庚辛玉册云：空青，阴石也。产上饶，似钟乳者佳，大片含紫色有光采。次出蜀严道及北代山，生金坎中，生生不已，故青为之丹。有如拳大及卵形者，中空有水如油，治盲立效。出铜坑者亦佳，堪画。又有杨梅青、石青，皆是一体，而气有精粗。点化以曾青为上、空青次之，杨梅青又次之。《造化指南》云：铜得紫阳之气而生绿，绿二百年而生石绿，铜始生其中焉。曾、空二青，则石绿之得道者，均谓之矿。又二百年得青阳之气，化为𬭎石。观此诸说，则空青有金坑、铜坑二种。或大如拳卵，小如豆粒，或成片块，或若杨梅，虽有精粗之异，皆以有浆为上，不空无浆者为下也。方家以药涂铜物生青，刮下伪作空青者，终是铜青，非石绿之得道者也。

【气味】甘，酸，寒，无毒。〔别录曰〕大寒。〔权曰〕畏菟丝子。酒浸醋拌制过，乃可变化。

【主治】青盲[2]耳聋，明目，利九窍，通血脉，养精神，益肝气。久服轻

---

① 医：《本草衍义》卷四空青条作"瞖"。

② 盲：原作"肓"，联系文意，据张本及江西本改。后同，不另注。

身延年。本经。疗目赤痛，去肤翳，止泪出，利水道，下乳汁，通关节，破坚积。令人不忘，志高神仙。别录。治头风，镇肝。瞳人破者，得再见物。甄权。钻孔取浆，点多年青盲内障翳膜，养精气。其壳摩翳。大明。中风口歪不正，以豆许含咽，甚效。时珍。出范汪方。

【发明】〔保升曰〕空青法木，故色青而主肝。〔颂曰〕治眼翳障为最要之药。〔时珍曰〕东方甲乙，是生肝胆，其气之清者为肝血，其精英为胆汁。开窍于目，血五脏之英，皆因而注之为神。胆汁充则目明，汁减则目昏。铜亦青阳之气所生，其气之清者为绿，犹肝血也；其精英为空青之浆，犹胆汁也。其为治目神药，盖亦以类相感应耳。石中空者，埋土中三五日，自有浆水。

曾青（本经上品）

【释名】〔时珍曰〕曾音层。其青层层而生，故名。或云其生从实至空，从空至层，故曰曾青也。

【集解】〔《别录》曰〕曾青生蜀中山谷及越巂，采无时。能化金铜。〔普曰〕生蜀郡石山。其山有铜处，曾青出其阳。青者铜之精。〔弘景曰〕旧说与空青同山，疗体亦相似。今铜官更无曾青，惟出始与。形累累如黄连相缀，色理相类空青，甚难得而贵，仙经少用之。化金之事，法同空青。〔恭曰〕出蔚州者好，鄂州者次之，余州并不任用。〔时珍曰〕但出铜处，年古即生。形如黄连相缀，又如蚯蚓屎，方棱，色深如波斯青黛，层层而生，打之如金声者为真。《造化指南》云：层生铜矿中，乃石绿之得道者。肌肤得东方正色，可以合炼大丹，点化与三黄齐驱。《衡山记》云：山有层青冈，出层青，可合仙药。

【修治】〔敩曰〕凡使勿用夹石及铜青。每一两要紫背天葵、甘草、青芝草三件，干湿各一镒，细锉，放瓷锅内，空青于中。东流水二镒，缓缓煮之，五昼夜，勿令水火失时。取出以东流水浴过，研乳如粉用。

【气味】酸，小寒，无毒。〔之才曰〕畏菟丝子。〔独孤滔云〕曾青住火成膏，可结汞，制丹砂，盖含金气所生也。须酒醋渍煮用。〔葛洪曰〕曾青涂铁，色赤如铜。

【主治】目痛，止泪出，风痹，利关节，通九窍，破症坚积聚。久服轻身不老。本经。养肝胆，除寒热，杀白虫，疗头风脑中寒，止烦渴，补不足，盛阴气。别录。

【发明】〔时珍曰〕曾青治目，义同空青。古方辟邪太乙神精丹用之，扁鹊治积聚留饮有层青丸，并见古今录验方，药多不录。

本草纲目

第十卷 石部

曾　　青

绿青（别录上品）

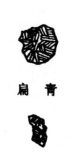

绿　青

扁　青

【释名】石绿唐本、大绿纲目。

【集解】〔《别录》曰〕绿青生山之阴穴中，色青白。〔弘景曰〕此即用画绿色者，亦出空青中，相挟带。今画工呼为碧青，而呼空青作绿青，正相反矣。〔恭曰〕绿青即扁青也，画工呼为石绿。其碧青即白青也，不入画用。〔颂曰〕旧不著所出州土，且云生山之阴穴中。《次空青条》上云，生益州山谷及越巂山有铜处，此物当是生其山之阴尔。今出韶州、信州。其色青白，画工用为绿色者，极有大块，其中青白花文可爱。信州人琢为腰带器物，及妇人服饰。其入药，当用颗块如乳香者佳。〔宗奭曰〕其色黑绿色者佳。〔时珍曰〕石绿，阴石也。生铜坑中，乃铜之祖气也。铜得紫阳之气而生绿，绿久则成石，谓之石绿，而铜生于中，与空青、曾青同一根源也。今人呼为大绿。范成大《桂海志》云：石绿，铜之苗也，出广西右江有铜处。生石中，质如石者，名石绿。一种脆烂如碎土者，名泥绿，品最下。大明会典云：青绿每①矿，淘净绿一十一两四钱。暗色绿每矿一斤，淘净绿一十两八钱。硇砂一斤，烧造硇砂绿一十五两五钱。

【气味】〔时珍曰〕有小毒。

【主治】益气，止泄痢，疗蚘鼻。别录。吐风痰甚效。苏颂。

【发明】〔颂曰〕今医家多用吐风痰。其法拣上色精好者研筛，水飞再研。如风痰眩闷，取二三钱同生龙脑三四豆许研匀，以生薄荷汁合酒温调服之。偃卧须臾，涎自口角流出乃愈。不呕吐，其功速于他药，今人用之比比皆效，故著之。〔宗奭曰〕同硇砂作吐上涎药，验则验矣，亦能损心。〔时珍曰〕痰在上宜吐之，在下宜利之，亦须观人之虚实强弱而察其脉，乃可投之，初虞世有金虎、碧霞之戒，正此意也。金虎丹治风痰，用天雄、腻粉诸药者。

扁青（本经上品）

【释名】石青纲目、大青〔时珍曰〕扁以形名。

【集解】〔《别录》曰〕扁青生朱崖山谷、武都、朱提，采无时。〔弘景曰〕朱提音殊匙，在南海中。仙经、俗方都无用者。〔普曰〕生蜀都。〔恭曰〕此即绿青也。朱崖

---

① 每：张本作"石"。

已南及林邑、扶南舶上来者，形块大如拳，其色又青，腹中亦时有空者。武昌者，片块小而色更佳。简州、梓州者，形扁作片而色浅。〔时珍曰〕苏恭言即绿青者非也，今之石青是矣。绘画家用之，其色青翠不渝，俗呼为大青，楚、蜀诸处亦有之。而今货石青者，有天青、大青、西夷回回青、佛头青，种种不同，而回青尤贵。本草所载扁青、层青、碧青、白青，皆其类耳。

【气味】甘，平，无毒。〔普曰〕神农、雷公：小寒，无毒。

【主治】目痛明目，折跌痈肿，金疮不瘳，破积聚，解毒气，利精神。久服轻身不老。本经。去寒热风痹，及丈夫茎中百病，益精。别录。治丈夫内绝，令人有子。吴普。吐风痰癫痫，平肝。时珍。

白青（本经上品）

【释名】碧青唐本、鱼目青。

【集解】〔《别录》曰〕白青生豫章山谷，采无时，可消为铜剑，辟五兵。〔弘景曰〕医方不用，市无卖者，《仙经》三十六水方中时有须处。铜剑之法，在九元子术中。〔恭曰〕此即陶氏所云空青，圆如铁珠，色白而腹不空者，是也。研之色白如碧，亦谓之碧青，不入画用。无空青时亦用之，名鱼目青，以形似鱼目故也。今出简州、梓州者好。〔时珍曰〕此即石青之属，色深者为石青，淡者为碧青也。今绘彩家亦用。范子计然云：白青出弘农、豫章、新淦，青色者善。淮南万毕术云：白青得铁，即化为铜也。

【气味】甘、酸、咸，平，无毒。〔普曰〕神农：甘，平。雷公：咸，无毒。

【主治】明目，利九窍，耳聋，心下邪气，令人吐，杀诸毒三虫。久服通神明轻身。本经。

【附录】绿肤膏〔《别录》曰〕味辛、咸，平，无毒。主蛊毒及蛇菜肉诸毒，恶疮。不可久服，令人瘦。一名推青，一名推石。生益州山谷。〔弘景曰〕俗方，《仙经》无用，人亦不识。碧石青〔《别录》曰〕味甘，无毒。主明目益精，去白癣，延年。

石胆（本经上品）

【释名】胆矾纲目、黑石本经、毕石本经、君石当之、铜勒吴普、立制石〔时珍曰〕胆以色味命名，俗因其似矾，呼为胆矾。

【集解】〔《别录》曰〕石胆生秦州羌道山谷大石间，或羌里句青山。二月庚子、辛丑日采。其为石也，青色多白文，易破，状似空青。能化铁为铜，合成金银。〔弘景曰〕

石胆

仙经时用，俗方甚少，此药殆绝。今人时有采者，其色青绿，状如琉璃而有白文，易破折。梁州、信都无复有，俗乃以青色矾当之，殊无仿佛。〔恭曰〕此物出铜处有之，形似曾青，兼绿相间，味极酸苦，磨铁作铜色，此是真者。出蒲州虞乡县东亭谷窟及薛集窟中，有块如鸡卵者为真。陶云似琉璃者，乃绛矾也。比来人亦以充之，又以醋揉青矾为之，并伪矣。〔颂曰〕今惟信州铅山县有之。生于铜坑中，采得煎炼而成。又有自然生者，尤为珍贵。并深碧色。今南方医人多使之，又著其说云：石胆最上出蒲州，大者如拳，小者如桃栗，击之纵横解皆成叠文，色青，见用久则绿，击破其中亦青。其次出上饶、曲江铜坑间者，粒细有廉棱，如钗股米粒。本草言，伪者以醋揉青矾为之。全不然，但取粗恶石胆合消石销溜而成之。块大色浅，浑浑无脉理，击之则碎无廉棱者，是也。亦气挟石者，乃削取石胆床，溜造时投消石中，及凝则相著也。〔时珍曰〕石胆出蒲州山穴中鸭嘴色者为上，俗呼胆矾；出羌里者色少黑，次之；信州者又次之。此物乃生于石，其经煎炼者，即多伪也。但以火烧之成汁者，必伪也。涂于铁及铜上烧之红者，真也。又以铜器盛水，投少许入中，及不青碧，数日不异者，真也。《玉洞要诀》云：石胆，阳石也。出嵩岳及蒲州中条山。禀灵石异气，形如瑟瑟，其性流通，精感入石，能化五金，变化无穷。沈括《笔谈》载：铅山有苦泉，流为涧，挹水熬之，则成胆矾。所熬之釜，久亦化为铜也。此乃煎熬作伪，非真石胆也，不可入药。

【气味】酸、辛，寒，有毒。〔普曰〕神农：酸，小寒。李当之：大寒。桐君：辛，有毒。扁鹊：苦，无毒。〔《大明》曰〕酸、涩，无毒。〔权曰〕有大毒。〔之才曰〕水英为之使。畏牡桂、菌桂、芫花、辛夷、白微。

【主治】明目目痛，金疮诸痫痉，女子阴蚀痛，石淋寒热，崩中下血，诸邪毒气，令人有子。炼饵服之，不老。久服，增寿神仙。《本经》。**散症积，咳逆上气，及鼠瘘恶疮。**《别录》。**治虫牙，鼻内息肉。**《大明》。**带下赤白，面黄，女子脏急。**苏恭。**入吐风痰药最快。**苏颂。

【发明】〔时珍曰〕石胆气寒，味酸而辛，入少阳胆经。其性收敛上行，能涌风热痰涎，发散风木相火，又能杀虫，故治咽喉口齿疮毒有奇功也。周密《齐东野语》云：密过南浦，有老医授治喉痹极速垂死方，用真鸭嘴胆矾末，醋调灌之，大吐胶痰数升，即瘥。临汀一老兵妻苦此，绝水粒三日矣，如法用之即瘥。屡用无不立验，神方也。又周必《大阴德录》云：治蛊胀及水肿秘方，有用蒲州、信州胆矾明亮如翠琉璃似鸭嘴者，米醋煮以君臣之药，服之胜于铁砂、铁蛾。盖胆矾乃铜之精液，味辛酸，入肝胆制脾块故也。安城魏清臣肿科黑丸子，消肿甚妙，不传，即用此者。

礜石（本经下品）

【释名】白里石、**太白石**别录、**立制石**本经、**青介石**本经、**固羊石**本经、**石盐**别录、**泽乳**吴普、**鼠乡**吴普。〔时珍曰〕礜义不解。许氏说文云：礜，毒石也。《西山经》云：皋涂之山，有白石，其名曰礜，可以毒鼠。郭璞注云：鼠食则死，蚕食而肥。则鼠乡之意以此。

礜 石

特生礜石

【集解】〔《别录》曰〕礜石生汉中山谷及少室，采无时。〔当之曰〕或生少室，或生魏兴，十二月采。〔弘景曰〕今蜀汉亦有，而好者出南康南野溪及彭城界中、汶阳县南堑，又湖东新宁及零陵皆有。白礜石，能柔金。以黄泥包，炭火烧之，一日一夕则解，可用。丹房及黄白术多用之。〔恭曰〕此石能拒火，久烧但解散，不可脱其坚。今市人乃取洁白理石当之，烧即为灰也。今汉川武当西辽坂名礜石谷，即是真出处。少室有粒细理，不如汉中者。〔颂曰〕今潞州、阶州亦有之。〔时珍曰〕详见特生礜石下。

【气味】辛，大热，有毒。〔别录曰〕甘，生温、熟热。〔普曰〕神农、岐伯：辛，有毒。桐君、黄帝：甘，有毒。〔权曰〕甘，有小毒。铅丹为之使。恶羊血。不入汤。〔之才曰〕得火良。棘针为之使。恶马目毒公、鹜屎、虎掌、细辛，畏水。

【主治】寒热鼠瘘，蚀死肌风痹，腹中坚癖邪气。本经。**除热明目，下气，除膈中热，止消渴，益肝气，破积聚，痼冷腹痛，去鼻中息肉。久服令人筋挛。火炼百日，服一刀圭。不炼服，则杀人及百兽。**别录。**除胸膈间积气，去冷湿风痹瘙痒积年者。**甄权。

【发明】〔弘景曰〕常取生礜石纳水，令水不冰，如此则生者性亦大热矣。〔张仲景云〕生用，破人心肝。〔恭曰〕此药攻击积冷之病为良。若以余物代之，疗病无效，正为此也。〔宗奭曰〕治久积及久病腹冷有功，直须慎用，其毒不可试也。〔时珍曰〕礜石性气与砒石相近，盖亦其类也。古方礜石、矾石常相浑书，盖二字相似，故误耳。然矾石性寒无毒，礜石性热有毒，不可不审。陆农师云：礜石之力，十倍钟乳。按《洪容斋随笔》云：王子敬静息帖，言礜石深是可疑，凡喜散者辄发痈。盖散者，寒食散也，古人多服之，中有礜石，性热有毒，故云深可疑也。刘表在荆州，与王粲登郐山，见一冈不生百草。粲曰：此必古冢，其人在世，服生礜石，热不出外，故草木焦灭。表掘之，果有礜石满茔。又今洛水不冰，下亦有礜石，人谓之温洛是也。取此石安瓮中，水亦不冰。文鹳伏卵，取石置巢中，以助温气。其性如此，岂可服？予兄文安公镇金陵，秋暑减食。医者汤三益教服礜石丸。已而饮啖日进，遂加意服之。越十月而毒作，衄血斗余。自是数数不止，竟至精液皆竭而死。时珍窃谓洪文安之病，未必是礜石毒发。盖亦因其健啖自恃，厚味房劳，纵恣无忌，以致精竭而死。夫因感食而服石，食既进则病去，药当止矣。而犹服之不已，恃药妄作，是果药之罪欤？

特生礜石（别录下品）

【释名】苍礜石、苍白别录、鼠毒〔恭曰〕特生礜石一名苍礜石。梁州礜石亦有青者，汉中人亦以毒鼠，不入方用。〔宗奭曰〕礜石、特生礜石止是一物，但以特生、不特生为异用。所谓特生者，不附著他石为特尔。今用者绝少。〔时珍曰〕礜石有苍、白二种，而苍者多特生，故此云一名苍礜石，则别录苍石系重出矣。其功疗皆相同，今并为一。

【集解】〔《别录》曰〕特生礜石一名苍礜石，生西域，采无时。〔又曰〕苍礜石生西域，采无时。〔弘景曰〕旧说鹊巢中者佳。鹊常入水冷，故取以壅卵令热。今不可得。惟出汉中者，其外形紫赤色，内白如霜，中央有臼，状形如齿者佳。又出荆州新城郡房陵县缥白赤者为好。亦先以黄土包烧一日，亦可纳斧孔中烧之，合玉壶诸丸。仙经不言特生，止是白礜石耳。〔恭曰〕陶说中有齿白形者正是。今出梁州，北马道戍涧中亦有之。形块小于白礜石，而肌粒大数倍，乃如小豆许。其白礜粒细如粟米耳。今房陵、汉川、均州、荆州与白礜石同处，有色青者，是也。〔宗奭曰〕《博物志》言，鹳伏卵，取礜石入巢助暖，方家得此石乃真。陶氏以注特生礜石，则二石是一物明矣。但屡检鹤巢无此石，况礜石焉得处处有之？若鹊入水冷故取此石，则鸬鹚之类皆食于水，亦自然生化繁息。此则乃俗士之言，未尝究其实而穷其理也。〔时珍曰〕礜石有数种，白礜石、苍礜石、紫礜石、红皮礜石、桃花礜石、金星礜石、银星礜石、特生礜石俱是一物，但以形色立名。其性皆热毒，并可毒鼠制汞，惟苍、白二色入药用。诸礜生于山，则草木不生，霜雪不积；生于水则水不冰冻，或有温泉，其气之热可知矣。庚辛《玉册》云：礜，阳石也，生山谷。水中濯出似矾，有文理横截在中者为佳。伏火，制砂汞。其状颇与方解石相似，但投水不冰者为真。其出金穴中者，名握雪礜石。

【气味】甘，温，有毒。〔之才曰〕火炼之良，畏水。

【主治】明目利耳，腹内绝寒，破坚结及鼠瘘，杀百虫恶兽。久服延年。别录。苍石：主寒热下气瘘蚀，杀禽兽。别录。

【发明】〔时珍曰〕别录言，礜石久服令人筋挛，特生礜石久服延年。《丹书》亦云，礜石化为水，能伏水银，炼入长生药。此皆方士谬说也，与服砒石、汞长生之义同，其死而无悔者乎？

握雪礜石（唐本草）

【集解】〔恭曰〕握雪礜石出徐州宋里山。入土丈余，于烂土石间得之。细散如面，黄白色。土人号为握雪礜石，一名化公石，一名石脑，云服之长生。〔时珍曰〕谨按独孤滔《丹房鉴源》云：握雪礜石出曲滩泽，盛寒时有髓生于石上，可采。一分结汞十两。又按：南宫从《峋嵝神书》云：石液，即丹矾之脂液也。此石出襄阳曲滩泽中，或在山，或在水，色白而粗糯。至冬月有脂液出其上，旦则见日而伏。当于日未出时，以铜刀刮置器内，火煅通赤，取出，楮汁为丸，其液沾处便如铁色。以液一铢，制水银四两，器中火之立干。但此液亦不多得，乃神理所惜，采时须用白鸡、清酒祭之。此石华山、嵩山皆出，而有脂液者，惟此曲滩。又熊太古《冀越集》亦言：丹山矾十两，可干汞十两。此乃人格物之精，发天地之秘也。据三书所引，则握雪礜石乃石之液，非土中石脑也。苏恭所说，自是石脑。其说与《别录》及陶弘景所注石脑相合，不当复注于此。又按：诸书或作礜石，或作矾石，未知孰是？古书二字每每讹混。以理推之，似是矾石。礜石有毒，矾石无毒故也。

【气味】甘，温，无毒。

【主治】痼冷积聚，轻身延年，多食令人热。唐本。治大风疮。时珍。

砒石（宋开宝）

【释名】信石、人言纲目。生者名砒黄，炼者名砒霜。〔时珍曰〕砒，性猛如貔，故名。惟出信州，故人呼为信石，而又隐信字为人言。

【集解】〔颂曰〕砒霜不著所出郡县，今近铜出处亦有之，惟信州者佳。其块有甚大者，色如鹅子黄，明澈不杂。此类本处自是难得之物，一两大块真者，人竞作之，不啻千金。古服食方中亦载用之，必得此类，乃可入药。其市肆所畜片如细屑，亦夹土石，入药服之，为害不浅。〔承曰〕信州玉山有砒井，官中封禁甚严。生不夹石者，色赤甚于雄黄，以冷水磨，解热毒，近火即杀人，所谓不啻金价者此也。今市货者，取山中夹砂石者，烧烟飞作白霜，乃碎屑而芒刺，其伤火多者，块大而微黄，所谓如鹅子色明澈者此也。古方并不入药，惟烧炼丹石家用之。近人多以治疟，但以疟本伤暑，而此物生者能解热毒也。今俗医不究其理，即以所烧霜服之，必大吐下，因此幸有安者，遂为所损极多，不可不慎。初烧霜时，人在上风十余丈外立，下风所近草木皆死；又以和饭毒鼠，死鼠猫犬食之亦死，毒过于射罔远矣。衡山所出一种，力差

砒　石

生砒
〔图〕

砒霜
〔图〕

劣于信州者〔宗奭曰〕今信凿坑井下取之，其坑常封锁。坑中有浊绿水，先绞水尽，然后下凿取。生砒谓之砒黄，色如牛肉，或有淡白路，谓石非石，谓土非土。磨酒饮，治积气。有火便有毒，不可造次服也。取法：将生砒就置火上，以器覆之，令烟上飞，着器凝结。累然下垂如乳尖者入药为胜，平短者次之，大块乃是下等，片如细屑者极下也。〔时珍曰〕此乃锡之苗，故新锡器盛酒日久能杀人者，为有砒毒也。生砒黄以赤色者为良，熟砒霜以白色者为良。

【修治】〔敩曰〕凡使用，以小瓷瓶盛，后入紫背天葵、石龙芮二味，火煅从巳至申，便用甘从水浸，从申至子，出拭干，入瓶再煅，别研三万下用。〔时珍曰〕医家皆言生砒轻见火则毒甚，而雷氏治法用火煅，今所用多是飞炼者，盖皆欲求速效，不惜其毒也，曷若用生者为愈乎？

【气味】苦、酸，暖，有毒。〔时珍曰〕辛、酸，大热，有大毒。〔大明曰〕畏绿豆、冷水、醋。入药，醋煮杀毒用。〔土宿真君曰〕砒石用草制，炼出金花，成汁化铜干汞。青盐、鹤顶草、硝石、蒜、水蓼、常山、益母、独帚、木律、菖蒲、三角酸、鹅不食草、菠棱、莴苣，皆能伏砒。

【主治】砒黄：治疟疾肾气，带之辟蚤虱。大明。冷水磨服，解热毒，治痰壅。陈承。磨服，治癖积气。宗奭。除齁喘积痢，烂肉，蚀瘀腐瘰疬。时珍。砒霜：疗诸疟，风痰在胸膈，可作吐药。不可久服，伤人。开宝。治妇人血气冲心痛，落胎。大明。蚀痈疽败肉，枯痔杀虫，杀人及禽兽。时珍。

【发明】〔宗奭曰〕砒霜疟家用，或过剂，则吐泻兼作，须煎绿豆汁兼冷水饮之。〔徐纯曰〕疟丹多用砒霜大毒之药，本草谓主诸疟风痰在胸膈，可作吐药。盖以性之至烈，大能燥痰也。虽有燥痰之功，大伤胸气，脾胃虚者，切宜戒之。〔时珍曰〕砒乃大热大毒之药，而砒霜之毒尤烈。鼠雀食少许即死，猫犬食鼠雀亦殆，人服至一钱许亦死。虽钩吻、射罔之力，不过如此，而宋人著本草不甚言其毒，何哉？此亦古者礜石之一种也，若得酒及烧酒，则腐烂肠胃，顷刻杀人，虽绿豆冷水亦难解矣。今之收瓶酒者，往往以砒烟熏瓶，则酒不坏，其亦嗜利不仁者哉？饮酒潜受其毒者，徒归咎于酒耳。此物不入汤饮，惟入丹丸。凡痰疟及齁喘用此，真有劫病立地之效。但须冷水吞之，不可饮食杯勺之物，静卧一日或一夜，亦不作吐，少物引发，即作吐也。其燥烈纯热之性，与烧酒、焰消同气，寒疾湿痰被其劫而怫郁顿开故也。今烟火家用少许，则爆声更大，急烈之性可知矣。此药亦止宜于山野藜藿之人。若嗜酒膏粱者，非其所宜，疾亦再作，不慎口欲故尔。凡头疮及诸疮见血者，不可用，此其毒入经必杀人。李楼《奇方》云：一妇病心痛数年不愈。一医用人言半分，茶末一分，白汤调下，吐瘀血一块而愈。得日华子治妇人血气心痛之旨乎？

土黄（纲目）

【修治】〔时珍曰〕用砒石二两，木鳖子仁、巴豆仁各半两，硇砂二钱，为末，用木鳖子油、石脑油和成一块，油裹，埋土坑内，四十九日取出，劈作小块，瓷器收用。

【气味】辛、酸，热，有毒。〔独孤滔曰〕土黄制雄黄。

【主治】枯瘤赘痔，乳食瘰疬并诸疮恶肉。时珍。

金星石（宋嘉祐）附银星石

【集解】〔颂曰〕金星石、银星石并出濠州、并州，采无时。二石主疗大体相似。〔宗奭曰〕二石治大风疾，别有法，须烧用之。金星石生于苍石内，外有金色麸片，银星石有银色麸片。又一种深青色坚润，中有金色如麸片者，不入药用，工人碾为器，或妇人首饰用。〔时珍曰〕金星有数种。苏颂所说二石，武当山亦有之。或云金星出胶东，银星出雁门，盖亦礞石之类也。寇宗奭所说二石治大风者，今考圣惠方大风门，皆作金星礜石、银星礜石，则似是礜石之类。《方房鉴源·客石篇》中，亦载二石名，似与苏说者不同。且金星、银星无毒，主热涩血病，礜石则有毒，主风癫疾。观此，则金星、银星入药，各有二种矣。又歙州砚石，亦有金星、银星者。琼州亦出金星石，皆可作砚。翡翠石能屑金，亦名金星石。此皆名同物异也。刘河间《宣明方》点眼药方中用金精石、银精石，不知即此金星、银星否也？

金星石

银星石

【气味】甘，寒，无毒。

【主治】脾肺壅毒，及肺损吐血嗽血，下热涩，解众毒。嘉祐。水磨少许服，镇心神不宁，亦治骨哽。时珍。

【附录】金石拾遗。〔藏器曰〕味甘，温，无毒。主久羸瘦，不能食，无颜色，补腰脚冷，令人健壮，益阳，有暴热脱发，飞炼服之。生五台山清凉寺石中，金屑作赤褐色也。

婆娑石（宋开宝）

【释名】摩挲石〔时珍曰〕姚西溪《丛话》云：舶船过产石山下，爱其石，以手扪之，故曰摩挲。不知然否？

【集解】〔志曰〕婆娑石生南海，胡人采得之。其石绿色，无斑点，有金星，磨成乳汁者为上。又有豆斑石，虽亦解毒，而功力不及。复有鄂绿，有文理，磨铁成铜色，人多以此为之，非真也。验法，以水磨点鸡冠热血，当化成水是也。〔宗奭曰〕石如淡色石绿，间微有金星者佳。又有豆斑石，亦如此石，但有黑斑点，无金星。〔颂曰〕胡人尤珍贵之，以金装饰作指驱带之。每欲食及食罢，辄含咂数次以防毒。今人有得指面许块，则价值百金也。〔时珍曰〕庚辛《玉册》云：摩挲石，阳石也。出三佛齐。海南有山，五色耸峙，其石有光焰。其水下滚如箭，船过其下，人以刀斧击取。烧之作硫黄气。以形如黄龙齿而坚重者为佳。匮五金，伏三黄，制铅贡。

婆娑石

【气味】甘、淡，无毒。

【主治】解一切药毒，瘴疫热闷头痛。开宝。

礞石（宋嘉祐）

【释名】青礞石〔时珍曰〕其色濛濛然，故名。

【集解】〔时珍曰〕礞石，江北诸山往往有之，以礞山出者为佳。有青、白二种，以青者为佳。坚细而青黑，打开中有白星点，煅后则星黄如麸金。其无星点者，不入药用。通城县一山产之，工人以为器物。

青 礞 石

【修治】〔时珍曰〕用大坩锅一个，以礞石四两打碎，入硝石四两拌匀。炭火十五斤簇定，煅至消尽，其石色如金为度。取出研末，水飞去消毒，晒干用。

【气味】甘、咸，平，无毒。

【主治】食积不消，留滞脏腑，宿食症块久不瘥。小儿食积羸瘦，妇人积年食症，攻刺心腹。得巴豆、硇砂、大黄、荆三棱作丸服良。嘉祐。治积痰惊痫，咳嗽喘急。时珍。

【发明】〔时珍曰〕青礞石气平味咸，其性下行，阴也沉也，乃厥阴之药，肝经风木太过，来制脾土，气不运化，积滞生痰，壅塞上中二焦，变生风热诸病，故宜此药重坠。制以消石，其性疏快，使木平气下，而痰积通利，诸症自除。汤衡《婴孩宝鉴》言，礞石乃治惊利痰之圣药。吐痰在水上，以石末糁之，痰即随水而下，则其沉坠之性可知。然止可用之救急，气弱脾虚者，不宜久服。杨士瀛谓其功能利痰，而性非胃家所好。如慢惊之类，皆宜佐以木香。而王隐君则谓痰为百病，不论虚实寒热，概用滚痰丸通治百病，岂理也哉？朱丹溪言：一老人忽病目盲，乃大虚症，一医与礞石药服之，至夜而死。吁！此乃盲医虚虚之过，礞石岂杀人者乎？况目盲之病，与礞石并不相干。

花乳石（宋嘉祐）

【释名】花蕊石〔宗奭曰〕黄石中间有淡白点，以此得花之名。《图经》作花蕊石，是取其色黄也。

【集解】〔禹锡曰〕花乳石出陕、华诸郡。色正黄，形之大小方圆无定。〔颂曰〕出陕州阌乡，体坚重，色如硫黄，形块有极大者，陕西人镌为器用，采无时。〔时珍曰〕《玉册》云：花乳石，阴石也。生代州山谷中，有五色，可代丹砂匮药。蜀中汶山、彭县亦有之。

【修治】〔时珍曰〕凡入丸散，以罐固济，顶火煅过，出火毒，研细水飞晒干用。

【气味】酸、涩，平，无毒。

【主治】金疮出血，刮末敷之即合，仍不作脓。又疗妇人血运恶血。嘉祐。治一切失血伤损，内漏目翳。时珍。

【发明】〔颂曰〕花蕊石古方未有者。近世以合硫黄同银研末，敷金疮，其效如神。人有疮，卒中金刃，不及煅治者，但刮末敷之亦效。〔时珍曰〕花蕊石旧元气味。今尝试之，其气平，其味涩而酸，盖厥阴经血分药也。其功专于止血，能使血化为水，酸以收之也。而又能下死胎，落胞衣，去恶血，恶血化则胎与胞无阻滞之患矣。东垣所谓胞衣不出，涩剂可以下之，故赤石脂亦能下胞胎，与此同义。葛可久治吐血出升斗，有花蕊石散；和剂局方治诸血及损伤金疮胎产，有花蕊石散，皆云能化血为水。则此石之功，盖非寻常草木之比也。

花乳石

白羊石（宋图经）

【集解】〔颂曰〕先兖州白羊山，春中掘地采之，以白莹者为良。又有黑羊石，生兖州宫山之西，亦春中掘地采之，以黑色、有墙壁、光莹者为上。

【气味】淡，生凉、熟热，无毒。

【主治】解药毒。黑羊石同。苏颂。

金牙石（别录下品）

【释名】黄牙石〔时珍曰〕象形。

【集解】〔《别录》曰〕金牙生蜀郡，如金色者良。〔弘景曰〕今出蜀汉，似粗金，大如棋子而方。又有铜牙亦相似，但外黑、内色小浅，不入药用。〔恭曰〕金牙离本处，入土水中，久皆黑色，不可谓之铜牙也。此出汉中金牙湍，湍两岸石间打出者，内即金色，岸颓入水久者皆黑。近南山溪谷、茂州、维州亦有，胜于汉中者。〔颂曰〕今雍州亦有之。〔时珍曰〕崔昉《本草》云：金牙石，阳石也。生川、陕山中，似蜜粟子，有金点形者妙。圣济经治疠风大方中，用金牙石、银牙石。银牙恐即金牙石之白色者尔，方书并无言及者，姑阙之。

金牙石

【修治】〔大明曰〕入药烧赤，去粗乃用。

【气味】咸，平，无毒。〔大明曰〕甘，平。

【主治】**鬼疰毒蛊诸疰**。别录。**治一切冷风气，筋骨挛急，腰脚不遂，烧浸酒服**。甄权。**暖腰膝，补水脏，惊悸，小儿惊痫**。大明。

【发明】〔弘景曰〕金牙惟酒、散及五疰丸用之，余方少用。〔颂曰〕葛洪《肘后方》，治风毒厥。有大小金牙酒，但浸其汁饮之。孙思邈《千金方》，治风毒及鬼疰、南方瘴气、传尸等，各有大小金牙散之类是也。小金牙酒主风疰百病，虚劳湿冷，缓弱不仁，不能行步，近人用之多效，故著其法云。金牙、细辛、莽草、防风、地肤子、地黄、附子、茵芋、续断、蜀椒、蒴藋根各四两，独活一斤，十二物。金牙捣末，别盛练囊，余皆薄切，同入一大囊，以清酒四两渍之，密器泥口，四宿酒成。温服二合，日二次取效。

金刚石（纲目）

【释名】金刚钻〔时珍曰〕其砂可以钻玉补瓷，故谓之钻。

【集解】〔时珍曰〕金刚石出西番天竺诸国。葛洪《抱朴子》云：扶南出金刚，生水底石上，如锺乳状，体似紫石英，可以刻玉。人没水取之，虽铁椎击之亦不能伤。惟羚羊角扣之，则漼然冰泮。《丹房鉴源》云：紫背铅能碎金刚钻。周密《齐东野语》云：玉人攻玉，以恒河之砂，以金刚钻镂之，其形如鼠矢，青黑色如石如铁。相传出西域及回纥高山顶上，鹰隼粘带食入腹中，遗粪于河北砂碛间。未知然否？《玄中记》云：大秦国出金刚，一名削玉刀，大者长尺许，小者如稻黍，着环中，可以刻玉。观此则金刚有甚大者，番僧以充佛牙是也。欲辨真伪，但烧赤淬醋中，如故不酥碎者为真。若觉钝，则煅赤，冷定即锐也。故西方以金刚喻佛性，羚羊角喻烦恼。十洲记载西海流砂有昆吾石，治之则剑如铁，光明如水精，割玉如泥，此亦金刚之大者。又兽有貘及啮铁、狡兔，皆能食铁，其粪俱可为兵切玉，详见兽部貘下。

金刚石

【主治】**磨水涂汤火伤。作钗镮服佩，辟邪恶毒气**。时珍。

砭石（音边 纲目）

【释名】针石

【集解】〔时珍曰〕《东山经》云，高氏之山，凫丽之山，皆多针石。郭璞注云：可为砭针也。素问《异法方宜论》云：东方之域，鱼盐之地，海滨傍水，其病为疮疡，其治宜砭石，故砭石亦从东方来。王冰注云：砭石如玉，可以为针。盖古者以石为针，季世以针代石，今人又以瓷针刺病，亦砭之遗意也。但砭石无识者，岂即石砮之属为之欤？

【附录】石砮〔时珍曰〕石砮出肃慎。国人以枯木为矢，青石为镞，施毒，中人即死。石生山中。禹贡荆州、梁州皆贡砮，即此石也。又南方藤州，以青石为刀剑，如铜铁，妇人用作环块。琉璃国人垦田，以石为刀，长尺余。皆此类也。

【主治】刺百病痈肿。

越砥（别录中品）

【释名】磨刀石藏器、羊肝石纲目、砺石〔时珍曰〕《尚书》：荆州厥贡砥砺。注云：砥以细密为名，砺以粗粝为称。俗称者为羊肝石，因形色也。〔弘景曰〕越砥，今细砺石也。出临平。

越 砥

【气味】甘，无毒。

【主治】目盲，止痛，除热瘜。本经。麻汁点目，除障翳。烧赤投酒饮，破血瘕痛切。藏器。

砺石【主治】破宿血，下石淋，除结瘕，伏鬼物恶气，烧赤投酒中饮之。人言踏之患带下，未知所由。藏器。

砺 石

磨刀婆一名龙白泉粉。

【主治】敷蠼螋尿疮，有效。藏器。涂瘰疬结核。时珍。

姜石（唐本草）

【释名】砺石〔时珍曰〕姜石以形名。或作礓砺。邵伯温云，天有至戾，地有至幽，石类得之则为礓砺是也。俗作破门而硗砺。

姜 石

【集解】〔恭曰〕姜石所在有之，生土石间，状如姜，有五种，以色白而烂不碌者良，齐城历城东者好，采无时。〔宗奭曰〕所在皆有，须不见日色旋取，微白者佳。

【气味】咸，寒，无毒。

【主治】热豌豆疮，疗毒等肿。唐本。

麦饭石（宋《图经》）

【释名】〔时珍曰〕象形。

【集解】〔时珍曰〕李迅云：麦饭石处处出溪中有之。其石大小不等，或如拳，或如鹅卵，或如盏，或如饼，大略状如握聚一团麦饭，有粒点如豆如米，其色黄白，但于溪间麻石中寻有此状者即是。古方云，曾作磨者佳，误矣。此石不可作磨。若无此石，但以旧面磨近齿处石代之，取其有麦性故耳。

麦饭石

【气味】甘，温，无毒。

【主治】一切痈疽发背。时珍。

【发明】〔颂曰〕大凡石类多主痈疽。世传麦饭石膏，治发背疮甚效，乃中岳山人吕子华秘方。裴员外啖之以名第，河南尹胁之以重刑，吕宁绝荣望，守死不传其方。取此石碎如棋子，炭火烧赤，投米醋中浸之，如此十次，研末筛细，入乳钵内，用数人更碾五七日，要细腻如面，四两。鹿角一具，要生取连脑骨者，其自脱者不堪用，每二三寸截之，炭火烧令烟尽即止，为末研细，二两。白蔹生研末，二两。用三年米醋入银石器内，煎令鱼目沸，旋旋入药内，竹杖子不住搅，熬一二时久，稀稠得所，颂在盆内，待冷以纸盖收，勿令尘入。用时，以鹅翎指膏，于肿上四围赤处尽涂之，中留钱大泄气。如未有脓即内消，已作头即撮小，已溃即排脓如湍水。若病久肌肉烂落，见出筋骨者，即涂细布上贴之，干即易，逐日疮口收敛。但片隔不穴者，即无不瘥。已溃者，用时先以猪蹄汤洗去脓血，故帛挹干，乃用药。其疮切忌手触动，嫩肉仍不可以口气吹风，及腋气、月经、有孕人见之，合药亦忌此等。初时一日一洗一换，十日后二日一换。此药要极细，方有效；若不细，涂之即极痛也。此方孙真人《千金月令》已有之，但不及此详悉耳。又北齐马嗣明治杨遵彦背疮，取粗黄石如鹅卵大者，猛火烧赤，纳浓醋中，当有屑落醋中，再烧再淬，石至尽，取屑日干捣筛极细末，和醋涂之，立愈。刘禹锡《传信方》谓之炼石法，用傅疮肿无不验。

水中白石（拾遗）

【集解】〔时珍曰〕此石处处溪涧中有之。大者如鸡子，小者如指头，有黑白二色，入药用白小者。

【主治】食鱼鲙多，胀满成瘕，痛闷，日渐羸弱。取数十枚，烧赤投五升水中，七遍，热饮。如此三五度，当利出瘕也，又烧淬水中，纳盐三合，洗风瘙瘾疹。藏器。治背上忽肿如盘，不识名者。取一二碗，烧热投水中，频洗之，立瘥。苏颂。

水中白石

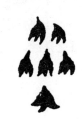

【发明】〔时珍曰〕昔人有煮石为粮法，即用此石也。其法用胡葱汁或地榆根等煮之，即熟如芋，谓之石羹。《抱朴子》云：洛阳道士董威《辟谷方》：用防风子、甘草之属十许种为散，先服三方寸匕，乃吞石子如雀卵十二枚。足百日，不食，气力颜色如故。欲食，则饮葵汤，下去石子。又有赤龙血、青龙膏，皆司煮石。又有引石散，投方寸匕，司煮白石子一斗，立熟如芋，可食。

河砂（拾遗）

【释名】砂，小石也。字从少石，会意。

【主治】石淋，取细白沙三升炒热。以酒三升淋汁，服一合，日再服。又主绞肠沙痛，炒赤，冷水淬之，澄清服一二合。时珍。风湿顽痹不仁，筋骨挛缩，冷风瘫缓，血脉断绝。六月取河砂，烈日曝令极热，伏坐其中，冷即易之。取热彻通汗，随病用药。切忌风冷劳役。藏器。

勺上砂（纲目）

【集解】〔时珍曰〕此淘米杓也。有木杓、瓢杓，皆可用。

石燕

【主治】面上风粟，或青或黄赤，隐暗涩痛，及人唇上生疮者，本家杓上刮去唇砂一二粒，即安。又妇人吹乳，取砂七枚，温酒送下，更以炊帚枝通乳孔。此皆莫解其理。时珍。

石燕（唐本草）

【集解】〔李勋曰〕石燕出零陵。〔恭曰〕永州祁阳县西北一十五里有土冈上，掘深丈余取之。形似蚶而小，坚重如石也。俗云，因雷雨则自石穴中出，随雨飞堕者，妄也。〔颂曰〕祁阳县江畔沙滩上有之。或云生洞中，凝僵似石者佳，采无时。〔宗奭曰〕石燕如蚬蛤之状，色如土，坚重如石。既无羽翼，焉能飞出？其言近妄。〔时珍曰〕石燕有二：

一种是此，乃石类也，状类燕而有文，圆大者为雄，长小者为雌；一种是钟乳穴中石燕，似蝙蝠者，食乳汁能飞，乃禽类也，见禽部。禽石燕食乳，食之补助，与钟乳同功，故方书助阳药多用之。俗人不知，往往用此石为助阳药，刊于方册，误矣。

【气味】甘，凉，无毒。

【主治】淋疾，煮汁饮之。妇人难产，两手各把一枚，立验。唐本。疗眼目障翳，诸般淋沥，久患消渴，脏腑频泻，肠风痔瘘，年久不瘥，面色虚黄，饮食无味，妇人月水湛浊，赤白带下多年者，每日磨汁饮之。一枚用三日，以此为准。亦可为末，水飞过，每日服半钱至一钱，米饮服。至一月，诸疾悉平。时珍。

【发明】〔时珍曰〕石燕性凉，乃利窍行湿热之物。宋人修本草，以食钟乳禽石燕，混收入此石燕下。故世俗误传此石能助阳，不知其正相反也。

石蟹（宋开宝）

【集解】〔志曰〕石蟹生南海，云是寻常蟹尔，年月深久，水沫相着，因化成石，每遇海潮即漂[①]出。又有一种入洞穴年深者亦然。皆细研水飞，入诸药相助用之。〔颂曰〕近海州郡皆有之，体质石也。而都与蟹相似，但有泥与粗石相着尔。〔时珍曰〕按顾玠《海槎录》云：崖州榆林港内半里许，土极细腻最寒，但蟹入则不能运动，片时成石矣。人获之名石蟹，置之几案，云能明目也。复有石虾似虾，出海边；石鱼似鱼，出湘出县。石鱼、虾[②]并不入药用。《一统志》言，凤翔汧阳县西有山鱼陇，揭地破石得之，云可辟蠹也。

石 蟹

【气味】咸，寒，无毒。

【主治】青盲目淫，肤翳丁翳，漆疮。开宝。解一切药毒并蛊毒，天行热疾，催生落胎，疗血运，并熟水磨服。大明。醋摩傅痈肿。熟水磨服，解金石毒。苏颂。

石蛇（宋图经）

【集解】〔颂曰〕石蛇出南海水旁山石间，其形盘屈如蛇，无首尾，内空，红紫色，以左盘者良。又似车螺，不知何物所化？大抵与石蟹同类，功用亦相近。〔宗奭曰〕石蛇色如古墙上土，盘结如查梨大，空中，两头巨细一等。不与石蟹同类，蟹则真蟹所化，蛇

---

① 漂：原作"飘"，联系文义，据张本改。

② 虾：原作"山"，联系文义，据张本改。

非真蛇。今人用之绝少。〔时珍曰〕按姚宽《西溪丛话》云：南恩州海边有石山觜，每蟹过之则化为石，蛇过亦然。此说不知果否？若然，则石蛇亦真蛇所化。

【气味】咸，平，无毒。

【主治】解金石毒。苏颂。

石蛇

石蚕（宋开宝）

【释名】石僵蚕纲目

【集解】〔志曰〕石蚕生海岸石旁，状如蚕，其实石也。

【气味】苦，热，无毒。〔药诀曰〕苦，热，有毒。〔独孤滔曰〕制丹砂。

【主治】金疮止血生肌，破石淋血结，磨服，当下碎石。开宝。

石蚕

石鳖（纲目）

【集解】〔时珍曰〕石鳖生海边，形状大小俨如蟅虫，盖亦化成者。蟅虫俗名土鳖。

【气味】甘，凉，无毒。

【主治】淋疾血病，磨水服。时珍。

石鳖

蛇黄（唐本草）

【集解】〔恭曰〕蛇黄出岭南，蛇腹中得之，圆重如锡，黄黑青杂色。〔志曰〕蛇黄色多赤白，有吐出者，野人或得之。〔颂曰〕今越州、信州亦有之。今医所用，云是蛇冬蛰时所含土，到春发蛰吐之而去，大如弹丸，坚如石，外黄内黑色，二月采之。与旧说不同，未知孰是？〔时珍曰〕蛇黄生腹中，正如牛黄之意。世人因其难得，遂以蛇含石代之，以其同出于蛇故尔。广西平南县有蛇黄冈，土人九月掘下七八尺，始得蛇黄，大者如鸡子，小者如弹丸，其色紫。庚辛《玉册》云：蛇含自是一种石，云蛇入蛰时，含土一块，起蛰时化作黄石，不稽之言也。有人

蛇黄

掘蛇窟寻之。并无此说。

【修治】〔大明曰〕入药烧赤醋淬三四次，研末水飞用。

【气味】冷，无毒。

【主治】，心痛痃忤，石淋，小儿惊痫，妇人产难，以水煮研服汁。唐本。镇心。大明。磨汁，涂肿毒。时珍。

霹雳砧（拾遗）

【释名】雷楔〔时珍曰〕旧作针及屑，误矣。

【集解】〔藏器曰〕此物伺候震处，掘地三尺得之。其形非一，有似斧刀者，锉刀者，有安二孔者。一云出雷州，并河东山泽问，因雷震后得者。多似斧色，青黑斑文，至硬如玉。或言是人间石造，纳与天曹，不知事实。〔时珍曰〕按《雷书》云：雷斧如斧，铜铁为之。雷砧似砧，乃石也，紫黑色。雷锤重数斤，雷钻长尺余，皆如钢铁，雷神以劈物击物者。雷环如玉环，乃雷神所珮遗落者。雷珠乃神龙所含遗下者，夜光满室。又《博物志》云：人间往往见细石形如小斧，名霹雳斧，一名霹雳楔。《玄中记》云：玉门之西有一国，山上立庙，国人年年出钻，以给雷用。此谬言也。雷虽阴阳二气激薄有声，实有神物司之。故亦随万物启蛰，斧钻砧锤皆实物也。若日在天成象，在地成形，如星陨为石。则雨金石、雨粟麦、雨毛血及诸异物者，亦在地成形者乎？必太虚中有神物使然也。陈时苏绍雷锤重九斤。宋时沈括于震木之下得雷楔，似斧而无孔。鬼神之道幽微，诚不可究极。

【主治】无毒。主大惊失心，恍惚不识人，并石淋，磨汁服。亦煮服。作枕，除魔梦不祥。藏器。刮末服，主瘵疾，杀劳虫。下蛊毒，止泄泻。置箱箧间，不生蛀虫。诸雷物佩之。安神定志，治惊邪之疾。时珍。出雷书。

雷墨（纲目）

【集解】〔时珍曰〕按《雷书》云：凡雷书木石，谓木札，入二三分，青黄色。或云：雄黄、青黛、丹砂合成，以雷楔书之。或云：蓬莱山石脂所书。雷州每雷雨大作，飞下如沙石，大者如块，小者如指，坚硬如右，黑色光艳至重。刘恂《岭表录》云：雷州骤雨后，人于野中得石如黳石，谓之雷公墨，扣之铮然，光莹可爱。又李肇《国史补》云：雷州多雷，秋则伏蛰，状如人，掘取食之。观此，则雷果有物矣。

【主治】小儿惊痫邪魅诸病，以桃符汤磨服即安。时珍。

第十一卷　石部目录

石之五（卤石类二十种，附录二十七种）

本草纲目

汤瓶内硷纲目

上附方旧一百零二，新一百四十九

附录诸石二十七种

第十一卷 石部

第十一卷　石部

石之五（卤石类二十种，附录二十七种）

食盐（别录中品）

【校正】〔志曰〕元在米部，今移入此。〔时珍曰〕并入本经大盐。

【释名】差音磋。〔时珍曰〕盐字象器中煎卤之形。《礼记》：盐曰咸鹾卤。《尔雅》云：天生曰卤，人生曰盐。许慎《说文》云：盐，咸也。东方谓之斥，西方谓之卤，河东谓之卤。黄帝之臣宿沙氏，初煮海水为盐。《本经》大盐，即今解池颗盐也。《别录》重出食盐，今并为一。方士呼盐为海砂。

【集解】〔《别录》曰〕大盐出邯郸及河东池泽。〔恭曰〕大盐即河东印盐也，人之常食者，形粗于食盐。〔弘景曰〕有东海盐、北海盐、南海盐、河东盐池、梁益盐井、西羌山盐、胡中树盐，色类不同，以河东者为胜。东海盐官盐白草粒细，北海盐黄草粒粗。以作鱼酢及咸菹，乃言北胜，而藏茧必用盐官者。蜀中盐小淡，广州盐咸苦，不知其为疗体复有优劣否？〔藏器曰〕四海之内何处无之，惟西南诸夷稍少，人皆烧竹及木盐当之。〔颂曰〕并州末盐，乃刮碱煎炼者，不甚佳，所谓卤碱是也。大盐生河东池泽，粗于末盐，即今解盐也。解州安邑两池取盐，于池旁耕地，沃以池水，每得南风急，则宿夕成盐满畦，彼人谓之种盐，最为精好。东海、北海、南海盐者，今沧、密、楚、秀、温、台、明、泉、福、广、琼、化诸州，

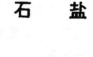

石　盐

海盐

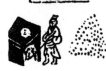

煮海水作之，谓之泽盐，医方谓之海盐。海边掘坑，上布竹木，覆以蓬茅，积沙于上。每潮汐冲沙，则卤碱淋于坑中。水退则以炎炬照之，卤气冲火皆灭。因取海卤贮盘中煎之，顷刻而就。其煮盐之器，汉谓之牢盆，今或鼓铁为之，南海人编竹为之，上下周以蜃灰，横丈深尺，平底，置于灶背，谓之盐盘。梁益盐井者，今归州及四川诸郡皆有盐井，汲其水以煎作盐，如煮海法。又滨州有土盐，煎炼草土而成，其色最粗黑，不堪入药。通、泰、海州并有停夕刮碱煎盐输官，如并州末盐之类，而味更优，以供给江湖，极为饶衍。

〔时珍曰〕盐品甚多：海盐取海卤煎炼而成，今辽冀、山东、两淮、闽浙、广南所出是也。井盐取井卤煎炼而成，今四川、云南所出是也。池盐出河东安邑，西夏灵州，今惟解州种之。疏卤地为畦陇，而堑围之。引清水注入，久则色赤。待夏秋南风大起，则一夜结成，谓之盐南风。如南风不起，则盐失利。亦忌浊水淤淀盐脉也。海丰、深州者，亦引海水入池晒成。并州、河北所出，皆碱盐也，刮取碱土，煎炼而成。阶、成、凤川所出，皆崖盐也，生于土崖之间，状如白矾，亦名生盐。此五种皆食盐也，上供国课，下济民用。海盐、井盐、碱盐三者出于人，池盐、崖盐二者出于天。《周礼》云：盐人掌盐之政令。祭祀供其苦盐、散盐，宾客供其形盐，王之膳羞，供其饴盐。苦盐，即颗盐也，出于池[1]，其盐为颗，未炼治，其味咸苦。散盐，即末盐，出于海及井，并煮碱而成者，其盐皆散末也。形盐，即印盐，或以盐刻作虎形也，或云积卤所结，其形如虎也。饴盐，以饴拌成者；或云生于戎地，味甜而美也。此外又有崖盐生于山崖，戎盐生于土中，伞子盐生于井，石盐生于石，木盐生于树，蓬盐生于草。造化生物之妙，诚难殚知也。

【修治】〔时珍曰〕凡盐，人多以矾、硝、灰、石之类杂之。入药须以水化，澄去脚滓，煎炼白色，乃良。

大盐

【气味】甘，咸，寒，无毒。〔《别录》曰〕食盐咸，温，无毒。多食伤肺，喜咳。〔权曰〕有小毒。〔时珍曰〕咸、微辛，寒，无毒。〔保升曰〕多食令人失色肤黑，损筋力。〔之才曰〕漏芦为之使。〔敩曰〕敝箅淡卤，乌贼骨亦淡卤。

【主治】肠胃结热喘逆，胸中病，令人吐。《本经》。伤寒寒热，吐胸中痰癖，止心腹卒痛，杀鬼蛊邪疰毒气，下部䘌疮，坚肌骨。《别录》。除风邪，吐下恶物，杀虫，去皮肤风毒，调和脏腑，消宿物，令人壮健。藏器。助水脏，及霍乱心痛，金疮，明目，止风泪邪气，一切虫伤疮肿火灼疮，长肉补皮肤，通大小便，疗疝气，滋五味。《大明》。空心揩齿，吐水洗目，夜见小字。甄权。解毒，凉血润燥，定痛止痒，吐一切时气风热、痰饮关格诸病。时珍。

---

① 池：原脱，联系文义，据江西本及张本补入。

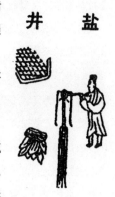

井　盐

【发明】〔弘景曰〕五味之中，惟此不可缺。西北方人食不耐咸，而多寿少病好颜色；东南方人食绝欲咸，而少早多病，便是损人伤肺之效。然以浸鱼肉，则能经久不败，以沾布帛，则易致朽烂，所施各有所宜也。〔宗奭曰〕素问云：咸走血。故东方食鱼盐之人多黑色，走血之验可知。病喘嗽人及水肿者，宜全禁之。北狄用以淹尸，取其不坏也。其烧剥金银熔汁作药，仍须解州大盐为佳。〔时珍曰〕洪范：水曰润下作咸。素问曰：水生咸。此盐之根源也。夫水周流于天地之间，润下之性无所不在，其味作咸，凝结为盐，亦无所不在。在人则血脉应之。盐之气味咸腥，人之血亦咸腥。咸走血，血病无多食咸，多食则脉凝泣而变色，从其类也。煎盐者用皂角收之，故盐之味微辛。辛走肺，咸走肾。喘嗽水肿消渴者，盐为大忌。或引痰吐，或泣血脉，或助水邪故也。然盐为百病之主，百病无不用之。故服补肾药用盐汤者，咸归肾，引药气入本脏也。补心药用炒盐者，心苦虚，以咸补之也。补脾药用炒盐者，虚则补其母，脾乃心之子也。治积聚结核用之者，咸能软坚也。诸痈疽眼目及血病用之者，咸走血也。诸风热病用之者，寒胜热也。大小便病用之者，咸能润下也。骨病齿病用之者，肾主骨，咸入骨也。吐药用之者，咸引水聚也。能收豆腐与此同义。诸虫及虫伤用之者，取其解毒也。〔颂曰〕唐柳柳州《纂救三死方》云：元和十一年一月，得霍乱，上不可吐，下不可利，出冷汗三大斗许，气即绝。河南房伟传此方，入口即吐，绝气复通。其法用盐一大匙，熬令黄，童子小便一升，合和温服，少顷吐下，即愈也。

戎盐（本经下品）

【释名】 **胡盐**别录、**羌盐**日华、**青盐**纲目、**秃登盐**唐本、**阴土盐**〔大明曰〕西番所食者，故号戎盐、羌盐。〔恭曰〕戎盐，即胡盐也。沙州名秃登盐，廓州名为阴土盐，生河岸山坂之阴土石间，故名。

【集解】〔《别录》曰〕戎盐生胡盐山，及西羌北地，酒泉福禄城东南角。北海青，南海赤。十月采。〔当之曰〕戎盐味苦臭，是海潮水浇山石，经久盐凝着石，取之北海者青，南海者赤。〔弘景曰〕史书言房中盐有九种：白盐、食盐，常食者；黑盐，主腹胀气满；胡盐，主耳聋目痛；柔盐，主马脊疮；又有赤盐、驳盐、臭盐、马齿盐四种，并不入食。马齿即大盐，黑盐疑是卤碱，柔盐疑是戎盐，而此戎盐又名胡盐，二三相乱。今戎盐房中甚有，从凉州来，亦从敦煌来。其形作块片，或如鸡鸭卵，或如菱米，色紫白，味不甚咸，口尝气臭正如以豰鸡子臭者乃真。又河南盐池泥中，自有凝盐如石片，打破皆青黑色，

戎　盐

善疗马脊疮，又疑此是戎盐。又巴东朐䐡县北崖有盐井，盐水自凝，生伞子盐，方一二寸，中央突张如伞形，亦有方如石膏、博棋者。〔恭曰〕戎盐即胡盐，生河崖山坂之阴土石间，大小不常，坚白似石，烧之不鸣炸也。〔宗奭曰〕戎盐成垛，裁之如枕，细白，味甘、咸。〔颂曰〕陶氏所说九种，今人不能遍识。医家治眼及补下药多用青盐，恐即戎盐也。《本草》云：北海青，南海赤。今青盐从西羌来者，形块方棱，明莹而青黑色，最奇。北海来者，作大块而不光莹，又多孔窍，若蜂窠状，色亦浅于西盐，彼人谓之盐枕，入药差劣。北胡又有一种盐，作片屑，如碎白石，彼人亦谓之青盐，缄封于匣，与盐枕并作礼贽，不知是何色类？〔时珍曰〕《本草·戎盐》云，北海青，南海赤。而诸注乃用白盐，似与本文不合。按凉州异物志云：姜赖之墟，今称龙城。刚卤千里，蒺藜之形。其下有盐，累棋而生。出于胡国，故名戎盐。赞云：盐山二岳，二色为质。赤者如丹，黑者如漆。小大从意，镂之为物。作兽辟恶，佩之为吉。或称戎盐，可以疗疾。此说与本草本文相合，亦惟赤、黑二色，不言白者。盖白者乃光明盐，而青盐、赤盐则戎盐也。故《西凉记》云：青盐池出盐，正方半寸，其形如石，甚甜美。真腊记云：山间有石，味胜于盐，可琢为器。梁《杰公传》言：交河之间，掘碛下数尺，有紫盐，如红如紫，色鲜而甘。其下丈许，有璧珀。《北户录》亦言：张掖池中出桃花盐，色如桃花，随月盈缩。今宁夏近凉州地，盐井所出青盐，四方皎洁如石。山丹卫即张掖地，有池产红盐，红色。此二盐，即戎盐之青、赤二色者。医方但用青盐，而不用红盐，不知二盐皆名戎盐也。所谓南海、北海者，指西海之南北而言，非炎方之南海也。张果《玉洞要诀》云：赤戎盐出西戎，禀启然水土之气，结而成质。其地水土之气黄赤，故盐亦随土气而生。味淡于石盐，力能伏阳精。但于火中烧汁红赤，凝定色转益者，即真也，亦名绛盐。抱朴子书有作赤盐法。又岭南一种红盐，乃染成者，皆非真红盐也。又《丹房镜源》云：蛮盐可伏雌雄，红盐为上。

【气味】咸，寒，无毒。〔宗奭曰〕甘、咸。〔大明曰〕平。〔独孤滔曰〕戎盐，赤、黑二色，能累卵，干汞，制丹砂。

【主治】**明目目痛，益气，坚肌骨，去毒蛊**。本经。**心腹痛，溺血吐血，齿舌血出**。别录。**助水脏，益精气，除五脏症结，心腹积聚，痛疮疥癣**。大明。**解芫青、斑蝥毒**。时珍。

【发明】〔宗奭曰〕戎盐甘咸，功在却血、入肾，治目中瘀赤涩昏。〔时珍曰〕戎盐功同食盐，不经煎炼，而味咸带甘，入药似胜。《周礼》注云，饴盐味甜，即戎盐，不知果否？或云以饴拌盐也。

光明盐（唐本草）

【释名】**石盐**唐本、**圣石**蜀本、**水晶盐**纲目。〔时珍曰〕雷敩《炮炙论》序云：圣石开盲，明目而如云离日。则光明者，乃兼形色与功而名也。

【集解】〔恭曰〕光明盐生盐州五原，盐池下凿取之。大者如升，皆正方光彻。〔颂曰〕今阶州出一种石盐，生山石中，不由煎炼，自然成盐，色甚明莹，彼人甚贵之，云即光明盐也。〔时珍曰〕石盐有山产、水产二种。山产者即崖盐也，一名生盐，生山崖之间，状如白矾，出于阶、成、陵、凤、永、康诸处。水产者生池底，状如水晶、石英，出西域诸处。《吴录》云：天竺有新淘水，味甘美，下有石盐，白如水晶。又波斯出自然白盐，如细石子。金幼孜《北征录》云：北虏有盐海子，出白盐，莹洁如水晶。又有盐池盐，色或青或白，军士采食之。此皆水产者也。梁四公子传云：高昌国烧羊山出盐，大者如斗，状白如玉。月望收者，其文理粗，明澈如冰；非月望收者，其文理密。金楼子云：胡中白盐，产于崖，映月光明洞澈如水晶。胡人以供国厨，名君王盐，亦名玉华盐。此则山产者也。皆自然之盐，所谓天成者也。《益州记》云：汶山有咸石，以水渍而煎之成盐。此亦石盐之类，而稍不同者。

【气味】咸、甘，平，无毒。

【主治】头痛诸风，目赤痛，多眵泪。唐本。

【发明】〔时珍曰〕光明盐得清明之气，盐之至精者也，故入头风眼目诸药尤良，其他功同戎盐，而力差次之。

卤碱（本经下品）

【释名】卤盐寒石吴普石硷补遗。〔时珍曰〕音有二：音咸者，润下之味；音减者，盐土之名，后人作硷，作鹼，是矣。许慎《说文》云：卤，西方碱地也。故字从西省文，象盐形。东方谓之斥，西方谓之卤，河东谓之碱。传云，兑为泽，其于地也为刚卤，亦西方之义。

【集解】〔别录曰〕卤碱生河东池泽。〔弘景曰〕今俗不复见卤碱，疑是黑盐。又云：是煎盐釜下凝滓。二说未详。〔恭曰〕卤碱生河东，河东盐不釜煎，明非凝滓，又疑是黑盐，皆不然。此是硷土也，今人熟皮用之，于碱地掘取。〔颂曰〕并州人刮碱煎炼，不甚佳，即卤碱也。〔机曰〕卤碱，即卤水也。〔时珍曰〕《说文》既言卤碱皆斥地之名，则谓凝滓及卤水之说皆非矣。卤盐与卤硷不同。山西诸州平野，及太谷，榆次高亢处，秋间皆生卤，望之如水，近之如积雪。土人刮而熬之为盐，微有苍黄色者，即卤盐也。《尔雅》所谓天生曰卤、人生曰盐者是矣。凡盐未经滴去苦水，则不堪食，苦水即卤水也。卤水之下，澄盐凝结如石者，即卤硷也。丹溪所谓石硷者，乃灰硷也，见土类。吴普《本草》谓卤碱，一名卤盐者，指卤水之盐，非卤地之盐也，不妨同名。

【气味】苦，寒，无毒。〔《别录》曰〕苦、咸，寒。〔独孤滔曰〕卤盐制四黄，作焊药。同硇砂煼铁，一时即软。

【主治】大热消渴狂烦，除邪，及下蛊毒，柔肌肤。本经。去五脏肠胃留热结气，心下坚，食已呕逆喘满，明目目痛，别录。

凝水石（本经中品）

【释名】**白水石**本经、**寒水石、凌水石**别录、**盐精石、泥精、盐枕**纲目、**盐根**〔时珍曰〕拆片投水中，与水同色，其水凝动；又可夏月研末，煮汤入瓶，倒悬井底，即成凌冰，故有凝水、白水、寒水、凌水诸名。生于积盐之下，故有盐精以下诸名。石膏亦有寒水之名，与此不同。

【集解】〔《别录》曰〕凝水右，色如云母可析者，盐之精也。生常山山谷、中水县及卵[①]郸。〔弘景曰〕常山即恒山，属并州。中水属河间。邯郸属赵郡。此处地皆碱卤，故云盐精，而碎之亦似朴硝。此石末置水中，夏月能为冰者佳。〔时珍曰〕《别录》言凝水，盐之精也。陶氏亦云卤地所生，碎之似朴硝。《范子计然》云：出河东。河东，卤地也。独孤滔《丹房鉴[②]源》云：盐精出盐池，状如水精。据此诸说，则凝水即盐精石也，一名泥精，昔人谓之盐枕，今人谓之盐根。生于卤地积盐之下，精液渗入土中，年久至泉，结而成石，大块有齿棱，如马牙消。

清莹如水精，亦有带青黑色者，皆至暑月回润，入水浸久亦化。陶氏注戎盐，谓盐池泥中自有凝盐如石片，打破皆方，而色青黑者，即此也。苏颂注玄精石，谓解池有盐精石，味更咸苦，乃玄精之类；又注食盐，谓盐枕作精块，有孔窍，若蜂窠，可缄封化礼赘者，皆此物也。唐宋诸医不识此石，而以石膏、方解石为注，误矣。今正之于下。

【正误】〔恭曰〕凝水石有纵理、横理两种，色清明者为上。或云纵理为寒水石，横理为凝水石。今出同州韩城，色青横理如云母为良；出澄州者，斜理文色白为劣也。〔颂曰〕今河东汾、隰州及德顺军亦有之，三月采。又有一种冷油石，全与此相类，但投沸油铛中，油即冷者，是也。此石性冷有毒，误服令人腰以下不能举。〔宗奭曰〕凝水石文理通澈，人或磨刻为枕，以备暑月之用。入药须烧过。或市人末入轻粉以乱真，不可察。陶氏言夏月能为冰者佳，如此则举世不能得矣。〔阎孝忠曰〕石膏，洁白坚硬，有墙壁。寒水石软烂，可以手碎，外微青黑，中有细文。〔王隐君曰〕寒水石，坚白晶洁，状若明矾、蓬砂之质。或有碎之、粒粒大小皆四方，故又名方解石，今人谓之硬石膏者是也。

---

① 郸：原作“卵”，联系文意，据张本及江西本改。

② 鉴：江西本作“镜”。

〔时珍曰〕寒水石有二：一是软石膏，一是凝水石。惟陶弘景所注，是凝水之寒水石，与本文相合。苏恭、苏颂、寇宗奭、阎孝忠四家所说，皆是软石膏之寒水石。王隐君所说，则是方解石。诸家不详本文盐精之说，不得其说，遂以石膏、方解石指为寒水石。唐宋以来相承其误，通以二石为用，而盐精之寒水，绝不知用，此千载之误也。石膏之误近千载，朱震亨氏始明；凝水之误，非时珍深察，恐终于绝响矣。

【修治】〔敩曰〕凡使，须用生姜自然汁煮干研粉用。每十两，用生姜一镒[①]也。

【气味】辛，寒，无毒。〔别录曰〕甘，大寒。〔普曰〕神农：辛。岐伯、医和、扁鹊：甘，无毒。李当之：大寒。〔时珍曰〕辛、咸。〔之才曰〕解巴豆毒，畏地榆。〔独孤滔曰〕制丹砂，伏玄精。

【主治】**身热，腹中积聚邪气，皮中如火烧，烦满，水饮之。久服不饥。**本经。**除时气热盛，五脏伏热，胃中热，止渴，水肿，小腹痹。**别录。**压丹石毒风，解伤寒劳复。**甄权。**治小便白，内痹，凉血降火，止牙疼，坚牙明目。**时珍。

【发明】〔时珍曰〕凝水石禀积阴之气而成，其气大寒，其味辛咸，入肾走血除热之功，同于诸盐。古方所用寒水石是此石，唐宋诸方寒水石是石膏，近方寒水石则是长石、方解石，俱附各条之下，用者详之。

玄精石（宋开宝）

玄 精 石

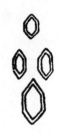

【释名】**太阴玄精石、阴精石**纲目、**玄英石**〔时珍曰〕此石乃碱卤至阴之精凝结而成，故有诸名。

【集解】〔颂曰〕玄精石出解州解池，及通、泰州积盐仓中亦有之。其色青白龟背者佳，采无时。又解池有盐精石，味更咸苦，亦玄精之类也。〔恭曰〕近地亦有之，色亦青白，片大不佳。〔时珍曰〕玄精是碱卤津液流渗入土，年久结成石片，片状如龟背之形。蒲解出者，其色青白通彻；蜀中赤盐之液所结者，色稍红光。沈存中笔谈云：太阴玄精生解州盐泽大卤，沟渠土内得之。大者如杏叶，小者如鱼鳞，悉皆尖角，端正如龟甲状。其裙襴小堕，其前则刻，其后则上刻，正如穿山甲相掩之处，前是龟甲，更无异也。色绿而莹彻，叩之则直理而折，莹如明鉴，折处亦六角，如柳叶大。烧过则悉解折，薄如柳叶，片片相离，白如霜雪，平洁可爱。此乃禀积阴之气凝结，故皆六角，今天下所用玄精，乃绛州山中所出绛石，非玄精也。

【气味】**咸，温，无毒。**〔时珍曰〕甘、咸，寒。〔独孤滔曰〕制硫黄、丹砂。

---

① 镒：原作溢。联系文义，据张本改。

【主治】除风冷邪气湿痹，益精气，妇人㿉冷漏下，心腹积聚冷气，止头痛，解肌。开宝。主阴证伤寒，指甲面色青黑，心下胀满结硬，烦渴，虚汗不止，或时狂言，四肢逆冷，咽喉不利肿痛，脉沉细而疾，宜佐他药服之。又合大药，涂大风疮。宗奭。

【发明】〔颂曰〕古方不见用，近世补药及伤寒多用之。其著者，治伤寒正阳丹出汗也。〔时珍曰〕玄精石禀太阴之精，与盐同性，其气寒而不温，其味甘咸而降，同硫黄、消石治上盛下虚，救阴助阳，有扶危拯逆之功。故铁瓮申先生来复丹用之，正取其寒，以配硝、硫之热也。《开宝本草》言其性温，误矣。

绿盐（唐本草）

【气味】盐绿、石绿纲目。

【集解】〔恭曰〕绿盐出焉耆国，水中石下取之，状若扁青、空青，为眼药之要。今人以光明盐、硇砂、赤铜屑，酿之为块，绿色，以充之。〔珣曰〕出波斯国，生石上，舶上将来，谓之石绿，装色久而不变。中国以铜、醋造者，不堪入药，色亦不久。〔时珍曰〕方家言波斯绿盐色青，阴雨中干而不湿者为真。又造盐绿法：用热铜器盛取浆水一升，投青盐一两在内，浸七日取出，即绿色。以物刮末，入浆水再浸一七日或二七取出。此非真绿盐也。

【气味】咸、苦、辛，平，无毒。

【主治】目赤泪出，肤翳眵暗。唐本。点目，明目消翳。疗小儿无辜疳气。李珣。

盐药（拾遗）

【集解】〔藏器曰〕生海西南雷、罗诸州山谷。似芒硝，末细，入口极冷。南人少有服者，恐极冷入腹伤人，宜慎之。

【气味】咸，冷，无毒。

【主治】眼赤眦烂风赤，细研水和点之。又水研服，去热烦痰满头痛，明目镇心。又主蛇虺恶虫毒，药箭镞毒，疥癣痈肿瘰疬，并摩傅之，甚者水化服之。又解独自草箭毒。藏器。

【附录】悬石〔保升曰〕人若常服炼石者，至殁，冢中生悬石，若芒消，其冷如雪，杀火毒。

朴消（本经上品）

朴消芒消

【校正】并入别录芒消、嘉祐马牙消。

【释名】**消石朴**别录、**盐消**纲目、**皮消**〔志曰〕消是本体之名，石乃坚白之号，朴者未化之义也。以其芒硝、英硝皆从此出，故曰消石朴也。〔时珍曰〕此物见水即消，又能消化诸物，故谓之消。生于盐卤之地，状似末盐，凡牛马诸皮须此治熟，故今俗有盐消、皮消之称。煎炼入盆，凝结在下，精朴者为朴消，在上有芒者为芒硝，有牙者为马牙硝。《神农本经》止有朴消、消石，名医别录复出芒消，《宋嘉祐本草》又出马牙消。盖不知硝石即是火硝，朴消即是芒硝、马牙硝，一物有精粗之异尔。诸说不识此，遂致纷纭也。今并芒硝、牙消于一云。

【集解】〔《别录》曰〕朴硝生益州山谷有咸水之阳，采无时。色青白者佳，黄者伤人，赤者杀人。又曰：芒硝，生于朴硝。〔敩曰〕朴消中炼出，形似麦芒，号曰芒消。〔志曰〕以暖水淋朴硝，取汁炼之，令减半，投于盆中，经宿乃有细芒生，故谓之芒消也。又有英硝者，其状若白石英，作四五棱，莹澈可爱，主疗与芒消同，亦出于朴硝，其煎炼自别有法，亦呼为马牙硝。〔宗奭曰〕朴硝是初采得一煎而成者，未经再炼，故曰朴硝。可以熟生牛马皮，乃治金银有伪。芒硝是朴消淋汁再炼者。〔时珍曰〕消有三品：生西蜀者，俗呼川消，最胜；生河东者，俗呼盐消，次之；生河北、青、齐者，俗呼土消。皆生于斥卤之地，彼人刮扫煎汁，经宿结成，状如末盐，犹有沙土猥杂，其色黄白，故《别录》云，朴消黄者伤人，赤者杀人。须再以水煎化，澄去滓脚，入萝卜数枚同煮熟，去萝卜倾入盆中，经宿则结成白消，如冰如蜡，故俗呼为盆硝。齐、卫之消则底多，而上面生细芒如锋，别录所谓芒硝者是也。川、晋之消则底少，而上面生牙如圭角，作六棱，纵横玲珑，洞澈可爱，嘉祐本草所谓马牙硝者是也。状如白石英，又名英硝。二硝之底，则通名朴消也。取芒硝、英硝，再三以萝卜煎炼去咸味，即为甜硝。以二硝置之风日中吹去水气，则轻白如粉，即为风化硝。以朴消、芒硝、英硝同甘草煎过，鼎罐升煅，则为玄明粉。陶弘景及唐宋诸人皆不知诸消是一物，但有精粗之异，因名迷实，谬猜乱度，殊无指归。详见硝石正误下。

朴消**本经**

【气味】**苦，寒，无毒。**〔《别录》曰〕苦、辛，大寒，无毒。炼白如银，能寒能热，能滑能涩，能辛能成能酸，入地千年不变。〔权曰〕苦、咸，有小毒。〔时珍曰〕别录所列神化之说，乃消石之功。详见消石下。〔之才曰〕石韦为之使，恶麦句姜。〔张从正曰〕畏三棱。

【主治】百病，除寒热邪气，逐六腑积聚，结固留癖。能化七十二种石。炼饵服之，轻身神仙。本经。胃中食饮热结，破留血闭绝，停痰痞满，推陈致新。别录。疗热胀，养胃消谷。皇甫谧。治腹胀，大小便不通。女子月候不通。甄权。通泄五脏百病及症结，治天行热疾，头痛，消肿毒，排脓，润毛发。大明。

芒消别录

【气味】辛、苦、大寒，无毒。〔权曰〕咸，有小毒。

【主治】五脏积聚，久热胃闭，除邪气，破留血，腹中痰实结搏，通经脉，利大小便及月水，破五淋，推陈致新。别录。下瘰疬黄疸病，时疾壅热，能散恶血，堕胎，敷漆疮。甄权。

马牙消宋嘉祐

【气味】甘，大寒，无毒。〔时珍曰〕咸、微甘。即英消也。

【主治】除五脏积热伏气。甄权。末筛点眼赤，去赤肿障翳涩泪痛，亦入点眼药中用。大明。功同芒消。时珍。

【发明】〔成无己曰〕内经云：咸味下泄为阴。又云：咸以软之。热淫于内，治以咸寒。气坚者以咸软之，热盛者以寒消之。故张仲景大陷胸汤、大承气汤、调胃承气汤皆用芒消，以软坚去实热。结不至坚者不可用也。〔好古曰〕《本草》云，朴消味辛，是辛以润肾燥也。今人不用辛字，只用咸字，咸能软坚。其义皆是。《本草》言芒消利小便而堕胎，然伤寒娠妊可下者用此，兼大黄引之，直入大腹，润燥软坚泻热，而母子俱安。《经》云，有故无殒，亦无殒也，此之谓软？以在下言之，则便溺俱阴。以前后言之，则前气后血。以肾言之，总主大小便难。溺涩秘结，俱为水少火盛。经云，热淫于内，治以咸寒，佐之以苦，故用芒消、大黄相须为使。〔元素曰〕芒消气薄味厚，沉而降，阴也。其用有三：去实热，一也；涤肠中宿垢，二也；破坚积热块，三也。孕妇惟三四月及七八月不可用，余皆无妨。〔宗奭曰〕朴消是初得一煎而成者，其味酷涩，所以力紧急而不和，治食鲙不消，以此荡逐之。芒消是朴消淋过炼成，故其性和缓，故今多用治伤寒。〔时珍曰〕朴消澄下，消之粗者也，其质重浊。芒消、牙消结于上，消之精者也，其质清明。甜消、风化消，则又芒消、牙消之去气味而甘缓轻爽者也。故朴消止可施于卤莽之人，及傅涂之药；若汤散服饵，必须芒消、牙消为佳。张仲景《伤寒论》只用芒消，不用朴消，正此义也。消禀太阴之精，水之子也。气寒味咸，走血而润下，荡涤三焦肠胃实热阳强之病，乃折治火邪药也。唐时，腊日赐群臣紫雪、红雪、碧雪，皆用此消炼成者，通治积热诸病有神效，贵在用者中的尔。

风化消

【修治】〔时珍曰〕以芒消于风日中消尽水气，自成轻飘白粉也。或以瓷瓶盛，挂檐下，待消渗出瓶外，刮下收之。别有甜瓜盛消渗出刮收者，或黄牡牛胆收消刮取，皆非甜消也。

【主治】上焦风热，小儿惊热膈痰，清肺解暑。以人乳和涂，去眼睑赤肿，及头面暴热肿痛。煎黄连，点赤目。时珍。

【发明】〔时珍曰〕风化消甘缓轻浮，故治上焦心肺痰热，而不泄利。

玄明粉（药性）

【释名】白龙粉〔时珍曰〕玄，水之色也。明，莹澈也。御药院方谓之白龙粉。

【修治】〔时珍曰〕制法，用白净朴消十斤，长流水一石，煎化去滓，星月下露一夜，去水取消。每一斗，用萝卜一斤切片，同煮熟滤净，再露一夜取出。每消一斤，用甘草一两，同煎去滓，再露一夜取出。以大沙罐一个，筑实盛之，盐泥固济厚半寸，不盖口，置炉中，以炭火十斤，从文至武煅之。待沸定，以瓦一片盖口，仍前固济，再以十五斤顶火煅之。放冷一伏时，取出，隔纸安地上，盆覆三日出火毒，研末。每一斤，入生甘草末一两，炙甘草末一两，和匀，瓶收用。

【气味】辛、甘，冷，无毒。

【主治】心热烦躁，并五脏宿滞症结。甄权。明目，退膈上虚热，消肿毒。大明。

【发明】〔杲曰〕玄明粉，沉也，阴也。其用有二：去胃中之实热，荡肠中之宿垢。大抵用此以代盆消耳。〔玄明粉传曰〕唐明皇帝闻终南山道士刘玄真服食多寿，乃诏而问之。玄真曰：臣按仙经，修炼朴消，号玄明粉，止服此方，遂无病长生。其药无滓性温，阴中有阳，能除一百二十种疾。生饵尚能救急难性命，何况修炼长服。益精壮气，助阳症阴。不拘丈夫妇人，幼稚襁褓，不问四时冷热，一切热毒风冷，疝癖气胀满，五劳七伤，骨蒸传尸，头痛烦热，五内气塞，大小肠不通，三焦热淋，痊忤，咳嗽呕逆，口苦舌干，咽喉闭塞，惊悸健忘，营卫不调，中酒中鲙，饮食过度，腰膝冷痛，手足酸痹，久冷久热，四肢壅塞，背膊拘急，目昏眩运，久视无力，肠风痔病，血澼不调，妇人产后，小儿疳气，阴毒伤寒，表里疫疠，此药久服，令人悦泽，开关健脾，驻颜明目，轻身延寿，功效不可具载。但用一两，分为十二服，临时酌量加减。似觉壅热伤寒，头痛鼻塞，四肢不举，饮食不下，烦闷气胀，须通泻求安者，即看年纪高下，用药二钱半或半两，以桃花煎汤下为使，最上；次用葱汤下；如未通，以沸汤投之即效。或食诸鱼藕菜饮食诸毒药，用葱白汤调服二钱，毒物立泄下。若女人身怀六甲，长服安胎生子，亦无疮肿疾病。老要微畅不闭塞，但长服之，稍稍得力，朝服夕应，不搜刮人五脏，怡怡自泰。其药初服时，每日空腹，酒饮茶汤任下二钱匕，良久更下三钱匕。七日内常微泄利黄黑水涎沫等，此是搜淘诸疾根本出去，勿用畏之。七日后渐知腹内暖，消食下气，长服除故养新，气血日安。用大麻子汤下为使，惟忌苦参。详载《太阴经》中。〔好古曰〕玄明粉治阴毒一句，非伏阳在内不可用。若用治真阴毒，杀人甚速。〔震亨曰〕玄明粉火煅而成，其性当温。日长服久服，轻身固胎，驻颜益寿，大能补益，岂理也哉？予亲见一二朋友，不信予言而亡，故书以为戒。〔时珍曰〕《神农本草》言朴消炼饵服之，轻身神仙，盖方士窜入之言。后人因此制为玄明粉，煅炼多偏，佐以甘草，去其咸寒之毒。遇有三焦肠胃实热积滞，少年气壮者，量与服之，亦有速效。若脾胃虚冷，及阴虚火动者服之，是速其咎矣。

消石（本经上品）

【释名】芒消别录、**苦消**甄权、**焰消**土宿、**火消**纲目、**地霜**蜀本、**生消**宋本、**北帝玄珠**〔志曰〕以其消化诸石，故名消石。初煎炼时有细芒，而状若朴消，故有芒消之号。不与朴消及《别录》芒消同类。〔宗奭曰〕消石是再煎炼时取去芒消凝结在下者，精英既去，但余滓如石而已。入药功力亦缓，惟能发烟火。〔权曰〕芒消一作苦消，言其味苦也。〔时珍曰〕消石，丹炉家用制五金八石，银工家用化金银，兵家用作烽燧火药，得火即焰起，故有诸名。狐刚子炼粉圆[①]谓之北帝玄珠《开宝本草》重出生消、芒消，今并为一，并详下文。

【集解】〔《别录》曰〕消石生益州山谷及武都、陇西、西羌，采无时。〔弘景曰〕消石疗病与朴消相似，仙经用此消化诸石，今无真识此者。或云与朴消同山，所以朴消一名消石朴也。又云一名芒消，今芒消乃是炼朴消作之。并未核研其验。有人得一种物，色与朴消大同小异，脃脃如握盐雪不冰，烧之紫青烟起，云是真消石也。今宕昌以北诸山有碱土处皆有之。〔志曰〕此即地霜也。所在山泽，冬月地上有霜，扫取以水淋汁，后乃煎炼而成，状如钗脚，好者长五分以来。陶说多端，盖由不的识之故也。〔又曰〕生消石茂州西山岩石间，形块大小不定，色青白，采无时。〔时珍曰〕一消石，诸卤地皆产之。而河北庆阳诸县及蜀中尤多。秋冬间遍地生白，扫取煎炼而成。货者苟且，多不洁净，须再以水煎化，倾盆中，一夜结成。澄在下者，状如朴消，又名生消，谓炼过生出之消也。结在上者，或有锋芒如芒消，如有圭棱或[②]马牙消，故消石亦有芒消、牙消之名，与朴消之芒、牙同称，而水火之性则异也。崔昉《外丹本草》云：消石，阴石也。此非石类，乃碱卤煎成，今呼焰消。河北商城及怀、卫界，沿河人家，刮卤淋汁炼就，与朴消小异，南地不产也。升玄子《伏汞图》云：消石生乌场国，其色青白，用白石英炙热点上，便消入石中者为真。其石出处，气极秽恶，飞鸟不能过其上。人或单衣过之，身上诸虫悉化为水。能消金石，为水服之长生，以形若鹅管者佳。谨按升玄子所说，似与今之消石不同，而姚宽《西溪丛话》以其说为真正消石，岂外国所产与中国异耶？抑别一种耶？当俟博物者订正。

【正误】〔弘景曰〕《神农本经》无芒消，只有消石，一名芒消。《名医别录》乃出芒消，

---

① 炼粉圆：本书卷一引据经史百家书目作"粉圆"；张本作"炼粉圆"。

② 或：张本作"如"。

石 消

焰消

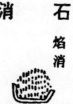

疗与消石同，疑即消石也。旧出宁州，黄白粒大，味极辛苦。今医家多用煮炼作色者，全白粒细，而味不甚烈。皇甫士安言：无朴消可用消石。消石生山之阴，盐之胆也。取石脾与消石以水煮之，以斛得三斗，正白如雪，以水投中即消，故名消石。其味苦无毒，主消渴热中，止烦满，三月采于赤山。朴消者，亦生山之阴，有盐咸苦之水，则朴消生于其阳。其味苦无毒，其色黄白，主疗热，腹中饮胀，养胃消谷，去邪气，亦得水而消，其疗与消石小异。按如此说，是取芒消合煮，更成为真消石，但不知石脾是何物也？以朴消作芒消者，用暖汤淋汁煮之，着木盆中，经宿即成矣。今益州人复炼矾石作消石，绝柔白，而味犹是矾尔。〔又曰〕朴消今出益州北部汶山郡西川、蚕陵二县界，生山崖上，色多青白，亦杂黑斑。土人择取白软者，以当消石用之，当烧令汁沸出，状如矾石也。〔藏器曰〕石脾、芒消、消石，并出西戎卤地，碱水结成。〔恭曰〕朴消有纵理、缦理二种，用之无别。其白软者，朴消苗也，虚软少力。炼为消石，所得不多；以当消石，功力大劣也。〔又曰〕消石即是芒消，朴消一名消石朴。今炼粗恶朴消，取汁煎作芒消，即是消石。《别录》复出芒消，误矣。晋宋古方，多用消石，少[1]用芒消；近代诸医，但用芒消，鲜[2]言消石。理既明白，不合重出。〔颂曰〕旧说朴消、芒消、消石三物同种。初采得苗，以水淋汁煎成者为朴消，一名消石朴。又炼朴消或地霜而成，坚白如石者，为消石，一名芒消。又取朴消淋汁炼煎结成有细芒者，为芒消。虽一体异名，而修炼之法既殊，则主治之功亦别。然《本经》所载，疑是二种。今医方所用，亦不能究。但以未炼成块微青色者为朴消；炼成盆中有芒者为芒消，亦谓之盆消；芒消之底澄凝者，为消石。朴消力紧，芒消次之，消石更缓。未知孰是？苏恭言，晋宋古方，多用消石，少用芒消。按张仲景《伤寒论》，承气、陷胸皆用芒消。葛洪肘后方，伤寒时气亦多用芒消，惟治食鲙不化云，无朴消，用芒消代之。是晋宋以前通用朴消、芒消矣。胡洽方，十枣汤用芒消，大五饮丸用消石，并云无消石用芒消。是梁隋间通用芒消、消石矣。以此言之，朴消、消石为精，芒消为粗。故陶氏引皇甫士安之言为证，是消石当时已难得其真，故方书通以相传矣。又古方金石凌法，用朴消、消石、芒消、马牙消四种相参，次第下之。方出唐世，不知当时如何分别也？又南方医人著消说云：《本草》有朴消、消石、芒消、而无马牙消。诸家所注，三种竟无断决。或言芒消、消石是一物，不合重出。或言煎炼朴消，经宿盆中有细芒为芒消。或言马牙消自是一物。今诸消之体各异，理亦易明，而惑乃如此。朴消味苦而微咸，出蜀郡者，莹白如冰雪，内地者小黑，皆苏脆易碎，风吹之则结霜，泯泯如粉，熬之烊沸，亦可熔铸。以水合甘草、猪胆煮至减半，投大盆中，又下凝水石屑，同渍一宿，则凝结如白石英者，芒消也。扫地霜煎炼而成，试竹上如解盐，而味辛苦，烧之成焰都尽者，消石也，能消金石，又性畏火，而能制诸石使拒火，亦天地之神物也。牙消，即是芒消也。又有生消，不

第十一卷 石部

---

① 少：原作"火"。江西本、张本均作"少"，联系文义，据改。

② 鲜：原作"勘"。江西本作"鲜"，张本作"少"，联系文义及字形，据江西本改。

因煮炼而成，亦出蜀道，类朴消而小坚也。其论虽辨，然与古人所说殊别，亦未可全信也。〔好古曰〕消石者，消之总名也。但不经火者，谓之生消；朴消经火者，谓之芒消、盆消。〔时珍曰〕诸消，自晋唐以来，诸家皆执名而猜，都无定见。惟马志《开宝本草》，以消石为地霜炼成，而芒消、马牙消是朴消炼出者，一言足破诸家之惑矣。诸家盖因消石一名芒消，朴消一名消石朴，之名相混，遂致费辨不决。而不知消有水火二种，形质虽同，性气迥别也。惟《神农本经》朴消、消石二条为正。其《别录》芒消、嘉祐马牙消、开宝生消，俱系多出，今并归并之。《神农》所列朴消，即水消也，有二种，煎炼结出细消，结出马牙者为牙消，其凝底成块者通为朴消，其气味皆咸而寒。神农所列消石，即火消也，亦有二种，煎炼结出细芒者亦名芒消，结出马牙者亦名牙消，又名生消，其凝底成块者其为消石，其气味皆辛苦而大温。二消皆有芒消、牙消之称，故古方有相代之说。自唐宋以下，所用芒消、牙消，皆是水消也。南医所辨虽明，而以凝水石、猪胆煎成者为芒消，则误矣。今通正其误。其石脾一名消石者，造成假消石也。见后石脾下。

【修治】〔大明曰〕真消石，柳枝汤煎三周时，如汤少，即加热者，伏火即止。〔敩曰〕凡使消石，先研如粉，用鸡肠菜、柏子仁共二十五个，和作一处，丸如小帝珠子，以瓷瓶子于五斤火中煅赤，投消石四两于瓶内，连投药丸入瓶，自然伏火也。〔抱朴子曰〕能消柔五金，化七十二石为水。制之须用地莲子、猪牙皂角、苦参、南星、巴豆、汉防己、晚蚕砂。〔时珍曰〕熔化，投甘草入内，即伏火。

消石

【气味】苦，寒，无毒。〔别录曰〕辛，大寒，无毒。〔普曰〕神农：苦。扁鹊：甘。〔权曰〕咸，有小毒。〔时珍曰〕辛、苦、微咸，有小毒，阴中之阳也。得陈皮，性疏爽。〔之才曰〕火为之使，恶苦参、苦菜，畏女菀、杏仁、竹叶。

【主治】五脏积热，胃胀闭，涤去蓄结饮食，推陈致新，除邪气。炼之如膏，久服轻身。本经。疗五脏十二经脉中百二十疾，暴伤寒，腹中大热，止烦满消渴，利小便，及瘘蚀疮。天地至神之物，能化七十二种石。别录。破积散坚，治腹胀，破血，下瘰疬，泻得根出。甄权。含咽，治喉闭。大明。治伏暑伤冷，霍乱吐利，五种淋疾，女劳黑疸，心腹疗痛，赤眼，头痛牙痛。时珍。

生消

【气味】苦，大寒，无毒。〔时珍曰〕辛、苦，大温，无毒。

【主治】风热癫痫，小儿惊邪瘛疭，风眩头痛，肺壅耳聋，口疮喉痹咽塞，牙颔肿痛，目赤热痛，多眵泪。开宝。

【发明】〔土宿真君曰〕消石感海卤之气所产，乃天地至神之物，能寒能热，能滑能涩，能辛能苦，能酸能咸，入地千年，其色不变，七十二石，化而为水，制服草木，柔润五金，制炼八石，虽大丹亦不舍① 此也。〔时珍曰〕土宿所说，乃消石神化之妙。《别录》

---

① 舍：原作"拾"，张本作"捨"，即舍。联系文义，据改。

列于朴消之下，误矣。朴消属水，味咸而气寒，其性下走，不能上升，阴中之阴也。故惟荡涤肠胃积滞，折治三焦邪火。消石属火，味辛带苦微咸，而气大温，其性上升，水中之火也。故能破积散坚，治诸热病，升散三焦火郁，调和脏腑虚寒。与硫黄同用，则配类二气，均调阴阳，有升降水火之功，治冷热缓急之病。煅制礞石，则除积滞痰饮。盖硫黄之性暖而利，其性下行；消石之性暖而散，其性上行。礞石之性寒而下，消石之性暖而上。一升一降，一阴一阳，此制方之妙也。今兵家造烽火铳机等物，用消石者，直入云汉，其性升可知矣。《雷公炮炙论》序云：脑痛欲死，鼻投消末，是亦取其上升辛散，乃从治之义。《本经》言其寒，《别录》言其大寒，正与龙脑性寒之误相似。凡辛苦物未有大寒者，况此物得火则焰生，与樟脑、火酒之性同，安有性寒、大寒之理哉？《史记·仓公传》云：淄川王美人怀子不乳，来召淳于意。意往以饮茛䓖药一撮，以酒饮之，旋乳。意复诊其脉躁，躁者有余病，即饮以消石一剂，出血，豆比五六枚而安。此去血①结之验也。

硇砂（硇音饶　唐本草）

【释名】碙砂音硇、狄盐日华、北庭砂四声、气砂图经、透骨将军土宿。〔时珍曰〕硇砂性毒。服之使人硇乱，故曰硇砂。狄人以当盐食。《土宿本草》云：硇性透物，五金借之以为先锋，故号为透骨将军。〔炳曰〕生北庭者为上，人呼为北庭砂。

【集解】〔恭曰〕硇砂出西戎，形如牙硝，光净者良。〔颂曰〕今西凉夏国及河东、陕西近边州郡亦有之。然西戎来者颗块光明，大者有如拳，重三五两，小者如指面，入药最紧。边界出者，杂碎如麻豆粒，又夹砂石，用之须水飞澄去土石讫，亦无力，彼人谓之气砂。〔时珍曰〕硇砂亦消石之类，乃硇液所结，出于青海，与月华相射而生，附盐而成质，房人采取淋炼而成。状如盐块，以白净者为良。其性至透，用黦罐盛悬火上则常干，或加干姜同收亦良。若近冷及得湿，即化为水或渗失也。《一统志》云：临洮兰县有洞出硇砂。张匡邺《行程记》云：高昌北庭山中，常有烟气涌起而无云雾，至夕光焰若炬火，照见禽鼠皆赤色，谓之火焰山。采硇砂者，乘木展取之，若皮底即焦矣。北庭即今西城火州也。

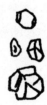

砂硇

【修治】〔宗奭曰〕凡用须水飞过，去尘秽，入瓷器中，重汤煮干，则杀其毒。〔时珍曰〕今时人多用水飞净，醋煮干如霜，刮下用之。

【气味】咸、苦、辛，温，有毒。〔恭曰〕不宜多服。柔金银，可为焊药。〔权曰〕酸、咸，有大毒。能消五金八石，腐坏人肠胃。生食之，化入心为血。中其毒者，生绿豆

---

② 血：原作“自”，联系文意，据张本改。

研汁，饮一二升解之。畏浆水，忌羊血。〔大明曰〕辛、酸、暖，无毒。畏一切酸。凡修治，用黄丹、石灰作柜，煅赤使用，并无毒。世人自疑烂肉，而人被刀刃所伤，以之罨傅，当时生痂。〔藏器曰〕其性大热，服之有暴热损发，云温者误也。〔抱朴子曰〕伏砒药甚多：牡蛎、海螵蛸、脱蚕砂、羊臑骨、河豚鱼胶、鱼腥草、萝卜、独帚、卷柏、羊蹄、商陆、冬瓜、羊踯躅、苍耳、乌梅。〔敩曰〕砒遇赤须，汞留金鼎。

【主治】积聚，破结血，止痛下气，疗咳嗽宿冷，去恶肉，生好肌，烂胎。亦入驴马药用。唐本。主妇人丈夫羸瘦积病，血气不调，肠鸣，食饮不消，腰脚痛冷，痃癖痰饮，喉中结气，反胃吐水。令人能食肥健。藏器。除冷病，大益阳事。甄权。补水脏，暖子宫，消瘀血，宿食不消，食肉饱胀，夜多小便，丈夫腰胯酸重，四肢不任，妇人血气疼疼，气块痃癖，及血崩带下，恶疮息肉。敷金疮生肉。大明。去目翳弩肉。宗奭。消肉积。好古。治噎膈症瘕，积痢骨哽，除痣黡疣赘。时珍。

【发明】〔藏器曰〕一飞为酸砂，二飞为伏翼，三飞为定精，色如鹅儿黄。入诸补药为丸服之，有暴热。〔颂曰〕此药近出唐世，而方书著古人单服一味伏火作丸子，亦有兼硫黄、马牙消辈合饵者，不知方出何时？殊非古去[1]。此物本攻积聚，热而有毒，多服腐坏人肠胃，生用又能化入心为血，固非平居可饵者。而西土人用淹肉炙以当盐，食之无害，盖积习之久，自不毒也。〔宗奭曰〕金银有伪，投砒砂锅中，伪物尽消化，况人腹中有久积，岂不腐溃？〔元素曰〕砒砂破坚癖，不可独用，须入群队药中用之。〔时珍曰〕砒砂大热有毒之物，噎膈反胃积块内瘤之病，用之则有神功。盖此疾皆起于七情饮食所致，痰气郁结，遂成有形，妨凝道路，吐食痛胀，非此物化消，岂能去之？其性善烂金银铜锡，庖人煮硬肉，入砒砂少许即烂，可以类推矣。所谓化入心为血者，亦甚言其不可多服尔。张果《玉洞要诀》云：北庭砂秉阴石之气，含阳毒之精，能化五金八石，去秽益阳，其功甚著，力并硫黄。独孤滔丹房鉴源云：砒砂性有大毒，为五金之贼，有沉冷之疾，则可服之，疾减便止，多服则成拥塞痈肿。二说甚明，而唐宋医方乃有单服之法，盖欲得其助阳以纵欲，而不虞损阴以发祸也。其方唐慎微已收附本草后，今亦存之，以备考者知警。

蓬砂（日华）

【释名】鹏砂日华、盆砂〔时珍曰〕名义未解。一作硼砂。或云：炼出盆中结成，谓之盆砂，如盆消之义也。

【集解】〔颂曰〕硼砂出南海，其状甚光莹，亦有极大块者。诸方稀用，可焊金银。

---

① 去：江西本作"法"。

〔宗奭曰〕南番者，色重褐，其味和，入药其效速；西戎者，其色白，其味焦，入药其功缓。〔时珍曰〕硼砂生西南番，有黄白二种。西者白如明矾，南者黄如桃胶，皆是炼结成，如硇砂之类。西者柔物去垢，杀五金，与消石同功，与砒石相得也。

【气味】苦、辛、暖，无毒。〔颂曰〕温、平。〔时珍曰〕甘、微咸，凉，无毒。〔独孤滔曰〕制汞，哑铜，结砂子。〔土宿真君曰〕知母、鹅不食草、芸苔、紫苏、甀带、何首乌，皆能伏硼砂。同砒石煅过，有变化。

【主治】消痰止嗽，破症结喉痹。大明。上焦痰热，生津液，去口气，消障翳，除噎膈反胃，积块结瘀肉，阴㿉骨哽，恶疮，口齿诸病。时珍。

【发明】〔颂曰〕今医家用硼砂治咽喉，最为要切。〔宗奭曰〕含化咽津，治喉中肿痛，膈上痰热。初觉便治，不能成喉痹，亦缓取[1]效可也。〔时珍曰〕硼砂，味甘微咸而气凉，色白而质轻，故能去胸膈上焦之热。《素问》云：热淫于内，治以咸寒，以甘缓之，是也。其性能柔五金而去垢腻，故治噎膈积聚、骨哽结核、恶肉阴㿉用之者，取其柔物也；治痰热、眼目障翳用之者，取其去垢也。洪迈《夷坚志》云：鄱阳汪友良，因食误吞一骨，哽于咽中，百计不下。恍惚梦一朱衣人曰：惟南蓬砂最妙。逐取一块含化咽汁，脱然而失。此软坚之征也。《日华》言其苦辛暖，误矣。

【附录】特蓬杀拾遗。〔藏器曰〕味苦，寒，无毒。主折伤内损瘀血烦闷欲死者，酒消服之。南人毒箭中人，及深山大蝮伤[2]人，速将病者顶上十字厘之，出血水，药末傅之，并傅伤处，当上下出黄水数升，则闷解。俚人重之，以竹筒盛，带于腰，以防毒箭。亦主恶疮、热毒痈肿、赤白游风、瘰蚀等疮，并水和傅之。出贺州山内石上，似碎石、砌砂之类。

石硫黄（本经中品）

【释名】硫黄吴普、**黄硇砂**药性、**黄牙阳侯**纲目、**将军**〔时珍曰〕硫黄秉纯阳火石之精气而结，性质通流，色赋中黄，故名硫黄。含其猛毒，为七十二石之将，故药品中号为将军。外家谓之阳侯，亦曰黄牙，又曰黄硇砂。

【集解】〔《别录》曰〕石硫黄生东海牧羊山谷中，及大行、河西山，矾石液也。〔普曰〕或生易阳，或生河西，或五色黄是潘水石液也。烧金有紫焰，八月、九月采。〔弘景曰〕东海郡属北徐州，而箕山亦有。今第一出湖南林邑，色如鹅子初出壳者，名昆仑黄。次出外国，从蜀中来，色深而煌煌。此云矾石液，今南方则无矾色，恐不必尔。〔珣曰〕《广州记》云：生昆仑国及波斯国西方明之境，颗块莹净，不夹石者良。蜀中雅州亦出之，

---

① 取：原作"别"，联系文意，据张本改。

② 伤：原脱，联系文义，据张本补入。

石流黄

光腻甚好，功力不及舶上来者。〔颂曰〕今惟出南海诸番。岭外州郡或有，而不甚佳。鹅黄者名昆仑黄，赤色者名石亭脂，青色者名冬结石，半白半黑者名神惊石，并不堪入药。又有一种水流黄，出广南及资州，溪涧水中流出，以茅收取熬出，号真珠黄，气腥臭，止入疮药，亦可煎炼成汁，以模写作器，亦如鹅子黄色。〔时珍曰〕凡产石硫黄之处，必有温泉，作硫黄气。《魏书》云：盘盘国有火山，山旁皆焦熔，流数十里乃凝坚，即石硫黄也。张华《博物志》云：西域硫黄出且弥山。去高昌八百里，有山高数十丈，昼则孔中状如烟，夜则如灯光。庚辛《玉册》云：硫黄有二种：石硫黄，生南海琉球山中；土硫黄，生于广南。以嚼之无声者为佳，舶上倭硫黄亦佳。今人用配消石作烽燧烟火，为军中要物。

【修治】〔敩曰〕凡使勿用青赤色及半白半青、半赤半黑者。自有黄色，内莹净似物命者，贵也。凡用四两。先以龙尾蒿自然汁、东流水三镒、紫背天葵汁、粟逐子茎汁一镒，四件合之搅令匀。入坩锅内用六乙泥固济底下，将硫黄碎之，入锅中，以前汁旋旋添入，火煮汁尽为度。再以百部末十两，柳蚛末二斤，一簇草二斤，细锉，以东流水同硫黄煮二伏时。取出，去诸药，用熟甘草汤洗了，入钵研二万匝用。〔时珍曰〕凡用硫黄，入丸散用，须以萝卜剜空，人流在内，合定，稻糠火畏熟，去其臭气；以紫背浮萍同煮过，消其火毒；以皂荚汤淘之，去其黑浆。一法：打碎，以绢袋盛，用无灰酒煮三伏时用。又消石能化流为水，以竹筒盛流埋马粪中一月亦成水，名硫黄液。

【气味】酸，温，有毒。〔《别录》曰〕大热。〔普曰〕神农、黄帝、雷公：咸，有毒。医和、扁鹊：苦，无毒。〔权曰〕有大毒，以黑锡煎汤解之，及食冷猪血。〔珣曰〕人能制伏归本色，服之能除百病。如有发动，宜猪肉、鸭羹、余甘子汤并解之。〔葛洪曰〕四黄惟阳侯为尊，金石煅炼者不可用，惟草木制伏者堪入药用。桑灰、益母、紫荷、菠棱、天盐、桑白皮、地骨皮、车前、马鞭草、黄柏、乌首乌、石韦、荞麦、独帚、地榆、蛇床、菟丝、蓖麻、蚕沙，或灰或汁，皆可伏之。〔之才曰〕曾青为之使，畏细辛、飞廉、朴消、铁、醋。〔玄寿先生曰〕硫是矾之液，矾是铁之精，慈石是铁之母。故铁砂慈石制，入硫黄立成紫粉。〔独孤滔曰〕硫能干汞，见五金而黑，得水银则色赤也。

【主治】妇人阴蚀疽痔恶血，坚筋骨，除头秃。能化金银铜铁奇物。本经。疗心腹积聚，邪气冷痛在胁，咳逆上气，脚冷疼弱无力，及鼻衄，恶疮，下部蜃疮，止血，杀疥虫。别录。治妇人血结。吴普。下气，治腰肾久冷，除冷风顽痹，寒热。生用治疥癣，炼服主虚损泄精。甄权。壮阳道，补筋骨劳损，风劳气，止嗽，杀脏虫邪魅。大明。长肌肤，益气力，老人风秘，并宜炼服。李珣。主虚寒久痢，滑泄霍乱，补命门不足，阳气暴绝，阴毒伤寒，小儿慢惊。时珍。

【发明】〔弘景曰〕俗方用治脚弱及痼冷甚效。《仙经》颇用之，所化奇物，并是黄白术及合丹法。〔颂曰〕古方未有服饵硫黄者。《本经》所用，止于治疮蚀、攻积聚、冷气脚弱等，而近世逐火炼治为常服丸散。观其治炼服食之法，殊无本源，非若乳石之有论议节度。故服之其效虽紧，而其患更速，可不戒之？土硫黄辛热腥臭，止可治疥杀虫，不可服。〔宗奭曰〕今人治下元虚冷，元气将绝，久患寒泄，脾胃虚弱，垂命欲尽，服之无不效。中病当便已，不可尽剂。世人盖知用而为福，而不知其为祸，此物损益兼行故也。如病势危急，可加丸数服，少则不效，仍加附子、干姜、桂。〔好古曰〕如太白丹、来复丹，皆用硫黄佐以消石，至阳佐以至阴，与仲景白通汤佐以人尿、猪胆汁大意相同。所以治内伤生冷、外冒暑热、霍乱诸病，能去格拒之寒，兼有伏阳，不得不尔。如无伏阳，只是阴虚，更不必以阴药佐之。何也？硫黄亦号将军，功能破邪归正，返滞还清，挺出阳精，消阴化魄。〔时珍曰〕硫黄秉纯阳之精，赋大热之性，能补命门真火不足，且其性虽热而疏利大肠，又与燥涩者不同，盖亦救危妙药也。但炼制久服，则有偏胜之害。况服食者，又皆假此纵欲，自速其咎，于药何责焉？按孙升《谈圃》云：硫黄，神仙药也。每岁三伏日饵百粒，去脏腑积滞有验。但硫黄伏生于石下，阳气溶液凝结而就，其性大热，火炼服之，多发背疽。方勺《泊宅编》云：金液丹，乃硫黄炼成，纯阳之物，有瘤冷者所宜。今夏至人多服之，反为大患。韩退之作文戒服食，而晚年服硫黄而死，可不戒乎？夏英公有冷病，服硫黄、钟乳，莫之纪极，竟以寿终，此其禀受与人异也。洪迈《夷坚志》云：唐与正亦知医，能以意治疾。吴巡检病不得溲，卧则微通，立则不能涓滴，遍用通利药不效。唐问其平日自制黑锡丹常服，因悟曰：此必结砂时，硫飞去，铅不死。铅砂入膀胱，卧则偏重，犹可溲；立则正塞水道，故不通。取金液丹三百粒，分为十服，煎瞿麦汤下。铅得硫气则化，累累水道下，病逐愈。硫之化铅，载在经方，苟无通变，岂能臻妙？《类编》云：仁和县一吏，早衰齿落不已。一道人令以生硫黄入猪脏中煮熟捣丸，或入蒸饼丸梧子大，随意服之。饮啖倍常，步履轻捷，年逾九十，犹康健。后醉牛血，逐洞泄如金水，尪悴而死。内医官管范云：猪肪能制硫黄，此用猪脏尤妙。王枢使亦常服之。

石硫赤（别录有名未用）

【释名】石亭脂图经、石硫丹弘景、石硫芝。

【集解】〔《别录》曰〕理如石香，生山石间。〔普曰〕生羌道山谷。〔时珍曰〕此即硫黄之多赤者，多石亭脂，而近世通呼硫黄为石亭脂，亦未考此也。按抱朴子云：石硫丹，石之赤精，石硫黄之类也。浸溢于涯岸之间，其濡湿者可丸服，坚结者可散服。五岳皆有，而箕山为多，许由、巢父服之，即石硫芝是矣。

【气味】苦，温，无毒。

【主治】妇人带下，止血。轻身长年。别录。壮阳除冷，治疮杀虫，功同硫黄。时珍。

石硫青（别录有名未用）

【释名】冬结石〔《别录》曰〕生武都山石间，青白色，故名。〔时珍曰〕此硫黄之多青色者。苏颂《图经》言石亭脂、冬结石并不堪入药，未深考此也。

【气味】酸，温，无毒。

【主治】疗泄，益肝气，明目。轻身长年。别录。治疮杀虫，功同硫黄。时珍。

【附录】硫黄香拾遗。〔藏器曰〕味辛，温，无毒。去恶气，杀虫。似硫黄而香。云出都昆国，在扶南南三千里。

矾石（本经上品）

【校正】并入海药波斯矾，嘉祐柳絮矾。

【释名】涅石纲目、羽涅本经、羽泽别录。煅枯者名巴石，轻白者名柳絮矾。〔时珍曰〕矾者，燔也，燔石而成也。《山海经》云：女床之山，其阴多涅石。郭璞注云：矾石也，楚人名涅石，秦人名为羽涅。

【集解】〔《别录》曰〕矾石生河西山谷，及陇西武都、石门，采无时。能使铁为铜。〔弘景曰〕今出益州北部西川，从河西来。色青白，生者名马齿矾。炼成纯白名白矾，蜀人以当消石。其黄黑者名鸡屎矾，不入药用，惟堪镀作以合熟铜。投苦酒中，涂铁皆作铜色。外虽铜色，内质不变。〔恭曰〕矾石有五种：白矾多入药用；青、黑二矾，疗疳及疮；黄矾亦疗疮生肉，兼染皮；绛矾本来绿色，烧之乃赤，故名绛矾。〔颂曰〕矾石初生皆石也，采得烧碎煎炼，乃成矾也。凡有五种，其色各异，白矾、黄矾、绿矾、黑矾、绛矾也。今白矾出晋州、慈州、无为州，入药及染人所用甚多。黄矾丹灶家所须，亦入药。黑矾惟出西戎，亦谓之皂矾，染须鬓药用之，亦染皮用。绿矾人咽喉口齿药及染色。绛矾烧之则赤，今亦稀见。又有矾精、矾蝴蝶、巴石、柳絮矾，皆是白矾也。炼白矾时，候其极沸，盘心有溅溢，如物飞出，以铁匕接之，作虫形者，矾蝴蝶也。但成块光莹如水精者，矾精也。二者入药，力紧于常矾。其煎炼而成，轻虚如绵絮者，柳絮矾。其烧汁至尽，色白如雪者，谓之巴石。〔珣曰〕波斯、大秦所出白矾，色白而莹净，内有束针文，入丹灶家，功力逾于河西、石门者，近日文州诸番往往有之。波斯又出金线，打破内有金线文者为上，多入烧炼家用。〔时珍曰〕矾石析而辨之，不止于五种也。白矾，

矾 石

白 矾

方士谓之白君，出晋地者上，青州、吴中者次之。洁白者为雪矾；光明者为明矾，亦名云母矾；文如束针，状如粉扑者，为波斯白矾，并入药为良。黑矾，铅矾也，出晋地，其状如黑泥者，为昆仑矾；其状如赤石脂有金星者，为铁矾；其状如紫石英，火引之成金线，画刀上即紫赤色者，为波斯紫矾，并不入服饵药，惟丹灶及疮家用之。绿矾、绛矾、黄矾俱见本条。其杂色者，则有鸡屎矾、鸭屎矾、鸡毛矾、粥矾，皆下品，亦入外丹家用。

【修治】〔敩曰〕凡使白矾石，以瓷瓶盛，于火中煅令内外通赤，用钳揭起盖，旋安石蜂巢人内烧之。每十两用巢六两，烧尽为度。取出放冷，研粉，以纸裹，安五寸深土坑中一宿，取用。又法：取光明如水晶，酸、咸、涩味全者，研粉。以瓷瓶用六一泥泥之，待干，入粉三升于内，旋旋入五方草，紫背天葵各自然汁一镒，待汁干，盖了瓶口，更泥上下，用火一百斤煅之。从巳至未，去火取出，其色如银，研如轻粉用之。〔时珍曰〕今人但煅干汁用，谓之枯矾，不煅者为生矾。若人服食，须循法度。按九鼎神丹秘诀，炼矾石入服食法：用新桑合槃一具。于密室净扫，以火烧地令热，洒水于上，或洒苦酒于上，乃布白矾于地上，以槃覆之，四面以灰拥定。一日夜，其石精皆飞于槃上，扫取收之。未尽者，更如前法，数遍乃止，此为矾精。若欲作水，即以扫下矾精一斤，纳三年苦酒一斗中清之，号曰矾华，百日弥佳。若急用之，七日亦可。

【气味】酸，寒，无毒。〔普曰〕神农、岐伯：酸。久服伤人骨。扁鹊：咸。雷公：酸，无毒。〔权曰〕涩，凉，有小毒。〔之才曰〕甘草为之使，恶牡蛎，畏麻黄。〔独孤滔曰〕红心灰藋制矾。

【主治】寒热，泄痢白沃，阴蚀恶疮，目痛，坚骨齿。炼饵服之，轻身不老增年。本经。除固热在骨髓，去鼻中息肉。别录。除风去热，消痰止渴，暖水脏，治中风失音。和桃仁、葱汤浴，可出汗。大明。生含咽津，治急喉痹。疗鼻衄蟹鼻，鼠漏瘰疬疥癣。甄权。枯矾贴嵌甲，牙缝中血出如衄。宗奭。吐下痰涎饮澼，燥湿解毒追涎，止血定痛，食恶肉，生好肉，治痈疽疔肿恶疮，癫痫疸疾，通大小便，口齿眼目诸病，虎犬蛇蝎百虫伤。时珍。

波斯白矾海药

【气味】酸、涩，温，无毒。

【主治】赤白漏下阴蚀，泄痢疮疥，解一切毒蛇虫等，去目赤暴肿齿痛，火炼之良。李珣。

柳絮矾嘉祐

【气味】同矾石。

【主治】消痰止渴，润心肝。大明。

【发明】〔弘景曰〕俗中合药，火熬令燥，以疗齿痛，多则坏齿，即伤骨之说也。而经云坚骨齿，诚为可疑。〔宗奭曰〕不可多服，损心肺，却水故也。水化书纸上，干则水不能濡，故知其性却水也。治膈下涎药多用者，此意尔。〔时珍曰〕矾石之用有四：吐利风热之痰涎，取其酸苦涌泄也；治诸血痛脱肛阴挺疮疡，取其酸涩而收也；治痰饮泄痢崩带风眼，取其收而燥湿也；治喉痹痈疽中蛊蛇虫伤螫，取其解毒也。按李迅《痈疽方》云：凡人病痈疽发背，不问老少，皆宜服黄矾丸。服至一两以上，无不作效，最止疼痛，不动脏腑，活人不可胜数。用明亮白矾一两生研，以好黄蜡七钱溶化，和丸梧子大。每服十丸，渐加至二十丸，熟水送下。如未破，则内消，已破即便合。如服金石发疽者，引以白矾末一二匙，温酒调下，亦三五服见效。有人遍身生疮，状如蛇头，服此亦效。诸方俱称奇效，但一日中服近百粒，则有力。此药不惟止痛生肌。能防毒气内攻，护膜止泻，托里化脓之功甚大，服至半斤尤佳，不可欺其浅近，要知白矾大能解毒也。今人名为蜡矾丸，用之委有效验。

绿矾（日华）

【释名】**皂矾**纲目、**青矾**、煅赤者名**绛矾**唐本、**矾红**〔时珍曰〕绿矾可以染皂色，故谓之皂矾，又黑矾亦名皂矾，不堪服食，惟痔家用之。煅赤者俗名矾红，以别朱红也。

【集解】〔颂曰〕绿矾出隰州温泉县、池州铜陵县，并煎矾处生焉。初生皆石也，煎炼乃成。其形似朴消而绿色，取置铁板上，聚炭烧之，矾沸流出，色赤如金汁者，是真也。沸定时，汁尽，则色如黄丹。又有皂荚矾，或云即矾也。〔恭曰〕绿矾新出窟未见风者，正如琉璃色，人以为石胆。烧之赤色，故名绛矾。出瓜州者良。〔时珍曰〕绿矾晋地、河内、西安、沙州皆出之，状如焰消。其中拣出深青莹净者，即为青矾；煅过变赤，则为绛矾。入坞墁及漆匠家多用之，然货者亦杂以沙土为块。昔人往往以青矾为石胆，误矣。

【气味】酸，凉，无毒。

【主治】疽及诸疮。苏恭。**喉痹虫牙口疮，恶疮疥癣。酿鲫鱼烧灰服，疗肠风泻血。**大明。**消积滞，燥脾湿，化痰涎，除胀满黄肿疟利，风眼口齿诸病。**时珍。

【发明】〔时珍曰〕绿矾酸涌涩收，燥湿解毒化涎之功与白矾同，而力差缓。按张三丰仙传方载伐木丸云：此方乃上清金蓬头祖师所传。治脾土衰弱，肝木气盛，大来克土，病心腹中满，或黄肿如土色，服此能助土益元。用苍术二斤，米泔水浸二宿，同黄酒面曲四两炒赤色，皂矾一斤，醋拌晒干，入瓶火煅，为末，醋糊丸梧子大。每服三四十丸，好酒、米汤任下，日二三服。时珍常以此方加平胃散，治一贱役中满腹胀，果有效验。盖此矾色绿味酸，烧之则赤，既能入血分伐木，又能燥湿化涎，利小便，消食积，故胀满黄肿疟痢疮疾方往往用之，其源则自张仲景用矾石消石治女劳黄疸方中变化而来。

绿　矾

〔颂曰〕刘禹锡传信方治喉痹，用皂荚矾，入好米醋同研含之，咽汁立瘥。此方出于李谟，甚奇妙。皂荚矾，即绿矾也。

黄矾（纲目）

【集解】〔恭曰〕黄矾，丹灶家所须，亦入染皮用。〔时珍曰〕黄矾出陕西瓜州、沙州及舶上来者为上，黄色状如胡桐泪。人于绿矾中拣出黄色者充之，非真也。波斯出者，打破中有金丝文，谓之金线矾，磨刀剑显花文。《丹房鉴源》云：五色山脂，吴黄矾也

【气味】酸、涩、咸，有毒。

【主治】疗疮生肉。苏恭。**野鸡瘘痔，恶疮疥癣。**李珣。治阳明风热牙疼。李杲。

汤瓶内硷（纲目）

【集解】〔时珍曰〕此煎汤瓶内，澄结成水硷，如细砂者也。

【主治】止消渴，以一两为末，粟米烧饭丸梧子大，每人参汤下二十九。又小儿口疮，卧时以醋调末书十字两足心，验。时珍。

附录诸石（二十七种）

〔时珍曰〕《别录》有名未用诸石，及诸家所列而不详，难以类附者，通附于此云。

石脾〔《别录》有名未用曰〕味甘，无毒。主胃中寒热，益气，令人有子。一名胃石，一名膏石，一名消石。生隐蕃山谷石间，黑如大豆，有赤文，色微黄，而轻薄如棋子，采无时。〔弘景曰〕皇甫士安言消石，取石脾与消石以水煮之，一斛得三斗，正白如雪，以水投中即消，故名消。按此说，是取消石合煮成为真消石，不知石脾是何物？本草有石脾、石肺，人无识者。〔藏器曰〕石脾生西戎卤地，碱水结成者。〔时珍曰〕石脾乃生成者，陶氏所说是造成者。按《九鼎神丹经》云：石脾乃阴阳结气，五盐之精，因矾而成，峨嵋山多有之，俗无识者，故古人作成代用。其法用白矾、戎盐各一斤为末，取苦参水二升，铛中煮五沸，下二物煎减半，去滓熬干，色白如雪，此为石脾也。用石脾、朴消、芒消各一斤为末，苦参水二斗，铜铛煎十沸，入三物煮减半，去滓煎，着器中，冷水渍一夜，即成消石。可化诸石为水，此与焰消之消石不同，皆非真也。

石肺〔《别录》曰〕味辛，无毒。主疠咳寒久痿，益气明目。生水中，状如覆肺，黑泽有赤文，出水即干。〔弘景曰〕今浮石亦疗咳，似肺而不黑泽，非此也。

石肝〔《别录》曰〕味酸，无毒。主身痒，令人色美。生常山，色如肝。

石肾〔《别录》曰〕味酸。主泄痢，色自如珠。

紫石华〔《别录》曰〕味甘，平，无毒。主渴，去小肠热。一名茈石华。生中牟山阴，采无时。

白石华〔《别录》曰〕味辛，无毒。主瘅消渴，膀胱热。生脿北乡北邑山，采无时。

黄石华〔《别录》曰〕味甘，无毒。主阴痿消渴，膈中热，去百毒。生脿北山，黄色，采无时。

黑石华〔《别录》曰〕味甘，无毒。主阴痿消渴，去热，疗月水不利。生弗其劳山阴石间，采无时。

陵石〔《别录》曰〕味甘，无毒。主益气耐寒，轻身长年。生华山，其形薄泽。〔时珍曰〕按圣济录云：汗后耳聋，用陵石，有窍如银眼者，为末。每服一钱，冷水下。

终石〔《别录》曰〕味甘，无毒。主阴痿痹，小便难，益精气。生陵月，采无时。

封石〔《别录》曰〕味甘，无毒。主消渴热中，女子疽蚀。生常山及少室，采无时。〔时珍曰〕虎尾之山，游戏之山，婴侯之山，丰山、服山，多封石，即此。

遂石〔《别录》曰〕味甘，无毒。主消渴伤中，益气。生太山阴，采无时。

五羽石〔《别录》曰〕主轻身长年。一名金黄，生海水中蓬葭山中，黄如金。

紫佳石〔《别录》曰〕味酸，无毒。主痹血气。一名赤英，一名石血。生邯郸，石如爵茈，二月采。〔弘景曰〕三十六水方，呼为紫贺石。

火药纲目。〔时珍曰〕味辛，酸，有小毒。主疮癣，杀虫，辟湿气温疫。乃焰消、硫黄、杉木炭所合，以为烽燧铳机诸药考。

石耆〔《别录》曰〕味甘，无毒。主咳逆气。生石间，色赤如铁脂，四月采。

马肝石纲目。〔时珍曰〕按郭宪洞冥记云：郅支国进马肝石百片，青黑如马肝，以金函盛水银养之。用拭白发，应手皆黑。云和九转丹吞一粒，弥年不饥。亦可作砚。

猪牙石纲目。〔时珍曰〕明目去翳。出西番，文理如象牙，枣红色。

碧霞石纲目。〔时珍曰〕明目，去翳障。

龙涎石纲目。〔时珍曰〕主大风疠疮。出齐州。一名龙仙石。

铅光石纲目。〔时珍曰〕主哽骨。

太阳石纲目。〔时珍曰〕刘守真《宣明方》：治远年近日一切目疾方：用太阳石、太阴石、碧霞石、猪牙石、河洛石、寒水石、紫石英、代赭石、菩萨石、金精石、银精石、禹余石、矾矿石、云母石、炉甘石、井泉石，阳起石、滑石、乌贼骨、青盐、铜青各一两，硇砂半两，蜜陀僧一两，鹏砂三钱，乳香二钱，麝香、脑子一钱，轻粉一钱半，黄丹四两，各为末，熊胆一斤，白砂蜜二斤，井华水九碗，同熬至四碗，点水内不散为度，滤净收点。

此方所用太阳石、太阴石等，多无考证，姑附于此。

朵梯牙纲目。〔时珍曰〕周定王普济方，眼科去翳，用水飞朵梯牙，火煅大海螺，碗糖霜，为末，日点。又方：用可铁剌一钱，阿飞勇一钱，李子树胶四钱，白雪粉八钱，为末，鸡子白调作锭，每以乳女儿汁磨点之。又方：安咱芦，出回回地面，黑丁香（即蜡粪），海螵蛸，各为末，日点。所谓朵梯牙、碗糖霜、安咱芦、可铁剌、阿飞勇，皆不知何物也？附录于此以俟。

白狮子石拾遗。〔藏器曰〕主白虎病，江东人呼为历节风是也，置此于病者前自愈，亦厌伏之意也。白虎，粪神名，状如猫。扫粪置门下，令人病此。疗法：以鸡子揩病人痛处，咒愿，送于粪堆之头上，勿反顾。

镇宅大石拾遗。〔藏器曰〕主灾异不起。荆楚岁时记：十二水暮日，掘宅四角，各埋一大石为镇宅。又鸿宝万毕术云：埋丸石于宅四隅，捶桃核七枚，则鬼无能殃也。

神丹拾遗。〔藏器曰〕味辛，温，有小毒。主万病，有寒温。飞金石及诸药合成，服之长生神仙。

烟药拾遗。〔藏器曰〕味辛，温，有毒。主瘰疬五痔瘘瘿瘤，疮根恶肿。乃石黄、空青、桂心并四两，干姜一两，为末，置铁片上烧之。以猪脂涂碗覆之，待药飞上，如此五度。随疮大小，以鼠屎大纳孔中，面封之，三度根出也。无孔，针破纳之。

第十二卷 草部一目录

　　李时珍曰：天造地化而草木生焉。刚交于柔而成根荄，柔交于刚而成枝干。叶萼属阳，华实属阴。由是草中有木，木中有草。得气之粹者为良，得气之戾者为毒。故有五形焉，金、木、水、火、土。五气焉，香、臭、臊、腥、膻。五色焉，青、赤、黄、白、黑。五味焉，酸、苦、甘、辛、咸。五性焉，寒、热、温、凉、平。五用焉，升、降、浮、沉、中。炎农尝而辨之，轩岐述而著之，汉、魏、唐、宋明贤良医代有增益。但三品虽存，淄渑交混，诸条重出，泾渭不分，苟不察其精微，审其善恶，其何以权七方、衡十剂而寄死生耶？于是剪繁去复，绳缪补遗，析族区类，振纲分目。除谷、菜外，凡得草属之可供医药者六百一十种，分为十类：曰山，曰芳，曰隰，曰毒，曰蔓，曰水，曰石，曰苔，曰杂，曰有名未用。旧本草部上中下三品，共四百四十七种。今并入三十一种，移二十三种入菜部，三种入谷部，四种入果部，二种入木部，自木部移并一十四种，蔓草二十九种，菜部移并一十三种，果部移并四种，外类有名未用共二百四十七种。

《日华本草》七种宋·人大明

《用药法象》一种元·李杲

《本草补遗》一种元·朱震亨

《本草会编》一种明·汪机

《本草纲目》八十六种明·李时珍

〔附注〕宋·雷敩《炮炙论》

北齐·徐之才《药对》

唐·杨损之《删繁》

唐·孙思邈《千金》

蜀·韩保升《重注》

南唐·陈士良《食性》

宋·寇宗奭《衍义》

唐·慎微《证类》

陈承《别说》

金·张元素《珍珠囊》

元·王好古《汤液》

吴瑞《日用》

明·汪颖《食物》

王纶《集要》

陈嘉谟《蒙筌》

定王《救荒》

宁原《食鉴》

草之一 （山草类上三十一种）

甘草本经

黄耆本经

人参本经

沙参本经

荠苨别录

桔梗本经

本草纲目

第十二卷 草部一

长松拾遗

黄精别录

葳蕤本经　鹿药　委蛇附

知母本经

肉苁蓉本经

列当开宝

锁阳补遗

赤箭天麻本经

术本经

狗脊本经

贯众本经

巴戟天本经　巴棘附

远志本经

百脉根唐本

淫羊藿本经

仙茅开宝

玄参本经

地榆本经

丹参本经

紫参本经

王孙本经

紫草本经

白头翁本经

白及本经

三七纲目

上附方旧八十六，新二百六十。

436

第十二卷　草部一

草之一 （山草类三十一种）

甘草 （本经上品）

【释名】**蜜甘**别录、**蜜草**别录、**美草**别录、**蕗草**别录、**灵通**记事珠、**国老**别录〔弘景曰〕此草最为众药之主，经方少有不用者，犹如香中有沉香也。国老即帝师之称，虽非君而为君所宗，是以能安和草石而解诸毒也。〔甄权曰〕诸药中甘草为君，治七十二种乳石毒，解一千二百般草木毒，调和众药有功，故有国老之号。

【集解】〔别录曰〕甘草生河西川谷积沙山及上郡。二月、八月除日采根，暴干，十日成。〔陶弘景曰〕河西上郡今不复通市。今出蜀汉中，悉从汶山诸地中来。赤皮断理，看之坚实者，是抱罕草，最佳。抱罕乃西羌地名。亦有火炙干者，理多虚疏。又有如鲤鱼肠者，被刀破，不复好。青州间有而不如。又有紫甘草，细而实，乏时亦可用。〔苏颂曰〕今陕西、河东州郡皆有之。春生春苗，高一二尺，叶如槐叶，七月开紫花似柰冬，结实作角子如毕豆。根长者三四尺，粗细不定，皮赤色，上有横梁，梁下皆细根也。采得去芦头及赤皮，阴干用。今甘草有数种，以坚实断理者为佳。其轻虚纵理及细韧者不堪，惟货汤家用之。谨按尔雅云：蘦，大苦。郭璞：蘦似地黄。又诗唐风云：采苓采苓，首阳之巅，是也。蘦与苓通用。首阳之山在河东蒲坂县，乃今甘草所生处相近，而先儒所说苗叶与

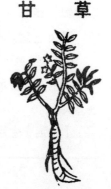

甘草

今全别，岂种类有不同者乎？〔李时珍曰〕按沈括《笔谈》云：《本草》注引《尔雅》蘦大苦之注为甘草者，非矣。郭璞之注，乃黄药也，其味极苦，故谓之大苦，非甘草也。甘草枝叶悉如槐，高五六尺，但叶端微尖而糙涩，似有白毛，结角如相思角，作一本生，至熟时角拆，子扁如小豆，极坚，齿啮不破，今出河东西界。寇氏《衍义》亦取此说，而不言大苦非甘草也，以理度之，郭说形状殊不相类，沈说近之。今人惟以大径寸而结紧断纹者为佳，谓之粉草。其轻虚细小者，皆不及之。刘绩《霏雪录》言，安南甘草大者如柱，土人以架屋，不识果然否也？

　　根

　　【修治】〔雷敩曰〕凡使须去头尾尖处，其头尾吐人。每用切长三寸，擘作六七片，入瓷器中盛，用酒浸蒸，从巳至午，取出暴干锉细用。一法：每斤用酥七两涂炙，酥尽为度。又法：先炮令内外赤黄用。〔时珍曰〕方书炙甘草皆用长流水蘸湿炙之，至熟刮去赤皮，或用浆水炙熟，未有酥炙、酒蒸者。大抵补中宜炙用，泻火宜生用。

　　【气味】甘，平，无毒。〔寇宗奭曰〕生则微凉，味不佳；炙则温。〔王好古曰〕气薄味厚，升而浮，阳也。入足太阴厥阴经。〔时珍曰〕通入手足十二经。〔徐之才曰〕术、苦参、干漆为之使，恶远志，反大戟、芫花、甘遂、海藻。〔权曰〕忌猪肉。〔时珍曰〕甘草与藻、戟、遂、芫四物相反，而胡洽居士治痰癖，以十枣汤加甘草、大黄，乃是痰在膈上，欲令通泄，以拔去病根也。东垣李杲治项下结核，消肿溃坚汤加海藻。丹溪朱震亨治劳瘵，莲心饮用芫花。二方俱有甘草，皆本胡居士之意也。故陶弘景言古方亦有相恶相反[①]，并乃不为害。非妙达精微者，不知此理。

　　【主治】五脏六腑寒热邪气，坚筋骨，长肌肉，倍气力，金疮尰，解毒。久服轻身延年。本经。尰音时勇切，肿也。温中下气，烦满短气，伤脏咳嗽，止渴，通经脉，利血气，解百药毒，为九土之精，安和七十二种石，一千二百种草。别录。主腹中冷痛，治惊痫，除腹胀满，补益五脏，肾气内伤，令人阴不痿，主妇人血沥腰痛，凡虚而多热者加用之。甄权。安魂定魄，补五劳七伤，一切虚损，惊悸烦闷健忘，通九窍，利百脉，益精养气，壮筋骨。大明。生用泻火热，熟用散表寒，去咽痛，除邪热，缓正气，养阴血，补脾胃，润肺。李杲。吐肺痿之脓血，消五发之疮疽。好古。解小儿胎毒惊痫，降火止痛。时珍。

　　梢

　　【主治】生用治胸中积热，去茎中痛，加酒煮玄胡索、苦楝子尤妙。元素。

　　头

　　【主治】生用能行足厥阴、阳明二经污浊之血，消肿导毒。震亨。主痈肿，

――――――――――――

　　① 相反：原作"相相反"，联系文意，据江西本，张本删去一"相"字。

宜入吐药。时珍。

【发明】〔震亨曰〕甘草味甘，大缓诸火，黄中通理，厚德载物之君子也。欲达下焦，须用梢子。〔杲曰〕甘草气薄味厚，可升可降，阴中阳也。阳不足者，补之以甘。甘温能除大热，故生用则气平，补脾胃不足而大泻心火；炙之则气温，补三焦元气而散表寒，除邪热，去咽痛，缓正气，养阴血。凡心火乘脾，腹中急痛，腹皮急缩者，宜倍用之。其性能缓急，而又协和诸药，使之不争。故热药得之缓其热，寒药得之缓其寒，寒热相杂者用之得其平。〔好古曰〕五味之用，苦泄辛散，酸收咸软，甘上行而发，而本草言甘草下气何也？盖甘味主中，有升降浮沉，可上可下，可外可内，有和有缓，有补有泄，居中之道尽矣。张仲景附子理中汤用甘草，恐其僭上也；调胃承气汤用甘草，恐其速下也，皆缓之之意。小柴胡汤有柴胡、黄芩之寒，人参、半夏之温，而用甘草者，则有调和之意。建中汤用甘草，以，补中而缓脾急也；凤髓丹用甘草，以缓肾急而生元气也，乃甘补之意。又曰：甘者令人中满，中满者勿食甘，甘缓而壅气，非中满所宜也。凡不满而用炙甘草为之补，若中满而用生甘草为之泻，能引诸药直至满所，甘味入脾，归其所喜，此升降浮沉之理也。经云，以甘补之，以甘泻之，以甘缓之，是矣。〔时珍曰〕甘草外赤中黄，色兼坤离；味浓气薄，资全土德。协和群品，有元老之功；普治百邪，得王道之化。赞帝力而人不知，敛神功而已不与，可谓药中之良相也。然中满、呕吐、酒客之病，不喜其甘；而大戟、芫花、甘遂、海藻，与之相反。是亦迂缓不可以救昏昧，而君子尝见嫉于宵人之意欤？〔颂曰〕按孙思邈《千金方》论云：甘草解百药毒，如汤沃雪。有中乌头、巴豆毒，甘草入腹即定，验如反掌。方称大豆汁解百药毒，予每试之不效，加入甘草为甘豆汤，其验乃奇也。又葛洪《肘后备急方》云：席辩刺史尝言：岭南俚人解蛊毒药，并是常用之物，畏人得其法，乃言三百头牛药，或言三百两银药。久与亲狎，乃得其详。凡饮食时，先取炙熟甘草一寸，嚼之咽汁，若中毒随即吐出。仍以炙甘草三两，生姜四两，水六升，煮二升，日三服。或用都淋藤、黄藤二物，酒煎温常服，则毒随大小溲出。又常带甘草数寸，随身备急。若经含甘草而食物不吐者，非毒物也。三百头牛药，即土常山也。三百两银药，即马兜铃藤也。详见各条。

黄耆（本经上品）

【释名】黄芪纲目、戴糁本经、戴椹别录（又名独椹）、芰草别录（又名蜀脂）、百本别录、王孙药性论。〔时珍曰〕耆，长也。黄耆色黄，为补药之长，故名。今俗通作黄芪。或作著者非矣，著乃蓍龟之蓍，音尸。王孙与牡蒙同名异物。

【集解】〔别录曰〕黄耆生蜀郡山谷、白水、汉中，二月、十月采，阴干。〔弘景曰〕第一出陇西洮阳，色黄白甜美，今亦难得。次用黑水宕昌者，色白肌理粗，新者亦甘而温补。又有蚕陵白水者，色理胜蜀中者而冷补。又有赤色者，可作膏贴。俗方多用，道家不须。〔恭曰〕今出原州及华原者最良，蜀汉不复采用。宜州、宁州者亦佳。〔颂曰〕今河东、陕西州郡多有之。根长二三尺以来。独茎，或作丛生，枝干去地二三寸。其叶扶疏作羊齿状，又如蒺藜苗。七月中开黄紫花。其实作荚子，长寸许。八月中采根用。其皮折之如绵，谓之绵黄耆。然有数种，有白水耆、赤水耆、木耆，功用并同，而力不及白水耆。木耆，短而理横。今人多以苜蓿根假作黄耆，折皮亦似绵，颇能乱真。但苜蓿根坚而脆，黄耆至柔韧，皮微黄褐色，肉中白色，此为异耳。〔承曰〕黄耆本出绵上者为良，故名绵黄耆，非谓其柔韧如绵也。今图经所绘宪州者，地与绵上相邻也。〔好古曰〕绵上即山西沁州，白水在陕西同州。黄耆味甘，柔软如绵，能令人肥；苜蓿根，味苦而坚脆，俗呼为土黄耆，能令人瘦。用者宜审。〔嘉谟曰〕绵上，沁州乡名，今有巡检司，白水、赤水二乡，俱属陇西。〔时珍曰〕黄耆叶似槐叶而微尖小，又似蒺藜叶而微阔大，青白色。开黄紫花，大如槐花。结小尖角，长寸许。根长二三尺，以紧实如箭竿者为良。嫩苗亦可煤淘茹食。其子收之，十月下种，如种菜法亦可。

【修治】〔敩曰〕凡使勿用木耆草，真相似，只是生时叶短并根横也。须去头上皱皮，蒸半日，擘细，于槐砧上锉用。〔时珍曰〕今人但捶扁，以蜜水涂炙数次，以熟为度。亦有以盐汤润透，器盛，于汤瓶蒸熟切用者。

根

【气味】甘，微温，无毒。本经。白水者冷，补。别录。〔元素曰〕味甘，气温、平。气薄味厚，可升可降，阴中阳也。入手足太阴气分，又入手少阳、足少阴命门。〔之才曰〕茯苓为之使，恶龟甲、白鲜皮。

【主治】痈疽久败疮，排脓止痛，大风癞疾，五痔鼠瘘，补虚，小儿百病。本经。妇人子脏风邪气，逐五脏间恶血，补丈夫虚损，五劳羸瘦，止渴，腹痛泄痢，益气，利阴气。别录。主虚喘，肾衰耳聋，疗寒热，治发背，内补。甄权。助气壮筋骨，长肉补血，破症癖，瘰疬瘿赘，肠风血崩，带下赤白痢，产前后一切病，月候不匀，痰嗽，头风热毒赤目。日华。治虚劳自汗，补肺气，泻肺火心火，实皮毛，益胃气，去肌热及诸经之痛。元素。主太阴疟疾，阳维为病苦寒热，督脉为病逆气里急。好古。

黄耆

【发明】〔弘景曰〕出陇西者温补，出白水者冷补。又有赤色者，可作膏用，消痈肿。〔藏器曰〕虚而客热，用白水黄耆；虚而客冷，用陇西黄耆。〔大明曰〕黄耆药中补益，呼为羊肉。白水耆凉无毒，排脓治血，及烦闷热毒骨蒸劳。赤水耆凉无毒，治血退热毒，余功并同。木耆凉无毒，治烦排脓之力，微于黄耆，遇阙即倍用之。〔元素曰〕黄耆甘温纯阳，其用有五，补诸虚不足，一也；益元气，二也；壮脾胃，三也；去肌热，四也；排脓止痛，活血生血，内托阴疽，为疮家圣药，五也。又曰：补五脏诸虚，治脉弦自汗，泻阴火，去虚热，无汗则发之，有汗则止之。〔好古曰〕黄耆治气虚盗汗，并自汗及肤痛，是皮表之药；治咯血，柔脾胃，是中州之药；治伤寒尺脉不至，补肾脏元气，是里药，乃上中下内外三焦之药也。〔杲曰〕灵枢云：卫气者，所以温分肉而充皮肤，肥腠理而司开阖。黄耆既补三焦，实卫气，与桂同功，特比桂甘平，不辛热为异耳。但桂则通血脉，能破血而实卫气，耆则益气也。又黄耆与人参、甘草三味，为除躁热肌热之圣药。脾胃一虚，肺气先绝，必用黄耆温分肉，益皮毛，实腠理，不令汗出，以益元气而补三焦。〔震亨曰〕黄耆补元气，肥白而多汗者为宜；若面黑形实而瘦者服之，令人胸满，宜以三拗汤泻之。〔宗奭曰〕防风、黄耆，世多相须而用。唐许胤宗初仕陈为新蔡王外兵参军时，柳太后病风不能言，脉沉而口噤。胤宗曰：既不能下药，宜汤气蒸之，药入腠理，周时可瘥。乃造黄耆防风汤数斛，置于床下，气如烟雾，其夕便得语。〔杲曰〕防风能制黄耆，黄耆得防风其功愈大，乃相畏而相使也。〔震亨曰〕人之口通乎地，鼻通乎天。口以养阴，鼻以养阳，天主清，故鼻不受有形而受无形；地主浊，故口受有形而兼乎无形。柳太后之病不言，若以有形之汤，缓不及事；今投以二物，汤气满室，则口鼻俱受。非智者通神，不可回生也。〔杲曰〕小儿外物惊，宜用黄连安神丸镇心药。若脾胃寒湿，吐腹痛，泻痢青白，宜用益黄散药。如脾胃伏火，劳役不足之证，及服巴豆之类，胃虚而成慢惊者，用益黄、理中之药，必伤人命。当于心经中，以甘温补土之源，更于脾土中，以甘寒泻火，以酸凉补金，使金旺火衰，风木自平矣。今立黄耆汤泻火补金益土，为神治之法。用炙黄耆二钱，人参一钱，炙甘草五分，白芍药五分，水一大盏，煎半盏，温服。〔机曰〕萧山魏直著博爱心鉴三卷，言小儿痘疮，惟有顺、逆、险三证。顺者为吉，不用药。逆者为凶，不必用药。惟险乃悔吝之象，当以药转危为安，宜用保元汤加减主之。此方原出东垣，治慢惊土衰火旺之法。今借而治痘，以其内固营血，外护卫气，滋助阴阳，作为脓血，其证虽异，其理则同。去白芍药，加生姜，改名曰保元汤。炙黄耆三钱，人参二钱，炙甘草一钱，生姜一片，水煎服之。险证者，初出圆晕干红少润也，浆长光泽顶陷不起也，既出虽起惨色不明也，浆行色灰不荣也，浆定光润不消也，浆老湿润不敛也，结痂而胃弱内虚也，痂落而口渴不食也，痂后生痈肿也，痈肿溃而敛迟也。凡有诸证，并宜此汤。或加芎劳，加官桂，加糯米以助之。详见本书。〔嘉谟曰〕人参补中，黄耆实表。凡内伤脾胃，发热恶寒，吐泄怠卧，胀满痞塞，神短脉微者，当以人参为君，黄耆为臣；若表虚自汗亡阳，溃疡痘疹阴疮者，当以黄耆为君，人参为臣，不可执一也。

茎叶

【主治】疗渴及筋挛，痈肿疽疮。别录。

人参（本经上品）

【释名】人薓参（或省作薓）、**黄参**吴普、**血参**别录、**人衔**本经、**鬼盖**本经、**神草**别录、**土精**别录、**地精**广雅、**海腴、皱面还丹**广雅。〔时珍曰〕人薓年深，浸渐长成者，根如人形，有神，故谓之人薓、神草。薓字从薓，亦浸渐之义。薓即浸字，后世因字文繁，遂以参星之字代之，从简便尔。然承误日久，亦不能变矣，惟张仲景伤寒论尚作薓字。别录一名人微，微乃薓字之讹也。其成有阶级，故曰人衔。其草背阳向阴，故曰鬼盖。其在五参，色黄属土，而补脾胃，生阴血，故有黄参、血参之名。得地之精灵，故有土精、地精之名。《广五行记》云：隋文帝时，上党有人宅后每夜闻人呼声，求之不得。去宅一里许，见人参枝叶异常，掘之入地五尺，得人参，一如人体，四肢毕备，呼声遂绝。观此，则土精之名，尤可证也。《礼斗威仪》云：下有人参，上有紫气。春秋运斗枢云：摇光星散而为人参。人君废山渎之利，则摇光不明，人参不生。观此，则神草之名，又可证矣。

【集解】〔别录曰〕人参生上党山谷及辽东，二月、四月、八月上旬采根，竹刀刮暴干，无令见风。根如人形者有神。〔普曰〕或生邯郸，三月生叶小锐，枝黑茎有毛，三月、九月采根，根有手足，面目如人者神。〔弘景曰〕上党在冀州西南，今来者形长而黄，状如防风，多润实而甘。俗乃重百济者，形细而坚白，气味薄于上党者。次用高丽者，高丽即是辽东，形大而虚软，不及百济，并不及上党者。其草一茎直上，四五叶相对生，花紫色。高丽人作《人参赞》云：三桠五叶，背阳向阴。欲来求我，椵树相寻。椵音贾，树似桐，甚大，阴广则多生，采作甚有法。今近山亦有，但作之不好。〔恭曰〕人参见用多是高丽百济者，潞州太行紫团山所出者，谓之紫团参。〔保升曰〕今沁州、辽州、泽州、箕州、平州、易州、檀州、幽州、妫州、并州并出人参，盖其山皆与太行连亘相接故也。〔珣曰〕新罗国所贡者，有手足，状如人形，长尺余，以杉木夹定，红丝缠饰之。又沙州参，短小不堪用。〔颂曰〕今河东诸州及泰山皆有之，又有河北榷场及闽中来者名新罗人参，

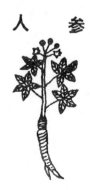

俱不及上党者佳。春生苗，多于深山背阴，近椵漆下湿润处。初生小者三四寸许，一桠五叶；四五年后生两桠五叶，未有花茎；至十年后生三桠；年深者生四桠，各五叶。中心生一茎，俗名百尺杵。三月、四月有花，细小如粟，蕊如丝，紫白色。秋后结子，或七八枚，如大豆，生青熟红，自落。根如人形者神。泰山出者，叶干青，根白，殊别。江淮间出一种土人参，苗长一二尺，叶如匙而小，与桔梗相似，相对生，生五、七节。根亦如桔梗而柔，味极甘美。秋生紫花，又带青色。春夏采根，土人或用之。相传欲试上党参、但使二人同走，一含人参，一空口，度走三五

里许，其不含人参者必大喘，含者气息自如，其人参乃真也。〔宗奭曰〕上党者根颇纤长，根下垂，有及一尺余者，或十歧者，其价与银等，稍为难得。土人得一窠，则置板上，以新彩绒饰之。〔嘉谟曰〕紫团参，紫大稍扁。百济参，白坚且圆，名白条参，俗名羊角参。辽东参，黄润纤长有须，俗名黄参，独胜。高丽参，近紫体虚。新罗参，亚黄味薄。肖人形者神，其类鸡腿者力洪。〔时珍曰〕上党，今潞州也。民以人参为地方害，不复采取。今所用者皆是辽参。其高丽、百济、新罗三国，今皆属于朝鲜矣。其参犹来中国互市。亦可收子，于十月下种，如种菜法。秋冬采者坚实，春夏采者虚软，非地产有虚实也。辽参连皮者黄润色如防风，去皮者坚白如粉，伪者皆以沙参、荠苨、桔梗采根造作乱之。沙参体虚无心而味淡，荠苨体虚无心，桔梗体坚有心而味苦。人参体实有心而味甘，微带苦，自有余味，俗名今井玉阑也。其似人形者，谓之孩儿参，尤多赝伪。宋苏颂《图经本草》所绘潞州者，三桠五叶，真人参也。其滁州者，乃沙参之苗叶。沁州、兖州者，皆荠苨之苗叶。其所云江淮土人参者，亦荠苨也。并失之详审。今潞州者尚不可得，则他处者尤不足信矣。近又有薄夫以人参先浸取汁自啜，乃晒干复售，谓之汤参，全不任用，不可不察。考月池翁讳言闻，字子郁，衔太医吏目。尝著人参传上下卷甚详，不能备录，亦略节要语于下条云耳。

【修治】〔弘景曰〕人参易蛀蚛，唯纳新器中密封，可经年不坏。〔炳曰〕人参频见风日则易蛀，惟用盛过麻油瓦罐，泡净焙干，入华阴细辛与参相间收之，密封，可留经年。一法：用淋过灶灰晒干罐收亦可。〔李言闻曰〕人参生时背阳，故不喜见风日。凡生用宜㕮咀，熟用宜隔纸焙之，或醇酒润透㕮咀焙熟用，并忌铁器。

根

【气味】甘，微寒，无毒。〔《别录》曰〕微温。〔普曰〕神农：小寒。桐君、雷公：苦。黄帝、岐伯：甘，无毒。〔元素曰〕性温，味甘、微苦，气味俱薄，浮而升，阳中之阳也。又曰：阳中微阴。〔之才曰〕茯苓、马蔺为之使，恶溲疏、卤碱，反藜芦。一云：畏五灵脂，恶皂荚、黑豆，动紫石英。〔元素曰〕人参得升麻引用，补上焦之元气，泻肺中之火；得茯苓引用，补下焦之元气，泻肾中之火。得麦门冬则生脉，得干姜则补气。〔杲曰〕得黄耆、甘草，乃甘温除大热，泻阴火，补元气，又为疮家圣药。〔震亨曰〕人参入手太阴，与藜芦相反，服参一两，入藜芦一钱，其功尽废也。〔言闻曰〕东垣李氏理脾胃，泻阴火，交泰丸内用人参、皂荚，是恶而不恶也。古方疗月闭四物汤加人参、五灵脂，是畏而不畏也。又疗痰在胸膈，以人参、藜芦同用而取涌越，是激其怒性也。此皆精微妙奥，非达权衡者不能知。

【主治】补五脏，安精神，定魂魄，止惊悸，除邪气，明目开心益智。久服轻身延年。本经。疗肠胃中冷，心腹鼓痛，胸胁逆满，霍乱吐逆，调中，止消渴，通血脉，破①坚积，令人不忘。别录。主五劳七伤，虚损痰弱，止呕哕，

---

① 破：原作"补"，与文义不通，据张本改。

补五脏六腑，保中守神。消胸中痰，治肺痿及痫疾，冷气逆上，伤寒不下食，凡虚而多梦纷纭者加之。甄权。止烦躁，变酸水。李珣。消食开胃，调中治气，杀金石药毒。大明。治肺胃阳气不足，肺气虚促，短气少气，补中缓中，泻心肺脾胃中火邪，止渴生津液。元素。治男妇一切虚证，发热自汗，眩运头痛，反胃吐食，痎疟，滑泻久痢，小便频数淋沥，劳倦内伤，中风中暑，痿痹，吐血嗽血下血，血淋血崩，胎前产后诸病。时珍。

【发明】〔弘景曰〕人参为药切要，与甘草同功。〔杲曰〕人参甘温，能补肺中元气，肺气旺则四脏之气皆旺，精自生而形自盛，肺主诸气故也。张仲景云：病人汗后身热亡血脉沉迟者，下痢身凉脉微血虚者，并加人参。古人血脱者益气，盖血不自生，须得生阳气之药乃生，阳生则阴长，血乃旺也。若单用补血药，血无由而生矣。《素问》言：无阳则阴无以生，无阴则阳无以化。故补气须用人参，血虚者亦须用之。《本草十剂》云：补可去弱，人参、羊肉之属是也。盖人参补气，羊肉补形，形气者，有无之象也。〔好古曰〕洁古老人言，以沙参代人参，取其味甘也。然人参补五脏之阳，沙参补五脏之阴，安得无异？虽云补五脏，亦须各用本脏药相佐使引之。〔言闻曰〕人参生用气凉，熟用气温；味甘补阳，微苦补阴。气主生物，本乎天；味主成物，本乎地。气味生成，阴阳之造化也。凉者，高秋清肃之气，天之阳也，其性降；温者，阳春生发之气，天之阳[1]也，其性升。甘[2]者，湿土化成之味，地之阳也，其性浮；微苦者，火土相生之味，地之阴也，其性浓。人参气味俱薄。气之薄者，生降熟升；味之薄者，生升熟降。如土虚火旺之病，则宜生参，凉薄之气，以泻火而补土，是纯用其气也；脾虚肺怯之病，则宜熟参，甘温之味，以补土而生金，是纯用其味也。东垣以相火乘脾，身热而烦，气高而喘，头痛而渴，脉洪而大者，用黄柏佐人参。孙真人治夏月热伤元气，人汗大泄，欲成痿厥，用生脉散，以泻热火而救金水。君以人参之甘寒，泻火而补元气；臣以麦门冬之苦甘寒，清金而滋水源，佐以五味子之酸温，生肾精而收耗气。此皆补天元之真气，非补热火也。白飞霞云：人参炼膏服，回元气于无何有之乡。凡病后气虚及肺虚嗽者，并宜之。若气虚有火者，合天门冬膏对服之。

【正误】〔敩曰〕夏月少使人参，发心疾之患。〔好古曰〕人参甘温，补肺之阳，泄肺之阴。肺受寒邪，直此补之。肺受火邪，则反伤肺，宜以沙参代之。〔王纶曰〕凡酒色过度，损伤肺肾真阴，阴虚火动，劳嗽吐血咳血等证，勿用之。盖人参入手太阴能补火，故肺受火邪者忌之。若误服参、芪甘温之剂，则病日增；服之过多，则死不可治。盖用温助气，气属阳，阳旺则阴愈消；惟直苦甘寒之药，生血降火。世人不识，往往服参、芪为补而死者多矣。〔言闻曰〕孙真人云：夏月服生脉散、肾沥汤三剂，则百病不生。李东垣亦言生脉散、清暑益气汤，乃三伏泻火益金之圣药，而雷敩反谓发心疾之患，非矣。疾乃脐旁积气，非心病也。人参能养正破坚积，岂有发疾之理？观张仲景治腹中寒气上冲，有

① 阳：原作"阴"，与文义不通，据江西本改。

② 甘：原作"存"，联系文义，据张本改。

头足，上下痛不可触近，呕不能食者，用大建中汤，可知矣。又海藏王好古言人参补阳泄阴，肺寒宜用，肺热不宜用。节斋王纶因而和之，谓参、芪能补肺火，阴虚火动失血诸病，多服必死。二家之说皆偏矣。夫人参能补元阳，生阴血，而泻阴火，东垣李氏之说也明矣。仲景张氏言亡血血虚者，并加人参；又言肺寒者去人参加干姜，无令气壅。丹溪朱氏亦言虚火可补，参、芪之属；实火可泻，芩、连之属。二家不察三氏之精微，而谓人参补火，谬哉。夫火与元气不两立，元气胜则邪火退。人参既补元气而又补邪火，是反复之小人矣，何以与甘草、芩、术谓之四君子耶？虽然，三家之言不可尽废也。惟其语有滞，故守之者泥而执一，遂视人参加蛇蝎，则不可也。凡人面白面黄面青鬖悴者，皆脾肺肾气不足，可用也；面赤面黑者，气壮神强，不可用也。脉之浮而芤濡虚大迟缓无力，沉而迟涩弱细结代无力者，皆虚而不足，可用也；若弦长紧实滑数有力者，皆火郁内实，不可用也。洁古谓喘嗽勿用者，痰实气壅之喘也；若肾虚气短喘促者，必用也。仲景谓肺寒而咳勿用者，寒束热邪垂郁在肺之咳也；若自汗恶寒而咳者，必用也。东垣谓久病郁热在肺勿用者，乃火郁于内宜发不宜补也；若肺虚火旺气短自汗者，必用也。丹溪言诸痛不可骤用者，乃邪气方锐，宜散不宜补也；若里虚吐利及久病胃弱虚痛喜按者，必用也。节斋谓阴虚火旺勿用者，乃血虚火亢能食，脉弦而数，凉之则伤胃，温之则伤肺，不受补者也；若自汗气短肢寒脉虚者，必用也。如此详审，则人参之可用不可用，思过半矣。〔机曰〕节斋王纶之说，本于海藏王好古，但纶又过于矫激。丹溪言虚火可补，须用参、芪。又云阴虚潮热，喘嗽吐血，盗汗等证，四物加人参、黄柏、知母。又云好色之人，肺肾受伤，咳嗽不愈，琼玉膏主之。又云肺肾虚极者，独参膏主之。是知阴虚劳瘵之证，未尝不用人参也。节斋，私淑丹溪者也，而乃相反如此。斯言一出，印定后人眼目。凡遇前证，不同病之宜用不宜，辄举以借口。致使良工掣肘，惟求免夫病家之怨。病家亦以此说横之胸中，甘受苦寒，虽至上呕下泄，去死不远，亦不悟也。古今治劳莫过于葛可久，其独参汤、保真汤，何尝废人参而不用耶？节斋之说，诚未之深思也。〔杨起曰〕人参功载本草，人所共知。近因病者吝财薄医，医复算本惜费，不肯用参疗病，以致轻者至重、重者至危。然有肺寒、肺热、中满、血虚四证，只宜散寒、消热、消胀、补营，不用人参，其说近是；殊不知各加人参在内，护持元气，力助群药，其功更捷。若曰气元补法，则谬矣。古方治肺寒以温肺汤，肺热以清肺汤，中满以分消汤，血虚以养营汤，皆有人参在焉。所谓邪之所辏，其气必虚。又曰养正邪自除，阳旺则生阴血，贵在配合得宜。众庸医每谓人参不可轻用，诚哉庸也。好生君子，不可轻命薄医，医亦不可计利不用。书此奉勉，幸勿曰迂。

芦

【气味】苦，温，无毒。

【主治】吐虚劳痰饮。时珍。

【发明】〔吴绶曰〕人弱者，以人参芦代瓜蒂。〔震亨曰〕人参入手太阴，补阳中之阴，芦则反能泻太阴之阳。亦如麻黄，苗能发汗，根则止汗。谷属金而糠之性热，麦属阳而麸之性凉。先儒谓物具一太极，学者可不触类而长之乎？一女子性躁味厚，暑月因怒而病呃，每作则举身跳动，昏冒不知人。其形气俱实，乃痰因怒郁，气不得降，非吐不可。遂以人参芦半两，逆流水一盏半，煎一大碗饮之，大吐顽痰数碗，大汗昏睡，一日血安。又一人作劳发疟，服疟药变为热病，舌短痰嗽，六脉洪数而滑，此痰蓄胸中，非吐不愈。以参芦汤加竹沥二服，涌出胶痰三块，次与人参、黄芪、当归煎服，半月乃安。

沙参（本经上品）

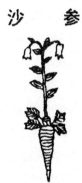

沙　参

【校正】并入别录有名未用部羊乳。

【释名】**白参**吴普、**知母**别录、**羊乳**别录、**羊婆奶**纲目、**铃儿草**别录、**虎须**别录、**苦心**别录（又名文希，一名识美，一名志取）。〔弘景曰〕此与人参、玄参、丹参、苦参是为五参，其形不尽相类，而主疗颇同，故皆有参名。又有紫参，乃牡蒙也。〔时珍曰〕沙参白色，宜于沙地，故名。其根多白汁，俚人呼为羊婆奶，《别录》有名未用。羊乳，即此。此物无心味淡，而《别录》一名苦心，又与知母同名，不知所谓也。铃儿草，象花形也。

【集解】〔《别录》曰〕沙参生河内川谷及冤句般阳续山，二月、八月采根暴干。又曰：羊乳一名地黄，三月采，立夏后母死。〔恭曰〕出华山者为善。〔普曰〕二月生苗，如葵，叶青色，根白，实如芥，根大如芜菁，三月采。〔弘景曰〕今出近道，丛生，叶似枸杞，根白实者佳。〔保升曰〕其根若葵根，其花白色。〔颂曰〕今淄、齐、潞、随、江、淮、荆、湖州郡皆有之。苗长一二尺以来，丛生崖壁间，叶似枸杞而有叉，七月开紫花，根如葵根，大如指许，赤黄色。中正白实者佳，二月、八月采根。而土生者叶有细有大，花白，瓣上仍有白粘，此为小异。〔藏器曰〕羊乳根如荠苨而圆，大小如拳，上有角节，折之有白汁，人取根当荠苨。苗作蔓，折之有白汁。〔时珍曰〕沙参处处山原有之。二月生苗，叶如初生小葵叶，而团扁不光。八九月抽茎，高一二尺。茎上之叶，则尖长如枸杞叶，而小有细齿。秋月叶间开小紫花，长二三分，状如铃铎，五出，白蕊，亦有白花者。并结实，大如冬青实，中有细子。霜后苗枯。其根生沙地者长尺余，大一虎口，黄土地者则短而小。根茎皆有白汁。八九月采者，白而实；春月采者，微黄而虚。小人亦往往紫蒸压实以乱人参，但体轻松，味淡而短耳。

根

【气味】苦，微寒，无毒。〔《别录》曰〕羊乳，温，无毒。〔普曰〕沙参，岐伯：咸。神农、黄帝、扁鹊：无毒。〔李当之〕大寒。〔好古曰〕甘、微苦。〔之才曰〕恶防己，反藜芦。

【主治】血结惊气，除寒热，补中，益肺气。本经。疗胸痹心腹痛，结热邪气头痛，皮间邪热，安五脏。久服利人。又云：羊乳，主头肿痛，益气，长肌肉。别录。去皮肌浮风，疝气下坠，治常欲眠，养肝气，宣五脏风气。甄权。补虚，止惊烦，益心肺，并一切恶疮疥癣及身痒，排脓，消肿毒。大明。清肺火，治久咳肺痿。时珍。

【发明】〔元素曰〕肺寒者，用人参；肺热者，用沙参代之，取其味甘也。〔好古曰〕沙参味甘微苦，厥阴本经之药，又为脾经气分药。微苦补阴，甘则补阳，故洁古取沙参代人参。盖人参性温，补五脏之阳；沙参性寒，补五脏之阴。虽云补五脏，亦须各用本脏药相佐，使随所引而相辅之可也。〔时珍曰〕人参甘苦温，其体重实，专补脾胃元气，因而益肺与肾，故内伤元气者宜之。沙参甘淡而寒，其体轻虚，专补肺气，因而益脾与肾，故金能受火克者宜之。一补阳而生阴，一补阴而制阳，不可不辨之也。

荠苨（音齐尼，并上声　别录中品）

【校正】并入图经杏参。

【释名】杏参图经、杏叶沙参救荒蒠苨（蒠音底）尔雅、甜桔梗纲目、白面根救荒、苗名隐忍〔时珍曰〕荠苨多汁，有济苨之状，故以名之。济苨，浓露也。其根如沙参而叶如杏，故河南人呼为杏叶沙参。苏颂《图经》杏参，即此也。俗谓之甜桔梗。尔雅云：苨，菧苨也。郭璞云：即荠苨也。隐忍，说见下文。

荠　苨

【集解】〔弘景曰〕荠苨根茎都似人参，而叶小异，根味甜绝，能杀毒。以其与毒药共处。毒皆自然歇，不正入方家用也。又曰：魏文帝言荠苨乱人参，即此也。荠苨叶甚似桔梗，但叶下光明滑泽无毛为异，又不如人参相对耳。〔恭曰〕人参苗似五加而阔短，茎圆有三四桠，桠头有五叶，陶引荠苨乱人参，误矣。且荠苨、桔梗又有叶差互者，亦有叶三四对者，皆一茎直上，叶既相乱，惟以根有心为别尔。〔颂曰〕今川蜀、江浙皆有之。春生苗茎，都似人参，而叶小异，根似桔梗，但无心为异。润州、陕州尤多，人家收以为果，或作脯啖，味甚甘美，兼可寄远，二月、八月采根暴干。〔承曰〕今人多以蒸过压扁乱人参，但味淡尔。〔宗奭曰〕陶以根言，故云荠苨乱人参；苏以苗言，故以陶为误也。〔机曰〕荠苨苗茎与桔梗相似，其根与人参相乱。今言苗茎都似人参，近于误也。当以人参、荠苨、桔梗三注参看自明矣。〔时珍曰〕荠苨苗似桔梗，根似沙参，故奸商往往以沙参、荠苨通乱人参。苏颂《图经》所谓杏参，周定王《救荒本草》所谓杏叶沙参，皆此荠苨也。《图经》云：杏参生淄州田野，根如小菜根。土人五月采苗叶，治咳嗽上气。《救荒本草》云：杏叶沙参，一名白面根。苗高一二尺，茎色青白。

叶似杏叶而小，微尖而背白，边有叉芽。杪间开五瓣白碗子花。根形如野胡萝卜，颇肥，皮色灰黝，中间白毛，味甜微寒。亦有开碧花者。嫩苗炸熟水淘，油盐拌食。根换水煮，亦可食，人以蜜煎充果。又陶弘景注桔梗，言其叶名隐忍，可煮食之，治蛊毒。谨按《尔雅》云：菤，隐忍也。郭璞注云：似苏，有色。江东人藏以为殖，亦可渝食。葛洪《肘后方》云：隐忍草，苗似桔梗，人皆食之，捣汁饮，治蛊毒。据此则隐忍非桔梗，乃荠苨苗也。荠苨苗甘可食，桔梗苗苦不可食，尤为可证。神农本经无荠苨，止有桔梗一名荠苨，至《别录》始出荠苨。盖荠苨、桔梗乃一类，有甜、苦二种，则其苗亦可呼为隐忍也。

根

【气味】甘，寒，无毒。

【主治】解百药毒。别录。杀蛊毒，治蛇虫咬，热狂温疾，署毒箭。大明。利肺气，和中明目止痛，蒸切作羹粥食，或作菹菹食。昝殷。食之，压丹石发动。孟诜。主咳嗽消渴强中，疮毒丁肿，辟沙虱短狐毒。时珍。

【发明】〔时珍曰〕荠苨寒而利肺，甘而解毒，乃良品也，而世不知用，惜哉。按葛洪《肘后方》云：一药而兼解众毒者，惟荠苨汁浓饮二升，或煮嚼之，亦可作散服。此药在诸药中，毒皆自解也。又张鷟《朝野金载》云：各医言虎中药箭，食清泥而解；野猪中药箭隫荠苨而食。物犹知解毒，何况人乎？又孙思邈《千金方》，治强中为病，茎长兴盛，不交精出，消渴之后，发为痈疽，有荠苨丸、猪肾荠苨汤方，此皆本草所未及者。然亦取其解热解毒之功尔，无他义。

隐忍叶

【气味】甘、苦、寒，无毒。

【主治】蛊毒腹痛，面目青黄，林露骨立，煮汁一二升饮。时珍。主腹脏风壅，咳嗽上气。苏颂。

桔梗（本经下品）

【释名】白药别录、梗草别录、荠苨本经。〔时珍曰〕此草之根结实而梗直，故名。吴普本草一名利如，一名符蔰，一名房图，方书并无见，盖亦庾辞尔。桔梗、荠苨乃一类，有甜、苦二种，故本经桔梗一名荠苨，而今俗呼荠苨为甜桔梗也。至别录始出荠苨条，分为二物，然其性味功用皆不同，当以别录为是。

【集解】〔别录曰〕桔梗生嵩高山谷及冤句，二月采根暴干。〔普曰〕叶如荠苨，茎如笔管，紫赤色，二月生苗。〔弘景曰〕近道处处有，二三月生苗，可煮食之。桔梗疗蛊毒甚验，俗方用此，乃名荠苨。今别有

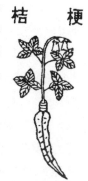

桔梗

荠苨，能解药毒，可乱人参，叶甚相似。但荠苨叶下光明滑泽无毛为异，叶生又不如人参相对耳。〔恭曰〕荠苨、桔梗，叶有差互者，亦有叶三四对者，皆一茎直上，叶既相乱，惟以根有心为别耳。〔颂曰〕今在处有之。根如指大，黄白色。春生苗，茎高尺余。叶似杏叶而长椭，四叶相对而生，嫩时亦可煮食。夏开小花紫碧色，颇似牵牛花，秋后结子。八月采根，其根有心，若无心者为荠苨。关中所出桔梗，根黄皮，似蜀葵根。茎细，青色。叶小，青色，似菊叶也。

根

【修治】〔敩曰〕凡使勿用木梗，真似桔梗，只是咬之腥涩不堪。凡用桔梗，须去头上尖硬二三分已来，并两畔附枝。于槐砧上细锉，用生百合捣膏，投水中浸一伏时滤出，缓火熬令干用。每桔梗四两，用百合二两五钱。〔时珍曰〕今但刮去浮皮，米泔水浸一夜，切片微炒用。

【气味】辛，微温，有小毒。〔普曰〕神农、医和：苦，无毒。黄帝、扁鹊：辛、咸。岐伯、雷公：甘，无毒。〔李当之〕大寒。〔权曰〕苦、辛。〔时珍曰〕当以苦、辛、平为是。〔之才曰〕节皮为之使。畏白及、龙胆草，忌猪肉。得牡蛎、远志、疗恚怒。得消石、石膏，疗伤寒。白粥解其签味①。〔时珍曰〕伏砒。徐之才所云节皮，不知何物也。

【主治】胸胁痛如刀刺，腹满肠鸣幽幽，惊恐悸气。本经。利五脏肠胃，补血气，除寒热风痹，温中消谷，疗喉咽痛，下蛊毒。别录。治下痢，破血，积气，消聚痰涎，去肺热气促嗽逆，除腹中冷痛，主中恶及小儿惊痫。甄权。下一切气，止霍乱转筋，心腹胀痛，补五劳，养气，除邪辟温，破症瘕肺痈，养血排脓，补内漏及喉痹。大明。利窍，除肺部风热，清利头目咽嗌，胸膈滞气及痛，除鼻塞。元素。治寒呕。李杲。主口舌生疮，赤目肿痛。时珍。

【发明】〔好古曰〕桔梗气微温，味苦辛，味厚气轻，阳中之阴，升也。入手太阴肺经气分及足少阴经。〔元素曰〕桔梗清肺气，利咽喉，其色白，故为肺部引经。与甘草同行，为舟楫之剂。如大黄苦泄峻下之药，欲引至胸中至高之分成功，须用辛甘之剂升之。譬如铁石入江，非舟楫不载。所以诸药有此一味，不能下沉也。〔时珍曰〕朱肱《活人书》治胸中痞满不痛，用桔梗、枳壳，取其通肺利膈下气也。张仲景《伤寒论》治寒实结胸，用桔梗、贝母、巴豆，取其温中消谷破积也。又治肺痈唾脓，用桔梗、甘草，取其苦辛清肺，甘温泻火，又能排脓血、补内漏也。其治少阴证二三日咽痛，亦用桔梗、甘草。取其苦辛散寒，甘平除热，合而用之，能调寒热也。后人易名甘桔汤，通治咽喉口舌诸病。宋仁宗加荆芥、防风、连翘，遂名如圣汤，极言其验也。按王好古医垒元戎载之颇详，云失音加诃子，声不出加半夏，上气加陈皮，涎嗽加知母、贝母，咳渴加五味子，酒毒加葛根，少气加人参，呕加半夏、生姜，唾脓血加紫菀，肺痿加阿胶，胸膈不利加枳壳，心胸痞满加

---

① 签味：张本作"碰味"。刘衡如点校本作"痓毒"。

枳实，目赤加栀子、大黄，面肿加茯苓，肤痛加黄芪，发斑加防风、荆芥，疫毒加鼠粘子、大黄，不得眠加卮子。〔震亨曰〕干咳嗽，乃痰火之邪郁在肺中，宜苦梗以开之。痢疾腹痛，乃肺金之气郁在大肠，亦宜苦梗开之，后用痢药。此药能开提气血，故气药中宜用之。

芦头

【主治】吐上膈风热痰实，生研末，白汤调服一二钱，探吐。时珍。

长松（拾遗）

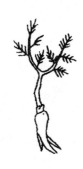

长 松

【释名】仙茆〔时珍曰〕其叶如松，服之长年，功如松脂及仙茆，故有二名。

【集解】〔藏器曰〕长松生关内山谷中，叶似松，叶上有脂，山人服之。〔时珍曰〕长松生古松下，根色如荠苨，长三五寸，味甘微苦，类人参，清香可爱。按《张天觉文集》云：僧普明居五台山，患大风，眉发俱堕，哀苦不堪。忽遇异人，教服长松，示其形状。明采服之，旬余毛发俱生，颜色如故。今并、代间土人，多以长松杂甘草、山药为汤煎，甚佳①。然本草及方书皆不载，独释慧祥《清凉传》始叙其详如此。韩悫《医通》云：长松产太行西北诸山，根似独活而香。

根

【气味】甘，温，无毒。

【主治】风血冷气宿疾，温中去风。藏器。治大风恶疾，眉发堕落，百骸腐溃。每以一两，入甘草少许，水煎服，旬日即愈。又解诸虫毒，补益长年。时珍。

黄精（别录上品）

【校正】并入拾遗救荒草。

【释名】黄芝瑞草经、戊己芝五符经、菟竹别录、鹿竹别录、仙人余粮弘景、救穷草别录、米铺蒙筌、野生姜蒙筌、重楼别录、鸡格别录、龙衔广雅、垂珠〔颂曰〕隋时羊公服《黄精法》云：黄精是芝草之精也，一名葳蕤，一名白及，一名仙人余粮，一名苟格，一名马箭，一名垂珠，一名菟竹。〔时珍曰〕黄精为服食要药，故《别录》列于草部之首，仙家以为芝草之类，以其得坤土之精粹，故谓之黄精。《五符经》云，黄精获天地之淳精，

---

① 佳：原作"加"，联系文义，从张本改。

故名为戊己芝，是此义也。余粮、救穷，以功名也。鹿竹、菟竹，因叶似竹，而鹿兔食之也。垂珠，以子形也。陈氏拾遗救荒草即此也，今并为一。〔嘉谟曰〕根如嫩姜，俗名野生姜。九蒸九曝，可以代粮，又名米铺。

黄精

【集解】〔别录曰〕黄精生山谷，二月采根阴干。〔弘景曰〕今处处有之。二月始生，一枝多叶，叶状似竹而短。根似萎蕤，萎蕤根如荻根及菖蒲，概节而平直；黄精根如鬼臼、黄连，大节而不平。虽燥，并柔有脂润。俗方无用此，而为仙经所贵，根、叶、花，实皆可饵服，酒散随宜，具有断谷方中。其叶乃与钩吻相似，惟茎不紫、花不黄为异，而人多惑之。其类乃殊，遂致死生之反，亦为奇事。〔敩曰〕钩吻真似黄精，只是叶头尖有毛钩子二个，若误服之害人。黄精叶似竹也。〔恭曰〕黄精肥地生者，即大如拳；薄地生者，犹如拇指。萎蕤肥根，颇类其小者，肌理形色，大都相似。今以鬼臼、黄连为比，殊无仿佛。黄精叶似柳及龙胆、徐长卿辈而坚。其钩吻蔓生，叶如柿叶，殊非比类。〔藏器曰〕黄精叶偏不对者名偏精，功用不如正精。正精叶对生。钩吻乃野葛之别名，二物殊不相似，不知陶公凭何说此？〔保升曰〕钩吻一名野葛，陶说叶似黄精者当是。苏说叶似柿者，当别是一物。〔恭曰〕黄精南北皆有，以嵩山、茅山者为佳。三月生苗，高一二尺以来。叶如竹叶而短，两两相对。茎梗柔脆，颇似桃枝，本黄末赤。四月开青白花，状如小豆花。结子白如黍粒，亦有无子者。根如嫩生姜而黄色，二月采根，蒸过暴干用。今遇八月果，山中入九蒸九暴作果卖，黄黑色而甚甘美。其苗初生时，人多采为菜茹，谓之笔菜，味极美。江南人说黄精苗叶稍类钩吻，但钩吻叶头极尖而根细，而苏恭言钩吻蔓生，恐南北所产之异耳。〔时珍曰〕黄精野生山中，亦可劈根长二寸，稀种之，一年后极稠，子亦可种。其叶似竹而不尖，或两叶、三叶、四五叶，俱对节而生。其根横行，状如萎蕤，俗采其苗炸熟，淘去苦味食之，名笔管菜。陈藏器本草言青粘是萎蕤，见萎蕤发明下。又黄精、钩吻之说，陶弘景、雷敩、韩保升皆言二物相对。苏恭、陈藏器皆言不相对。苏颂复设两可之辞。今考《神农本草》、《吴普本草》，并言钩吻是野葛，蔓生，其茎如箭，与苏恭之说相合。张华《博物志》云：昔黄帝问天老曰：天地所生，有食之令人不死者乎？天老曰：太阳之草名黄精，食之可以长生；太阴之草名钩吻，不可食之，入口立死。人信钩吻杀人，不信黄精之益寿，不亦惑乎？按此但以黄精、钩吻相对待而言，不言其相似也。陶氏因此遂谓二物相似，与《神农》所说钩吻不合。恐当以苏恭所说为是，而陶、雷所说别一毒物，非钩吻也。历代《本草》惟陈藏器辨物最精审，尤当信之。余见钩吻条。

根

【修治】〔敩曰〕凡采得以溪水洗净蒸之，从巳至子，薄切暴干用。〔颂曰〕羊公服《黄精法》：二月、三月采根，入地八九寸为上。细切一石，以水二石五斗，煮去苦味，漉出，囊中压取汁，澄清再煎，如膏乃止。以炒黑黄豆末，相和得所，捏作饼子，如钱大。初服二枚，日益之。亦可焙干筛末，水服。〔诜曰〕饵黄精法：取瓮子去底，釜内安置得所，入黄精令满，密盖，蒸至气溜，即暴之。如此九蒸九暴。若生则刺人咽喉。若服生者，初时只可一寸半，渐渐增之，十日不食，服止三尺五寸，三百日后，尽见鬼神，久必升天。根、叶、花、实皆可食之，但以相对者是正，不对者名偏精也。

【气味】甘，平，无毒。〔权曰〕寒。〔时珍曰〕忌梅实，花、叶、子并同。

【主治】**补中益气，除风湿，安五脏。久服轻身延年不饥**。别录。**补五劳七伤，助筋骨，耐寒暑，益脾胃，润心肺。单服九蒸九暴食之，驻颜断谷**。大明。**补诸虚，止寒热，填精髓，下三尸虫**。时珍。

【发明】〔时珍曰〕黄精受戊己之淳气，故为补黄宫之胜品。土者万物之母，母得其养，则水火既济，木金交合，而诸邪自去，百病不生矣。《神仙芝草经》云：黄精宽中益气，使五脏调良，肌肉充盛，骨髓坚强，其力增倍，多年不老，颜色鲜明，发白更黑，齿落更生。又能先下三尸虫：上尸名彭质，好宝货，百日下；中尸名彭矫，好五味，六十日下；下尸名彭居，好五色，三十日下，皆烂出也。根为精气，花实为飞英，皆可服食。又按雷氏《炮炙论》序云：驻色延年，精煎神锦。注云：以黄精自然汁拌研细神锦，于柳木甑中蒸七日，以木蜜丸服之。木蜜，枳椇也。神锦不知是何物，或云朱砂也。〔禹锡曰〕按《抱朴子》云：黄精服其花胜其实，服其实胜其根。但花难得，得其生花十斛，干之才可得五六斗尔，非大有力者不能办也。日服三合，服之十年，乃得其益。其断谷不及术。术饵令人肥健，可以负重涉险，但不及黄精甘美易食，凶年可与老少代粮，谓之米脯①也。〔慎微曰〕徐铉《稽神录》云：临川士家一婢，逃入深山中，久之见野草枝叶可爱，取根食之，久久不饥。夜息大树下，闻草中动，以为虎攫，上树避之。及晓下地，其身欻然凌空而去，若飞鸟焉。数岁家人采薪见之，捕之不得，临绝壁下网围之，俄而腾上山顶。或云此婢安有仙骨，不过灵药服尔。遂以酒饵置往来之路，果来，食讫，遂不能去，擒之，具述其故。指所食之草，即是黄精也。

萎蕤（音威绥　本经上品）

【释名】**女萎**本经、**葳蕤**吴普、**萎莎**（音威移）、**委萎**尔雅、**萎香**纲目、**荧**尔雅（音行）、**玉竹**别录、**地节**别录。〔时珍曰〕按黄公绍《古今韵会》云：葳蕤，草木叶垂之貌。此草根长多须，如冠缨下垂之緌而有威仪，故以名之。凡羽盖旌旗之缨緌，皆象葳蕤，是矣。张氏《瑞应图》云：王者礼备，则葳蕤生于殿前。一名萎香，则威仪之义，于此可见。《别录》作萎蕤，省②文也。《说文》作萎葰，音相近也。《尔雅》作委萎，字相近也。其叶光莹而象竹，其根多节，故有荧及玉竹、地节诸名。吴普《本草》又有乌女、虫蝉之

---

① 米脯：按本药"释名"，似当作"米铺"。

② 省：原作"有"，联系文义，据张本改。

名。宋本一名马薰，即乌萎之讹者也。

萎蕤

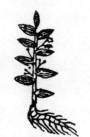

【正误】〔弘景曰〕本经有女萎无萎蕤，别录无女萎有萎蕤，而功用正同，疑女萎即萎蕤，惟名异尔。〔恭曰〕女萎功用及苗蔓与萎蕤全别。今本经朱书是女萎功效，故别录墨书乃萎蕤功效也。〔藏器曰〕本草女萎、委萎同传。陶云是一物。苏云二物不同，于中品别出女萎一条。然其主霍乱泄痢肠鸣，正与上品女萎相合，则是更非二物矣。〔颂曰〕观古方书所用，胡洽治时气洞下有女萎丸，治伤寒冷下结肠丸中用女萎，治虚劳下痢小黄耆酒中加女萎，详此数方所用，乃似中品女萎，缘其性温主霍乱泄痢故也。又治贼风手足枯痹四肢拘挛茵蓣酒中用女萎，初虞世治身体痈疡斑驳有女萎膏，乃似上品本经朱书女萎，缘其主中风不能动摇及去肝好色故也。又治伤寒七八日不解续命鳖甲汤，及治脚弱鳖甲汤，并用萎蕤，及延年方治风热项急痛四肢骨肉烦热有萎蕤饮，又主虚风热发即头痛有萎蕤，乃似上品别录墨书萎蕤，缘其主虚热温毒腰痛故也。三者既白，则非一物明矣。且萎蕤甘平，女萎甘温，安得为一物？〔时珍曰〕本经女萎，乃尔雅委萎二字，即别录萎蕤也，上古钞写讹为女萎尔。古方治伤寒风虚用女萎者，即萎蕤也，皆承本草之讹而称之。诸家不察，因中品有女萎名字相同，遂致费辩如此。今正其误，只依别录书萎蕤为纲，以便寻检。其治泄痢女萎，乃蔓草也，见本条。

【集解】〔《别录》曰〕萎蕤生太山山谷及丘陵，立春后采，阴干。〔普曰〕叶青黄色，相值如姜叶，二月、七月采。〔弘景曰〕今处处有之。根似黄精，小异。服食家亦用之。〔颂曰〕今滁州、舒州及汉中、均州皆有之。茎干强直，似竹箭杆，有节。叶狭而长，表白里青，亦类黄精而多须，大如指，长一二尺。或云可啖。三月开青花，结圆实。〔时珍曰〕处处山中有之。其根横生似黄精，差小，黄白色，性柔多须，最难燥。其叶如竹，两两相值。亦可采根种之，极易繁也。嫩叶及根，并可煮淘食茹。

根

【修治】〔敩曰〕凡使勿用黄精并钩吻，二物相似。萎蕤节上有须毛，茎斑，叶尖处有小黄点，为不同。采得以竹刀刮去节皮，洗净，以蜜水浸一宿，蒸了焙干用。

【气味】甘，平，无毒。〔普曰〕神农：苦。桐君、雷公、扁鹊：甘，无毒。黄帝：辛。〔之才曰〕畏卤碱。

【主治】女萎：主中风暴热，不能动摇，跌筋结肉，诸不足。久服去面黑黯，好颜色润泽，轻身不老。本经。萎蕤：主心腹结气，虚热湿毒腰痛，茎中寒，及目痛眦烂泪出。别录。时疾寒热。内补不足，去虚劳客热。头痛不安，加而用之，良。甄权。补中益气。萧炳。除烦闷，止消渴，润心肺，补五劳七伤虚损，腰脚疼痛。天行热狂，服食无忌。大明。服诸石人不调和者，煮汁饮之。弘景。主风温自汗灼热，及劳疟寒热，脾胃虚乏，男子小便频数，失精，一切虚损。时珍。

【发明】〔杲曰〕萎蕤能升能降，阳中阴也。其用有四：主风淫四末，两目泪烂，男子湿注腰痛，女子面生黑䵟。〔时珍曰〕萎蕤性平味甘，柔润可食。故朱肱《南阳活人书》，治风温自汗身重，语言难出，用萎蕤汤，以之为君药。予每用治虚劳寒热㾬疟，及一切不足之证，用代参、耆，不寒不燥，大有殊功，不止于去风热湿毒而已，此昔人所未阐者也。〔藏器曰〕陈寿《魏志·樊阿传》云：青粘一名黄芝，一名地节。此即萎蕤，极似偏精。本功外，主聪明，调血气，令人强壮。和漆叶为散服，主五脏益精，去三虫，轻身不老，变白，润肌肤，暖腰脚，惟有热不可服。晋嵇绍有胸中寒疾，每酒后苦唾，服之得愈。草似竹，取根花叶阴干用。昔华陀入山见仙人所服，以告樊阿，服之寿百岁也。〔颂曰〕陈藏器以青粘即葳蕤。世无识者，未敢以为信服。〔时珍曰〕苏颂注黄精，疑青粘是黄精，与此说不同。今考黄精，萎蕤性味功用大抵相近，而萎蕤之功更胜。故青粘一名黄芝，与黄精同名；一名地节，与萎蕤同名。则二物虽通用亦可。

【附录】鹿药 开宝。〔志曰〕鹿药甘，温，无毒。主风血，去诸冷，益老起阳，浸酒服之。生姑藏已西，苗根并似黄精，鹿好食其根。〔时珍曰〕胡洽居士言鹿食九种解毒之草，此其一也。或云即是萎蕤，理亦近之。姑附以俟。

【附录】委蛇，音威贻。〔《别录》曰〕味甘，平，无毒。主消渴少气，令人耐寒。生人家园中，大枝长须，多叶而两两相值，子如芥子。〔时珍曰〕此亦似是萎蕤，并俟考访。

知母（本经中品）

【释名】蚔母 本经（音迟，说文作芪）、连母 本经、蝭母（蝭音匙，又音提，或作䪢）、货母 本经、地参 本经、水参（又名水须、水浚）、蕁 尔雅（音覃）、芰藩芰（音沈烦）、苦心 别录、儿草 别录。又名儿踵草、女雷、女理、鹿列、韭逢、东根、野蓼、昌支。〔时珍曰〕宿根之旁，初生子根，状如蚔虻之状，故谓之蚔母。讹为知母、蝭母也。余多未详。

【集解】〔《别录》曰〕知母生河内川谷，二月、八月采根暴干。〔弘景曰〕今出彭城。形似菖蒲而柔润，叶至难死，掘出随生，须枯燥乃止。〔禹锡曰〕按范子云：提母出三辅，黄白者善。郭璞释《尔雅》云：蕁，蝭母也。生山上，叶如韭。〔颂曰〕今濒河怀、卫、彰德诸郡及解州、滁州亦有之。四月开青花如韭花，八月结实。

根

【修治】〔敩曰〕凡使，先于槐砧上锉细，烧干，木臼杵捣，勿犯铁器。〔时珍曰〕凡用，拣肥润里白者，去毛切。引经上行则用酒浸焙干，下行则用盐水润焙。

知母

【气味】苦，寒，无毒。〔大明曰〕苦、甘。〔权曰〕平。〔元素曰〕气寒，味大辛、苦。气味俱厚，沉而降，阴也。又云：阴中微阳，肾经本药。入足阳明、手太阴经气分。〔时珍曰〕得黄檗及酒良，能伏盐及蓬砂。

【主治】消渴热中，除邪气，肢体浮肿，下水，补不足，益气。本经。疗伤寒久疟烦热，胁下邪气，膈中恶，及风汗内疸。多服令人泄。别录。心烦躁闷，骨热劳往来，产后蓐劳，肾气劳，憎寒虚烦。甄权。热劳传尸疰痛，通小肠，消痰止嗽，润心肺，安心，止惊悸。大明。凉心去热，治阳明火热，泻膀胱、肾经火，热厥头痛，下痢腰痛，喉中腥臭。元素。泻肺火，滋肾水，治命门相火有余。好古。安胎，止子烦。辟射工、溪毒。时珍。

【发明】〔权曰〕知母治诸热劳，患人虚而口干者，加用之。〔杲曰〕知母入足阳明、手太阴。其用有四：泻无根之肾火，疗有汗之骨蒸，止虚劳之热，滋化源之阴。仲景用此入白虎汤治不得眠者，烦躁也。烦出于肺，躁出于肾。君以石膏，佐以知母之苦寒，以清肾之源；缓以甘草、粳米，使不速下也。又凡病小便闭塞而渴者，热在上焦气分，肺中伏热不能生水，膀胱绝其化源，宜用气薄味薄淡渗之药，以泻肺火清肺金而滋水之化源。若热在下焦血分而不渴者，乃真水不足，膀胱干涸，乃无阴则阳无以化，法当用黄柏、知母大苦寒之药，以补肾与膀胱，使阴气行而阳自化，小便自通。方法详载木部黄柏下。〔时珍曰〕肾苦燥，宜食辛以润之。肺苦逆，宜食辛以泻之。知母之辛苦寒凉，下则润肾燥而滋阴，上则清肺金而泻火，乃二经气分药也。黄檗则是肾经血分药。故二药必相须而行，昔人譬之虾与水母，必相依附。补阴之说，详黄柏条。

肉苁蓉（本经上品）

【释名】肉松容吴普、黑司命吴普。〔时珍曰〕此物补而不峻，故有从容之号。从容，和缓之貌。

【集解】〔《别录》曰〕肉苁蓉生河西山谷及代郡雁门，五月五日采，阴干。〔普曰〕生河西山阴地，丛生，二月至八月采。〔弘景曰〕代郡雁门属并州，多马处便有之，言是野马精落地所生。生时似肉，以作羊肉羹补虚乏极佳，亦可生啖。芮芮河南间至多。今第一出陇西，形扁广，柔润多花而味甘。次出北国者形短而少花。巴东建平间亦有，而不嘉也。〔恭曰〕此乃论草苁蓉也，陶未见肉者。今人所用亦草苁蓉刮去花，代肉苁蓉，功力稍劣。〔保升曰〕出肃州福禄县沙中。三月、四月掘根，长尺余，切取中央好者三四寸，绳穿阴干，八月始好，皮有松子鳞甲。其草苁蓉四月中旬采，长五、六寸至一尺以来，茎圆紫色。〔大明曰〕生教落树下，并土墼上，此

肉苁蓉

即非马交之处，陶说误尔。又有花苁蓉，即暮春抽苗者，力较微尔。〔颂曰〕今陕西州郡多有之，然不及西羌界中来者，肉厚而力紧。旧说是野马遗沥所生，今西人云大木间及土堑垣中多生，乃知自有种类尔。或疑其初生于马沥，后乃滋殖，如茜根生于人血之类是也。五月采取，恐老不堪，故多三月采之。〔震亨曰〕河西混一之后，今方识其真形，何尝有所谓鳞甲者？盖苁蓉罕得，人多以金莲根用盐盆制而为之，又以草苁蓉充之，用者宜审。〔嘉谟曰〕今人以嫩松梢盐润伪之。

【修治】〔敩曰〕凡使先须清酒浸一宿，至明以棕刷去沙土浮甲，劈破中心，去白膜一重，如竹丝草样。有此，能隔人心前气不散，令人上气也。以甑蒸之，从午至酉取出，又用酥炙得所。

【气味】甘，微温，无毒。〔《别录》曰〕酸、咸。〔普曰〕神农、黄帝：咸。雷公：酸。〔李当之〕小温。

【主治】五劳七伤，补中，除茎中寒热痛，养五脏，强阴，益精气，多子，妇人症瘕。久服轻身。本经。除膀胱邪气腰痛，止痢。别录。益髓，悦颜色，延年，大补壮阳，日御过倍，治女人血崩。甄权。男子绝阳不兴，女子绝阴不产，润五脏，长肌肉，暖腰膝，男子泄精尿血遗沥，女子带下阴痛。大明。

【发明】〔好古曰〕命门相火不足者，以此补之，乃肾经血分药也。凡服苁蓉以治肾，必妨心。〔震亨曰〕峻补精血。骤用，反动大便滑也。〔敩曰〕强筋健髓，以苁蓉、鳝鱼二味为末，黄精汁丸服之，力可十倍。此说出乾宁记。〔颂曰〕西人多用作食。只刮去鳞甲，以酒浸洗去黑汁，薄切，合山芋、羊肉作羹，极美好，益人，胜服补药。〔宗奭曰〕洗去黑汁，气味皆尽矣。然嫩者方可作羹，味苦。入药少则不效。

列当（宋开宝）

列 当

【释名】栗当开宝、草苁蓉开宝、花苁蓉日华。

【集解】〔志曰〕列当生山南岩石上，如藕根，初生掘取阴干。〔保升曰〕原州、秦州、渭州、灵州皆有之。暮春抽苗，四月中旬采取，长五、六寸至一尺以来，茎圆白色，采取压扁日干。〔颂曰〕草苁蓉根与肉苁蓉极相类，刮去花压扁以代肉者，功力殊劣，即列当也。

根

【气味】甘，温，无毒。

【主治】男子五劳七伤，补腰肾，令人有子，去风血，煮酒浸酒服之。开宝。